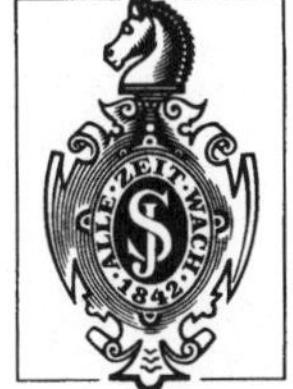

Neuroorthopädie 5

Aktuelle Neuroorthopädie
Bilanz und Ausblick

Herausgegeben von

B. Kügelgen

Mit 136 Abbildungen und 24 Tabellen

Springer-Verlag
Berlin Heidelberg New York London Paris
Tokyo Hong Kong Barcelona Budapest

KÜGELGEN, B., Dr.; Chefarzt der Klinik für Neurologische Rehabilitation, Nervenkrankenhaus Bayreuth, Cottenbacher Straße 23, 95445 Bayreuth

ISBN-13:978-3-642-78373-9

Die Deutsche Bibliothek – CIP-Einheitsaufnahme

Aktuelle Neuroorthopädie : Bilanz und Ausblick ; mit 24 Tabellen / hrsg. von B. Kügelgen. – Berlin ; Heidelberg ; New York ; London ; Paris ; Tokyo ; Hong Kong ; Barcelona ; Budapest : Springer, 1994
(Neuroorthopädie ; 5)
ISBN-13:978-3-642-78373-9 e-ISBN-13:978-3-642-78372-2
DOI: 10.1007/978-3-642-78372-2

NE: Kügelgen, Bernhard [Hrsg.]; GT

SPIN: 10081139 25/3130 – 5 4 3 2 1 0 – Gedruckt auf säurefreiem Papier

Vorwort

Neuroorthopädie ist ein Impuls zu interdisziplinärer Auseinandersetzung mit Störungen des Bewegungsapparates. Nachdem die Bände 1 bis 4 von 1983 bis 1988 erschienen sind, waren wohl alle wichtigen Themen behandelt. 6 Jahre später zeigte sich aber nun, wie rasch sich viele Meinungen gewandelt haben, erklärbar durch den nach wie vor auf vielen Gebieten bestehenden Wissensmangel. So entstand dieser Band Neuroorthopädie 5, der sich – anders als die vorangegangenen Bände – mit Themen beschäftigt, bei denen entweder wesentliche Änderungen der Ansichten zu beobachten sind oder besonders konträre Meinungen vertreten werden.

Rasche Fortschritte, aber auch zunehmend Zurückhaltung sind bei der Indikation zur apparativen Diagnostik zu beobachten, gleichermaßen in der Neurophysiologie wie bei den bildgebenden Verfahren. Ein wichtiger Fortschritt ist der unter Leitung von Uwe Moorahrend entstandene interdisziplinäre Konsens zum HWS-Beschleunigungstrauma. Auch wenn es sich um den kleinsten gemeinsamen Nenner handelt, so ist doch der Einstieg gelungen. Das jetzt vorgelegte Papier ist wenigstens eine Diskussionsgrundlage, einmal für weitere Verbesserungen, besonders aber als Orientierungshilfe für den einzelnen Kollegen, der nicht mehr alleine die Bürde der Entscheidung bei aller gegensätzlichen Meinung der sogenannten Fachleute tragen und verantworten muß.

Durch die Wiedervereinigung und die unterschiedlichen gesetzlichen Vorschriften wurde die Diskussion neu belebt, wann Wirbelsäulenveränderungen als Berufskrankheiten anzuerkennen sind. Ein auch für erfahrene Nervenärzte immer wieder schwieriges Problem sind die vielfältigen Störungen des vegetativen Nervensystems bei Erkrankungen des Bewegungsapparates. Viele Neuigkeiten gibt es über Schmerzbehandlungen, die medikamentöse Therapie, die Manuelle Medizin und die Physiotherapie in der Neuroorthopädie zu berichten. Entgegen früheren Empfehlungen hat auch die medikamentöse Muskelrelaxation einen Platz bei bestimmten Formen und zur bestimmten Zeit in der Behandlung der Halswirbelsäulendistorsion.

Kontrovers sind dagegen noch immer die Meinungen über den zervikogenen Schwindel, Begutachtungsprobleme und die Indikation zur lumbalen Bandscheibenoperation. Hierzu finden sich daher jeweils zwei kontroverse Beiträge.

Ein besonderer Dank gilt allen Autoren, weiter wiederum der Firma Sanofi-Winthrop GmbH, München, die auch diesen Band sehr großzügig unterstützt hat.

Möge dieser Band eine weitere Anregung zum interdisziplinären Gespräch und eine Hilfe bei der Behandlung unserer Patienten werden.

Bayreuth, im Frühjahr 1994 BERNHARD KÜGELGEN

Inhaltsverzeichnis

Kontroverse Beiträge

Mitarbeiterverzeichnis

DOERR, M., Ltd. OA, Dr.; Neurologische Klinik, Klinikum Landshut, Robert-Koch-Straße 1, 84034 Landshut

DOSCH, J. Cl., Dr.; Chef de service de radiologie, centre de traumatologie et d'orthopedie, F-67400 Illkrich-Grafenstaden

DVOŘÁK, J., Priv.-Doz. Dr.; Ausbildungsleiter der Schweizerischen Ärztegesellschaft für Manuelle Medizin, Leitender Arzt der Abteilung für Neurologie, Klinik Wilhelm Schultheiss, Neumünsterallee 3, CH-8008 Zürich

DVOŘÁK, V., Dr.; Praxis für Allgemeinmedizin, Lehrer der Schweizerischen Ärztegesellschaft für Manuelle Medizin, Obere Bahnhofstraße 10, CH-7402 Bonaduz

HANNA, M.; Ludwig Boltzmann Institut für konservative Orthopädie und Rehabilitation, Speisingerstraße 109, A-1134 Wien

HÜLSE, M., Prof. Dr.; Direktor der Universitäts-HNO-Klinik, Theodor-Kutzer-Ufer 1, 68167 Mannheim

KALLERT, T.-W., Dr.; Oberarzt der Klinik für Neurologische Rehabilitation, Nervenkrankenhaus Bayreuth, Cottenbacher Straße 23, 95445 Bayreuth

KÜGELGEN, B., Dr.; Chefarzt der Klinik für Neurologische Rehabilitation, Nervenkrankenhaus Bayreuth, Cottenbacher Straße 23, 95445 Bayreuth

LUDIN, H. P., Prof. Dr.; Chefarzt der Neurologischen Klinik, Kantonsspital, CH-9007 St. Gallen

LUDOLPH, E., Dr.; Institut für ärztliche Begutachtung, Brunnenstraße 8, 40223 Düsseldorf

MOORAHREND, U., Dr.; Ärztlicher Direktor der Fachklinik Enzensberg, Höhenstraße 56, 87629 Füssen/Hopfen am See

PETERSON, E., Dr.; Leiter der Neurologischen Abteilung der Rommel-Klinik Bad Wildbad, Bäzner Straße 96, 75323 Bad Wildbad

REICHEL, H.-S., Krankengymnastin; Belgradstraße 5a, 80796 München

SCHIFFTER, R., Prof. Dr.; Krankenhaus am Urban, Neurologische Abteilung, Dieffenbachstraße 1, 10967 Berlin

SCHIRMER, M., Prof. Dr.; Chefarzt der Neurochirurgischen Klinik, Städtisches Krankenhaus, Gotenstraße 1, 42653 Solingen

SCHRÖTER, F., Dr.; Orthopäde, Institut für Medizinische Begutachtung, Landgraf-Karl-Straße 21, 34131 Kassel

THODEN, U., Prof. Dr.; Chefarzt der Neurologischen Klinik, Klinikum Landshut, Robert-Koch-Straße 1, 84034 Landshut

TILSCHER, H., Primarius Prof. Dr.; Ludwig Boltzmann Institut für konservative Orthopädie und Rehabilitation, Speisingerstraße 109, A-1134 Wien

WACKENHEIM, A., Prof. Dr.; Service de Radiologie 1, Hospices Civils de Strasbourg, 1 Place de l'Hopital, F-67091 Strasbourg

ZENNER, P., Dr.; Am Rebenberg 20, 66453 Herbitzheim

Was leisten moderne elektrophysiologische Methoden auf dem Gebiet der Neuroorthopädie?

H. P. LUDIN

Elektrophysiologische Untersuchungen können in der Neuroorthopädie von großem Nutzen sein. Wie bei allen Hilfsuntersuchungen ist es aber unerläßlich, daß sie methodisch korrekt durchgeführt und kritisch beurteilt werden. Sie liefern nie eine fertige Diagnose, sondern sie geben nur Auskunft über den funktionellen Zustand der untersuchten Strukturen. Die Untersuchungen müssen daher immer im klinischen Kontext gesehen werden. Die Möglichkeiten und die Grenzen der einzelnen Methoden müssen dem Untersucher und dem Kliniker bekannt sein. Leider werden immer wieder Fragen an die klinische Neurophysiologie gestellt, die sie gar nicht beantworten kann, und es werden Untersuchungsresultate in unzulässiger Weise überinterpretiert. Die eigentlich selbstverständliche Regel, daß Untersuchungen in der Klinik nur eingesetzt werden sollten, wenn auch verläßliche Normwerte vorliegen, wird leider sehr häufig mißachtet.

Ein wichtiges praktisches Problem stellt die Festlegung der Normgrenzen dar. Meistens existiert keine scharfe Grenze zwischen normal und pathologisch. Die beiden Bereiche überlappen in den meisten Fällen mehr oder weniger stark. Persönlich nehme ich bei der Festlegung der Normgrenzen lieber falsch negative als falsch positive Resultate in Kauf.

In der Folge sollen die wichtigsten elektrophysiologischen Methoden, die bei neuroorthopädischen Fragestellungen eingesetzt werden, vorgestellt werden. In einem zweiten Teil sollen einige wichtige Indikationen diskutiert werden.

Elektrophysiologische Methoden in der Neuroorthopädie

Die *Elektromyographie*, welche über den Funktionszustand des untersuchten Muskels Auskunft gibt, und die *Elektroneurographie*, welche die Messung der motorischen und sensiblen Leitgeschwindigkeit in peripheren Nerven erlaubt, stellen weiterhin die klinisch wichtigsten Methoden dar. Für ihre eingehendere Darstellung muß auf die gängigen Lehrbücher (Ludin 1993; Stöhr u. Bluthardt 1983) verwiesen werden. Bei der gängigen Nadelelektromyographie wird die Aktivität des Muskels in Ruhe (Spontanaktivität) sowie bei leichter und bei maximaler Willkürinnervation untersucht. Gerade bei der Ableitung bei maximaler Willkürinnervation müssen wir uns bewußt sein, daß wir hier immer auf die Mitarbeit des Patienten angewiesen sind. Eine lineare Korrelation der entwickelten Kraft mit der integrierten elektrischen Aktivität findet sich nur unter isometrischen Bedingungen

B. Kügelgen (Hrsg.)
Neuroorthopädie 5

(Ludin u. Dubach 1971). Unter klinischen Bedingungen sind diesbezüglich meist keine brauchbaren Resultate zu erwarten. Einen Fortschritt bedeuten hier Analyseprogramme, wie sie zum Beispiel von Willison (1964) vorgeschlagen worden sind.

Mit den elektroneurographischen Untersuchungen kann eine diffuse oder umschriebene Verlangsamung der Leitgeschwindigkeit und auch ein Leitungsblock nachgewiesen werden. Allgemein gelten die sensiblen Neurographien, insbesondere wenn die orthodrome Methode angewandt wird, als empfindlicher als die motorischen. Ein großes Problem stellt der neurographische Nachweis von proximalen Leitungsstörungen dar, was mit den konventionellen Methoden meist nicht gelingt. Auch die Ableitung der F-Welle hilft meist nicht zuverlässig weiter.

Die *Neurographie des autonomen Nervensystems* mit Ableitung der sympathischen Hautantwort (Shahani et al. 1984) ist an sich sehr einfach. In Abhängigkeit von der Atmung oder nach einem elektrischen Reiz können von der Haut Potentialschwankungen abgeleitet werden. Wir haben die Methode allerdings schon seit längerer Zeit wieder aufgegeben, da die Resultate unseres Erachtens zu wenig gut reproduzierbar und damit zu unzuverlässig sind. Die mikroneurographische Ableitung von vegetativen Nervenfasern mit Wolframelektroden (Hallin u. Torebjork 1974) ist technisch aufwendig und für den klinischen Gebrauch nicht geeignet.

In den letzten Jahren hat die Untersuchung von *kortikalen und auch spinalen evozierten Potentialen* (Stöhr et al. 1989) weite Verbreitung in der Klinik gefunden. Hier interessieren besonders die somatosensiblen evozierten Potentiale, bei denen meist ein peripherer Nerv (am häufigsten der N. medianus und der N. tibialis), manchmal aber auch ein bestimmtes Dermatom elektrisch gereizt wird. Abgeleitet wird vom peripheren Nerv von einer proximalen Ableitestelle, vom Rückenmark und kontralateral vom zerebralen Kortex. Proximal gelegene Leitungsstörungen können damit manchmal erfaßt werden. Die Methoden eignen sich aber besonders zum Nachweis von Leitungsstörungen im ZNS.

Die zentralen motorischen Bahnen und die proximalen Abschnitte der peripheren motorischen Fasern können seit einigen Jahren mit der *kortikalen und spinalen Magnetstimulation* (Hess u. Ludin 1988) elegant untersucht werden. Diese Untersuchung ist für den Patienten praktisch schmerzfrei. Für die spinale Stimulation ziehen wir allerdings die elektrische Hochvoltreizung vor, da hier der Reizort besser definierbar ist (Schmid et al. 1989).

Indikationen zur elektrophysiologischen Untersuchung in der Neuroorthopädie

Es sollen in der Folge einige klinisch wichtige Indikationen zu elektrophysiologischen Untersuchungen aufgezeigt werden. Es kann dabei kein Anspruch auf Vollständigkeit erhoben werden, vorwiegend wissenschaftliche Fragestellungen sollen bewußt ausgeklammert bleiben. Da die elektromyographische Untersuchung von zentralen Bewegungsstörungen (Spastik, Rigor, Dystonie usw.) nur eine geringe Bedeutung für die klinische Diagnostik haben, werden sie nicht besprochen. Damit soll der Wert dieser Methoden für die Forschung aber nicht in Frage gestellt werden.

Zum *Nachweis und zur Lokalisation von neurogenen Läsionen* kann die elektrophysiologische Untersuchung wertvolle Informationen beitragen. Mit der Nadelmyographie kann gezeigt werden, ob Spontanaktivität (Fibrillationspotentiale, positive scharfe Wellen) vorliegt, die für einen neurogenen Befall sprechen. Aus dem Verteilungsmuster der betroffenen Muskeln können vielfach Hinweise auf die Lokalisation der Nervenläsion gefunden werden. So spricht beispielsweise bei einem Patienten mit einem Fallfuß ein neurogener Befall des M. tibialis posterior und des M. glutaeus medius, welche beide nicht vom N. peronaeus versorgt werden, für eine Läsion der Wurzel L5. Den wichtigsten Beitrag leistet die Elektromyographie bei der Untersuchung von Muskeln, welche klinisch nicht oder nicht sicher betroffen sind.

Als wichtige Einschränkung muß bedacht werden, daß Spontanaktivität erst etwa 3 Wochen nach der axonalen Schädigung auftritt. Bei ganz frischen Läsionen darf sie also nicht erwartet werden. Fibrillationspotentiale und positive scharfe Wellen sind nicht pathognomonisch für eine neurogene Affektion. Sie können auch bei Myopathien, insbesondere bei der Myositis, abgeleitet werden.

Die Nadelmyographie leistet wertvolle Dienste, wenn es zum Unterbruch der Axone kommt. Wenn ausschließlich oder vorwiegend die Markscheiden lädiert sind, bietet sich die Neurographie als zuverlässigere Methode an. In diesen Fällen ist bei der nadelmyographischen Untersuchung lediglich ein Ausfall motorischer Einheiten zu erwarten. Bei der Bestimmung der motorischen oder sensiblen Leitgeschwindigkeiten können je nach Ausdehnung der Markscheidenläsion umschriebene oder diffuse Verlangsamungen der Leitgeschwindigkeit gefunden werden. Als bekannteste Beispiele seien hier nur das Karpaltunnelsyndrom mit der Verlangsamung der Leitgeschwindigkeit im distalen Segment des N. medianus und das Sulcus ulnaris-Syndrom mit der umschriebenen Leitungsstörung im Ellenbogenbereich im N. ulnaris erwähnt. Man muß sich allerdings bewußt bleiben, daß eine Verlangsamung der Leitgeschwindigkeit nur gemessen wird, wenn die schnellsten Fasern (mit)betroffen sind, da wir in der Regel nur die schnellsten Leitgeschwindigkeiten bestimmen. Die Beurteilung der Konfiguration der sensiblen Nervenaktionspotentiale, welche mit monopolaren Nadelelektroden abgeleitet werden, erlaubt auch eine Aussage über die langsamer leitenden Fasern (Ludin u. Tackmann 1979). Andere Methoden zur Messung der Leitgeschwindigkeit langsamerer Fasern bzw. der Streubreite der Leitgeschwindigkeiten haben bisher in der Klinik keine weitere Verbreitung gefunden (Lit. bei Ludin 1993).

Zur Identifizierung von sehr umschriebenen Leitungsstörungen sollte die Bestimmung der Refraktärperiode (Lit. bei Ludin u. Tackmann 1979) der konventionellen Neurographie theoretisch überlegen sein. Bei der letzteren wird immer die durchschnittliche Geschwindigkeit über eine bestimmte Strecke (mindestens 10 cm) gemessen. Wenn die Leitung nur über eine sehr kurze Distanz verlangsamt ist, kommt dies im Ergebnis gar nicht zum Vorschein. Im Gegensatz dazu ist die Refraktärperiode der einzelnen Fasern verlängert, auch wenn nur einzelne Internodien betroffen sind. Da wir in der Klinik aber immer von zahlreichen Fasern ableiten, kommt dieser Vorteil in der Regel gar nicht zum Tragen.

Die Neurographie eignet sich auch zur Feststellung eines umschriebenen Leitungsblocks, wie wir es bei der Neurapraxie oder auch bei bestimmten Polyneuropathieformen antreffen. Die Neurapraxie kann elektroneurographisch von einer axonalen Läsion, welche eine bedeutend schlechtere Prognose hat, leicht unterschieden werden. Eine sichere Unterscheidung ist allerdings erst etwa 7–10 Tage nach einem Trauma möglich, da bei der axonalen Läsion die Degeneration des distalen Nervenstumpfes abgewartet werden muß.

Große Probleme bietet immer noch der *neurographische Nachweis von proximalen Schädigungen* im Wurzel- und im Plexusbereich. Mit den konventionellen Methoden ist es in der Regel gar nicht möglich, genügend weit proximal zu stimulieren bzw. abzuleiten. Von der Hochvolt- und der Magnetstimulation sowie von der Untersuchung der somatosensiblen evozierten Potentiale hat man sich für diese Fragestellungen eine entscheidende Verbesserung erwartet. Leider sind diese Erwartungen nur teilweise erfüllt worden (Schmid et al. 1988). Es gelingt zwar immer wieder, eine proximale Leitungsstörung nachzuweisen. In vielen Fällen mit einer eindeutigen Läsion fallen die Resultate der elektrophysiologischen Untersuchung aber normal aus. Wir sind deshalb der Meinung, daß eine proximale Nervenläsion mit den heutigen elektrophysiologischen Methoden mit genügender Sicherheit weder nachgewiesen noch ausgeschlossen werden kann.

Nach einer peripheren Nervenverletzung ist es klinisch häufig nicht einfach, eine *beginnende Reinnervation festzustellen*. Mit der Nadelmyographie gelingt dies aber sehr gut. Zu Beginn werden meist sehr kurze und später stark aufgesplitterte Potentiale abgeleitet, die bei Willkürinnervation eine rasche Ermüdung zeigen. Für eine zuverlässige Beurteilung ist es aber unerläßlich, daß die vollständige Denervierung des untersuchten Muskels durch eine frühere Untersuchung belegt worden ist. Es ist sonst nämlich nicht sicher möglich, zwischen Rest- und Reinnervation zu unterscheiden.

Eine *ischämische Muskelnekrose*, z. B. bei einem Kompartmentsyndrom, äußert sich elektromyographisch in den sog. „stummen Zonen“, in denen keine Spontan- oder Willküraktivität und insbesondere auch keine Einstichaktivität registriert werden kann. Schon beim Einstich der Elektrode fällt hier die sehr derbe Konsistenz des Muskels auf. Man erhält den Eindruck, in ein Stück Holz zu stechen.

Gelegentlich stellt sich die Frage, ob ein Kraftverlust durch eine *neurogene Läsion oder eine Sehnenruptur* verursacht wird. Auch hier kann die Nadelmyographie entscheidend weiterhelfen. Bei der neurogenen Läsion findet sich ein mehr oder weniger vollständiger Ausfall motorischer Einheiten und nach etwa 3 Wochen tritt Spontanaktivität auf. Bei der Sehnenruptur dagegen bleiben die elektromyographischen Befunde trotz fehlender Kraftentwicklung normal.

Zu den wichtigsten Aufgaben der klinischen Neurophysiologie gehört der *Nachweis und die Differenzierung der neuromuskulären Erkrankungen*. Schon die frühen Arbeiten aus der Schule von Kugelberg in Stockholm und von Buchthal in Kopenhagen (Lit. bei Ludin 1993) haben gezeigt, daß mit Hilfe der Elektromyographie Neuropathien und Myopathien nachgewiesen und unterschieden werden können. Die typischen Befunde bei den Neuropathien sind ein mehr oder weniger ausgeprägter Ausfall motorischer Einheiten, eine verlängerte Dauer und eine überhöhte Amplitude der Potentiale motorischer Einheiten sowie das Auftreten von

Spontanaktivität in Form von Fibrillationspotentialen, positiven scharfen Wellen und besonders bei chronischen Vorderhornprozessen auch von Faszikulationen. Bei den Myopathien dagegen bleibt die Zahl der motorischen Einheiten trotz Kraftverminderung während langer Zeit normal und die Potentiale motorischer Einheiten sind verkürzt, ihre Amplitude ist erniedrigt und sie sind häufig polyphasisch. Man muß sich aber immer bewußt bleiben, daß weder die Polyphasie für eine Myopathie noch die erwähnte Spontanaktivität für eine Neuropathie pathognomonisch sind. Die Diagnose „neurogenes Elektromyogramm" bzw. „myopathisches Elektromyogramm" kann nur aus der Gesamtheit der erhobenen Befunde gestellt werden. Der Nachweis einer kombinierten neurogen-myopathischen Läsion eines Muskels ist unseres Erachtens elektrophysiologisch nicht möglich. Es gibt in der Praxis zwar gelegentlich Fälle, wo eine sichere Zuordnung nicht möglich ist, dies berechtigt aber nicht, einfach eine kombinierte Läsion anzunehmen.

Im Gegensatz zu den erwähnten Befunden bei neuromuskulären Erkrankungen bleiben bei der *Inaktivitätsatrophie* die elektrophysiologischen Parameter normal.

Der elektrophysiologisch Tätige wird immer wieder gefragt, ob sich ein bestimmter *Muskel für einen Transfer eigne* oder nicht. Die Beantwortung dieser Frage ist meist recht problematisch, da die elektrophysiologische Untersuchung in der Regel nicht mehr aussagen kann als die klinische Prüfung. Es sollten deshalb lediglich Muskel mit dieser Fragestellung untersucht werden, die klinisch schwierig zu beurteilen sind. Dabei sollte man sich auf Aussagen über das Muster bei maximaler Wilkürinnervation und über das Vorhandensein bzw. Fehlen von Spontanaktivität beschränken.

Die Frage, ob sich elektrophysiologische Methoden zum *Nachweis bzw. zum Ausschluß einer Rückenmarksläsion*, beispielsweise bei einer chronischen Kompression oder nach einem Trauma, eignen, kann heute noch nicht abschließend beantwortet werden. Im eigenen Krankengut sind bei Patieten mit einer spondylogenen zervikalen Myelopathie sowohl die Befunde der kortikalen und spinalen Magnetstimulation als auch der somatosensiblen Potentiale teils pathologisch, teils normal. Für eine zuverlässigere Beurteilung werden wohl für absehbare Zeit die bildgebenden Verfahren unentbehrlich bleiben.

In den letzten Jahren hat das *Neuromonitoring*, d. h. elektrophysiologische Untersuchungen während neurochirurgischer und orthopädischer Eingriffe zur Funktionsüberwachung bestimmter Strukturen, zunehmend an Bedeutung gewonnen. Relativ einfach ist die Untersuchung bei Operationen an den peripheren Nerven. Hier geht es vor allem darum, funktionierende Nervenanteile zu erkennen und zu schonen.

In der Neuroorthopädie hat die Überwachung der Rückenmarkfunktionen bei *Skolioseoperationen* besondere Bedeutung erlangt. Meist wird hier mit somatosensiblen Potentialen gearbeitet, es wird aber auch die kortikale Hochvoltstimulation mit Ableitung vom Rückenmark eingesetzt (Boyd et al. 1986). Die kortikale Magnetstimulation ist zu diesem Zwecke nicht geeignet, da in Narkose meist keine Potentiale mehr evoziert werden können.

Forbes et al. (1991) haben ihre Erfahrungen mit der Ableitung von somatosensiblen Potentialen während 1168 Rückenmarksoperationen, 88 % davon wegen einer Skoliose, zusammengefaßt. Ein Amplitudenabfall von > 50 % der SEPs wird als möglicher Hinweis auf eine neurogene Läsion gewertet. 119 Patienten hatten einen Amplitudenabfall der evozierten Potentiale von mehr als 50%. Bei 35 Patienten war dieser Abfall nicht reproduzierbar und deshalb wahrscheinlich technisch bedingt. Von den 84 Patienten mit persistierendem Abfall hatten 33 nachher neurologische Ausfälle, die sich in der Folge immer zurückbildeten. Bei einem Amplitudenabfall von über 80% war dagegen das Risiko von persistierenden motorischen Ausfällen signifikant erhöht. Mit dem Abfall von über 50% wurden keine Patienten mit neurologischen Folgen verpaßt; 62% der Patienten mit persistierendem Amplitudenabfall hatten postoperativ aber keine neurologischen Störungen. Die Methode ist demnach zuverlässig für den Nachweis von spinalen Schädigungen, es sollte allerdings versucht werden, die Zahl der falsch positiven Resultate noch zu reduzieren.

Literatur

Boyd SG, Rothwell JC, Cowan JMA, Webb PJ, Morley T, Asselman P, Marsden CD (1986) A method of monitoring function in corticospinal pathways during scoliosis surgery with a note on motor conduction velocities. J Neurol Neurosurg Psychiatry 49:251–257

Forbes HJ, Allen PW, Waller CS et al. (1991) Spinal cord monitoring in scoliosis surgery. J Bone Joint Surg 73B:487–491

Hallin RG, Torebjork HE (1974) Single unit activity in human skin nerves during rest and various manoeuvres. Acta Physiol Scand 92:303–317

Hess CW, Ludin HP (1988) Die transkranielle Kortexstimulation mit Magnetfeldimpulsen: Methodische und physiologische Grundlagen. Z EEG EMG 19:209–215

Ludin HP (1993) Praktische Elektromyographie, 4. Aufl. Enke, Stuttgart

Ludin HP, Dubach K (1971) Action of diazepam on muscular contraction in man. J Neurol 199:30–38

Ludin HP, Tackmann W (1979) Sensible Neurographie. Thieme, Stuttgart

Schmid UD, Hess CW, Ludin HP, Mumenthaler M (1988) Somatosensory evoked potentials following nerve and segmental stimulation do not confirm cervical radiculopathy with sensory deficit. J Neurol Neurosurg Psychiatry 51:182–187

Schmid UD, Hess CW, Ludin HP (1989) Methodik der elektrischen zervikalen motorischen Wurzelreizung: Einfluß der Reizparameter und Normwerte. Z EEG EMG 20:39–49

Shahani BT, Halperin JJ, Boulu P, Cohen J (1984) Sympathetic skin response – a method of assessing unmyelinated axon dysfunction in peripheral neuropathies. J Neurol Neurosurg Psychiatry 47:536–542

Stöhr M, Bluthardt M (1983) Atlas der klinischen Elektromyographie und Neurographie. Kohlhammer, Stuttgart

Stöhr M, Dichgans J, Diener HC, Buettner UW (1989) Evozierte Potentiale, 2. Aufl. Springer, Berlin Heidelberg New York Tokyo

Willison RG (1964) Analysis of electrical activity in healthy and dystrophic muscle in man. J Neurol Neurosurg Psychiatry 32:386–394

Semiotische Errungenschaften in der neuroorthopädischen Bildgebung

A. Wackenheim und J. Cl. Dosch

1984 und 1988 hatten wir bereits Gelegenheit, in Bd. 2 und 4 der Neuroorthopädie einen Beitrag zu veröffentlichen (Wackenheim 1984, 1988). Hoffentlich werden wir Ihnen jetzt einige neue Errungenschaften erläutern können. Weil die „Semiologie" oder „Semiotik" ein typisch französisches Fach ist, werden wir versuchen, diesen Standpunkt (aus dem Elsaß) aus unserem pädagogischen Bildmaterial zu erläutern. Dazu greifen wir zu dem TIMS (Thesaurus de l'Image Médicale de Strasbourg) und zeigen hier verschiedene aktuelle Bilder. In unserem Thesaurus werden alle Bilder mit dreisprachigen Legenden versehen. Die Abb. 1 reproduziert eine Seite des Thesaurus. Diese Bilder können miniaturisiert oder durch Video oder numerisierte Platte aufgenommen werden. Die Abb. 2 zeigt ein solches Beispiel.

Weil wir als Nachbarn unsere beiden Sprachen als Ausdruck unserer Kulturen besser kennen sollten, müssen wir korporative Gelegenheiten ausnützen, um kontinental-europäisch zu denken. Die englische Sprache ist zwar auch eine europäische, aber das Englisch, das wir lesen – zumindest was die Wissenschaft anbelangt – stammt nicht aus England, sondern aus den Vereinigten Staaten von Amerika. Unzweifelhaft hat diese angelsächsische amerikanische Weltsprache die Vorherrschaft erlangt. Ich schlage Ihnen trotzdem vor, in der Zukunft einen deutschsprachigen Kurs der Wirbelsäulendiagnostik zu organisieren, zusammen mit deutsch sprechenden französischen Radiologen (so etwas gibt es!).

Kommen wir nun zur Sache. In diesem Referat wird jedes Zeichen erläutert. Das Bild, welches wir „betrachten" oder „sehen", oder das Zeichen, welches wir „übersehen" oder „nicht sehen" . . ., ist zwar charakteristisch, spezifisch oder pathognomonisch . . ., und wir wissen nicht immer, ob es ein Zeichen oder ein Signal ist. Versuchen wir, einige Bilder zu erläutern, indem wir vom pädagogischen Bilde ausgehen, um die praktischen Bilder von Patienten zu besprechen.

Es werden folgende Bilder besprochen:

1. Überlagerung des fünften Lendenwirbels im Frontalbild bei Spondyloptose
2. Dysplasie des hinteren Wirbelbogens
3. Zu kurzes Ligamentum transversum
4. Spinale Arachnoïdozele
5. Klaffendes unkovertebrales Gelenk (Diastasis)
6. Osteoides Osteom
7. Lipoma intraarticularis
8. Lipom-Phantom bei C1-C2-Dislokation
9. Kanalstenose durch Hypertrophie des subduralen Fettgewebes

B. Kügelgen (Hrsg.)
Neuroorthopädie 5

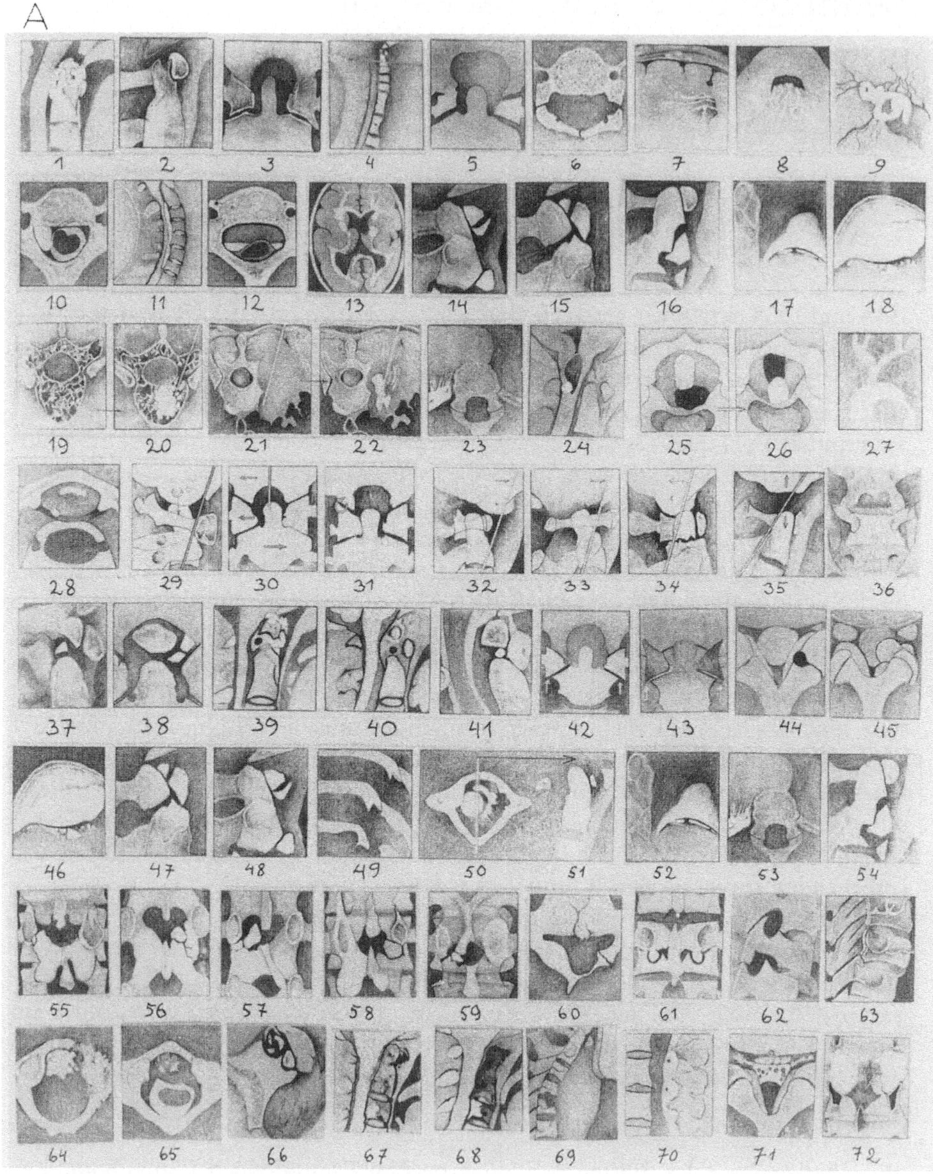

Abb. 1. Eine Seite des TIMS (pädagogische Bilder)

10. Synovialzyste der Gelenke des hinteren Wirbelbogens
11. Wurzeltaschen-Divertikel
12. Spinale Hämatome
13. Bi- und tridimensionale Rekonstruktion
14. Vertebroplastie

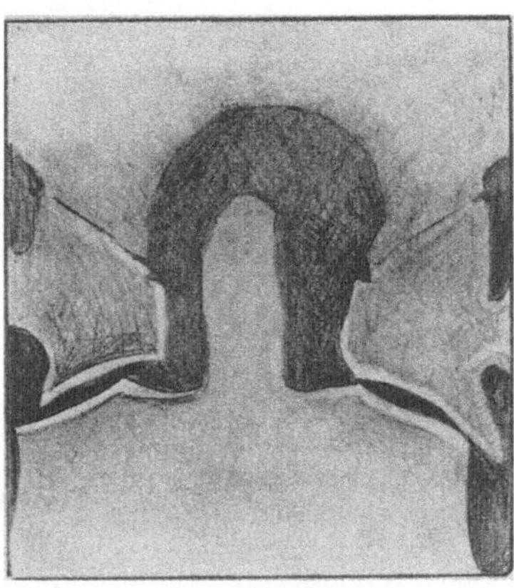

Abb. 2. Beispiel eines Bildes aus dem TIMS: Luxation des Atlas (TIMS, A3)

Überlagerung des fünften Lendenwirbels im Frontalbild bei Spondyloptose (Abb. 3, 4)

Es kommt bei Gelegenheit zu Frontalprojektionen des Abdomens oder des Bekkens, ohne daß das laterale Bild zu sehen ist. Der Beobachter kann dabei feststellen, daß der fünfte Lendenwirbel vor dem Sakrum zu liegen kommt. Das Zeichen führt dann zur genaueren Analyse einer Spondyloptose.

Es wird „Wachezeichen“ genannt. Das Zeichen steht „Wache“ für Spondyloptose! Man könnte es auch als „Signal“ aufnehmen, so gut wie das Schild, welches am Eingang von „Bayreuth“ dem Besucher angibt, daß wir „hier“ angekommen sind.

In weniger betonten Fällen, nicht bei Spondyloptose, sondern in vielen Fällen von Spondylolisthesis, kann der Beobachter auch im Frontalbild die Überlagerung des Processus transversus L5 vor dem Sakrum feststellen.

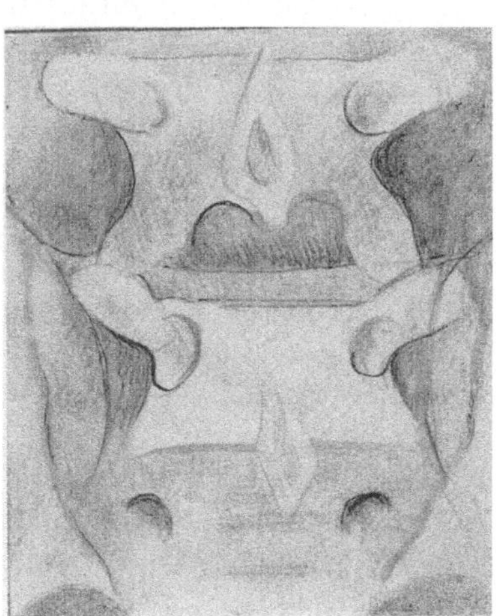

Abb. 3. Überlagerung des fünften Lendenwirbels im Frontalbild bei Spondyloptose (TIMS, A36)

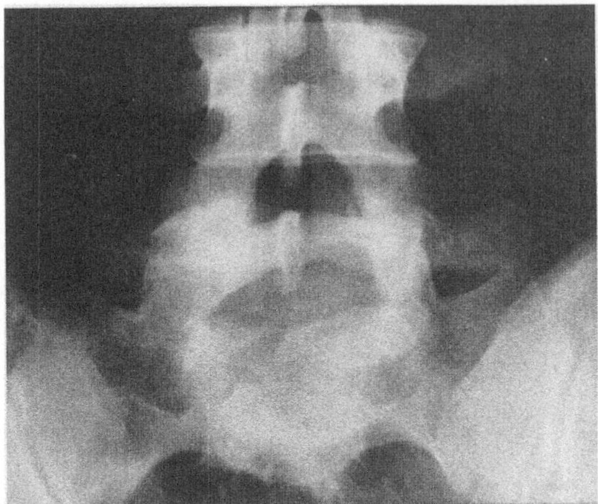

Abb. 4. Überlagerung des Processus transversus über dem Sakrum

Dysplasie des hinteren Wirbelbogens bei Spaltbildung der Pars interarticularis (Abb. 5–7)

Eine Spaltbildung der Pars interarticularis kann als Ermüdungsfraktur oder als dysostotische Fehlbildung angesehen werden. Die eine oder die andere Bedingung führt zu einer Dysmorphie, die wir hier als „Dysplasie des hinteren Wirbelbogens" bezeichnen möchten. Die morphologischen Veränderungen des hinteren Wirbelbogens kann man mit 5 Zeichen zusammenfassen:

1. Asymmetrie der Bogenwurzeln (Pedikelasymmetrie)
2. Spaltbildung in der Pars interarticularis
3. Asymmetrie der Laminae mit Hypertrophie und Verdichtung kontralateral zum Spalt
4. Freie Ossikel in dem Spalt (Gill's Ossikel)
5. Homo- oder kontralaterale Verschiebung des Dornfortsatzes.

Keines dieser Zeichen ist „pathognomonisch". Jedes ist „charakteristisch" und mehr oder weniger „spezifisch" fehlgebildet. Die 5 Zeichen können vereint im selben Bilde bestehen. Des öfteren kommt es nur zu einem oder mehreren dieser 5 Zeichen. Die Abb. 5 zeigt eine Serie von schematischen und pädagogischen Fällen. In der Literatur wurde von Maldague der „weinende Wirbel", eine Variante der Ossikeln (Zeichen Nr. 4), die im Frontalbild unter dem Pedikel gesehen werden, beschrieben (Abb. 6). Die „Augen des Wirbelkörpers" sind dann mit „Tränen" versehen (Abb. 7).

Die Rekonstruktion mit Bidimensions- oder Tridimensionstechnik führt zu jetzt gut bekannten Bildern dieser Zeichenkonstellation (Dysplasie des hinteren Wirbelbogens).

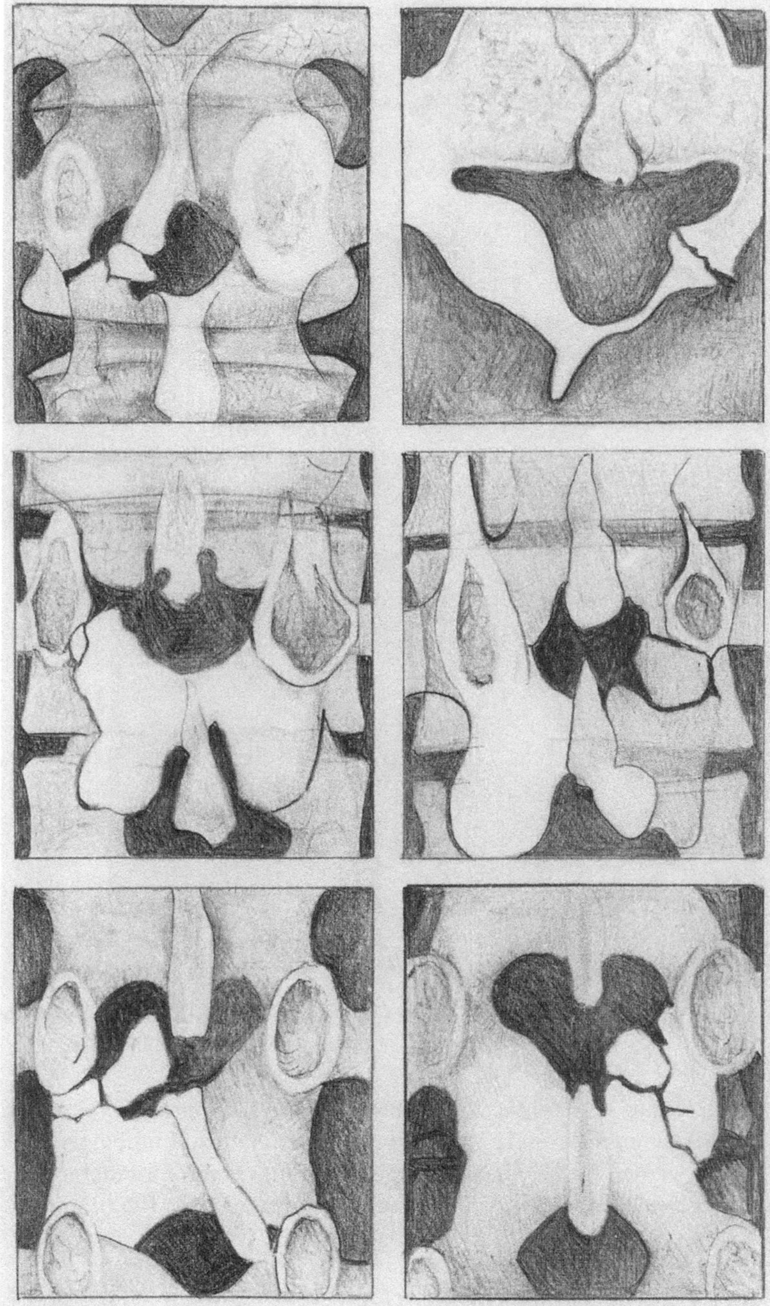

Abb. 5. Sechs Varianten der Dysplasie des hinteren Wirbelbogens bei Spondylolyse (TIMS, A 55–A 60)

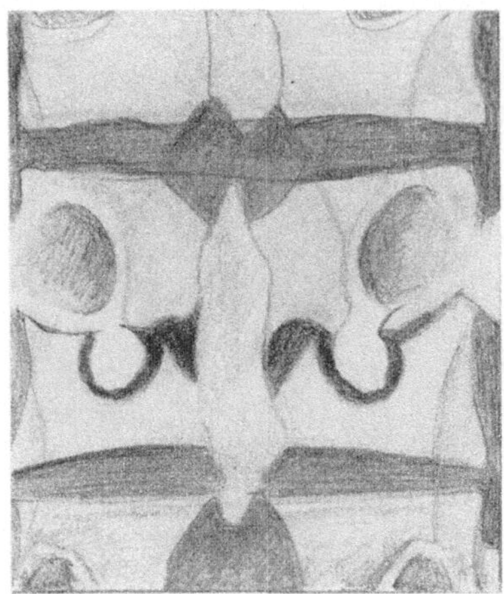

Abb. 6. „Weinender Wirbel“ bei Spondylolyse (TIMS, A 61)

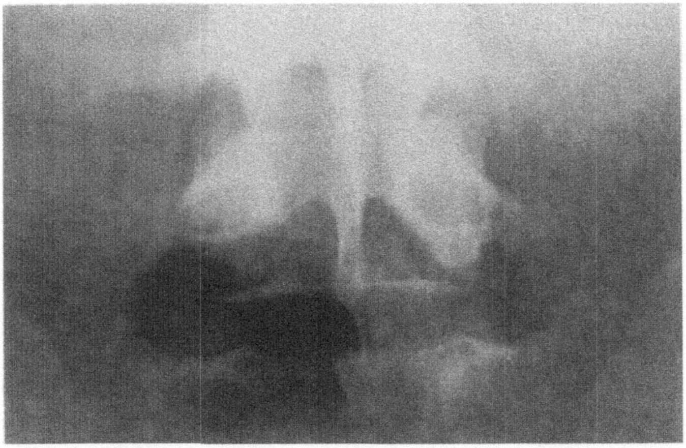

Abb. 7. „Weinender Wirbel“. Eine „Träne“ liegt am unteren Rande des linken Pedikels

Zur Klinik sei noch gesagt, daß diese Veränderungen (Hypertrophie, Ossikel, Stenose) zu radikulären Kompressionen führen und zu Lumbalgie. Ossikel können entfernt werden durch einen chirurgischen Eingriff mit Laminektomie und Entfernen des unteren Gelenkfortsatzes (Operation von Gill, 1955).

Das zu kurze Ligamentum transversum (Abb. 8–11)

Im Jahre 1986 konnten wir hier beim Neuroorthopädischen Treffen den ersten Fall von einem zu kurzen Ligamentum transversum beschreiben. Bis heute haben wir jetzt 5 Fälle gesehen. Inzwischen ist durch MRI das Bild eines T1-Signals von

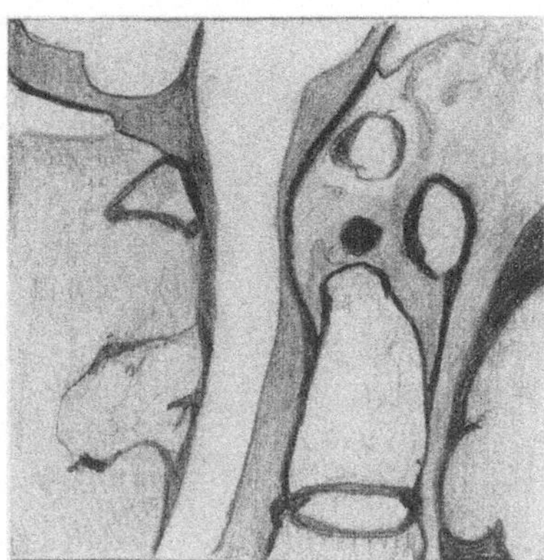

Abb. 8. Das Bild des zu kurzen Ligamentum transversum im T1-Bild liegt zwischen dem Odontoideum und dem Dens (TIMS, A 40)

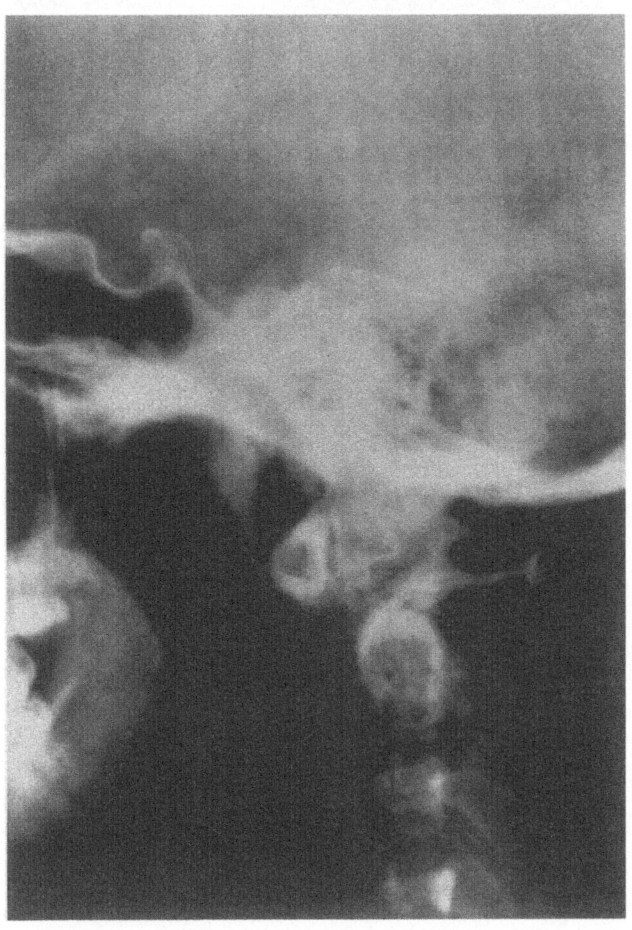

Abb. 9. Das zu kurze Ligamentum transversum

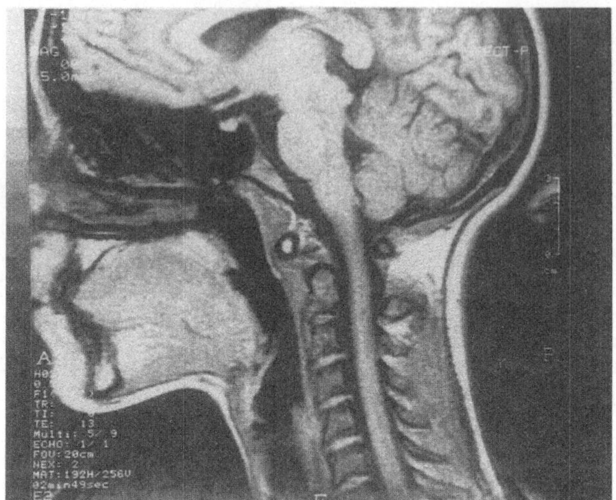

Abb. 10

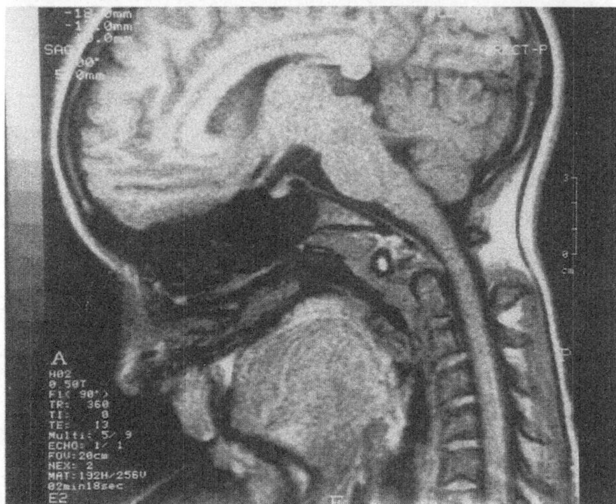

Abb. 11

Abb. 10, 11. Das zu kurze Ligamentum transversum bei T1.

einem Ligamentum transversum bestätigt worden. Dabei steht die Frage offen: Ist es das zu kurze Ligamentum transversum, welches zur Sektion des kranialen Teiles des Dens führt und verantwortlich ist für einen Odontoideum mobile? Ist es im Gegenteil die Ossifikation des Odontoideum mobile, welches dem zu kurzem Ligamentum transversum genug Platz einräumt, um hier transversal von Tuberculum zu Tuberculum zu liegen?

Spinale Arachnoidozele (Abb. 12a, b; 13)

Die moderne Bildgebung führt zu neuen Erkenntnissen der Arachnoidalräume. Früher haben wir das Bild des „dreieckigen Pedikels" in dieser Publikation beschrieben, welches als „Wachezeichen" zur Diagnose von Arachnoidalzysten führt. Diese Zysten gibt es nach Trauma, können aber auch fehlgebildet sein, wie z.B. bei Morbus Recklinghausen. Man sollte dabei den Terminus „Zyste" nicht benutzen und diese Struktur als „Divertikel" bezeichnen. Durch CT und Kernspintomographie werden heute solche Divertikelgebilde entdeckt. Bei einer solchen Arachnoidozele soll der Radiologe den Patienten in verschiedenen Stellungen untersuchen. Die Arachnoidozele wird dabei bei Procubitus aufgetrieben und kompressiv wirken und bei Decubitus entleert.

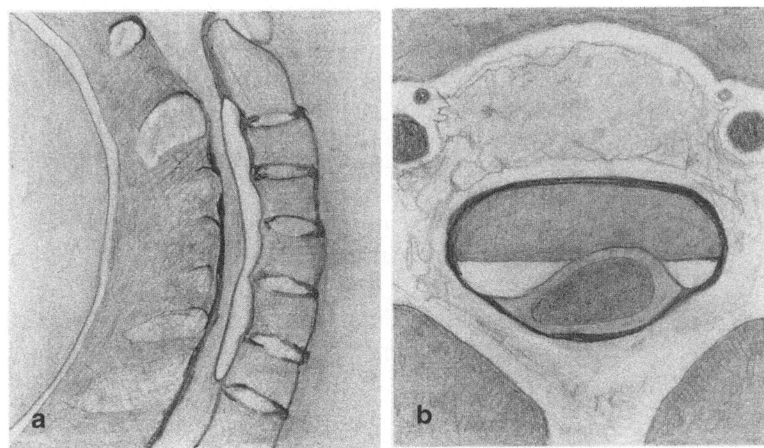

Abb. 12a, b. Zervikale Arachnoidozele. **a** T1, **b** CT (Myelographie)

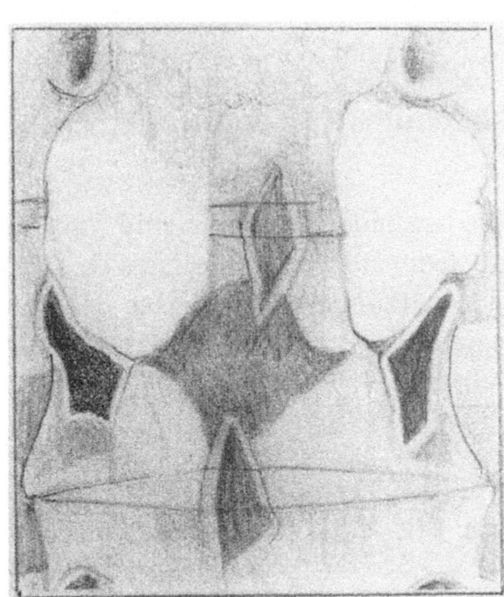

Abb. 13. Arachnoidalzysten mit dreieckigen Pedikeln (TIMS, A72)

Das klaffende unkovertebrale Gelenk, ein Merkzeichen der Wirbelrotation (Abb. 4a–c)

In der klassischen Röntgenologie kommt es bei dem schrägen Strahlengang zur genauen Visualisation der Foramina intervertebralia. Das unkovertebrale Gelenk wird sehr genau sichtbar. Bei der Rotation eines Wirbels kommt es zum Klaffen des unkovertebralen Gelenkes (Diastasis).

Dieses Zeichen werden wir auch als „Wachezeichen" oder „Merkzeichen" bezeichnen.

Das unkovertebrale Klaffen ist eines der röntgenologischen Zeichen der Luxation des Luschka-Gelenkes. Es ist auf den Schrägaufnahmen der HWS sichtbar und kennzeichnet sich durch eine Verbreiterung des Spaltes zwischen Uncus und der posterolateralen Wand des darüberliegenden Wirbelkörpers. Es ist pathognomonisch für eine Wirbel-Körper-Rotation traumatischen Ursprungs. Dieses Klaffen haben wir bei den kongenitalen Mißbildungen nie beobachtet. Das Zeichen gehört zu einem neuen röntgenologischen Syndrom: das Syndrom des lateralisierten, zervikalen Antelisthesis, zu welchem unter anderen gehört:

- eine Verschiebung des Dornfortsatzes zur verletzten Seite auf der a.p.-Aufnahme,
- eine geringe Spondylolisthesis auf der seitlichen Aufnahme,
- eine normale kontralaterale Schrägaufnahme.

Zur Ätiologie dieses Syndroms gehören die Frakturen des hinteren Gelenkmassivs, mit oder ohne Beteiligung der ligamentären Strukturen. Vier Typen sind zu unterscheiden:

- Typ 1: die einseitige Luxation,
- Typ 2: die Fraktur des oberen oder unteren Gelenkfortsatzes,
- Typ 3: die traumatische Spondylolyse,
- Typ 4: die Separationsfraktur eines kleinen Wirbelgelenkes.

Osteoides Osteom (Abb. 15a–c)

Die osteoiden Osteome sind gut bekannt und mit der modernen Bildgebung sehr zufriedenstellend demonstriert. Heute weiß man, daß sich die umgebenden Weichteile entzünden. Die Bilder der Muskeln zeigen die Infiltration in einem weiten Bereich des Tumors sowohl in den Weichteilen als auch in den benachbarten Wirbeln.

Abb. 14a–c. Das klaffende unkovertebrale Gelenk bei Wirbelrotation. **a** Schräge Aufnahme der HWS (TIMS, A 62), **b** seitliche Aufnahme mit verdoppeltem hinteren Wirbelkörperrand (TIMS, A 63), **c** Beispiel einer Wirbelrotation mit klaffendem unkovertebralen Gelenk

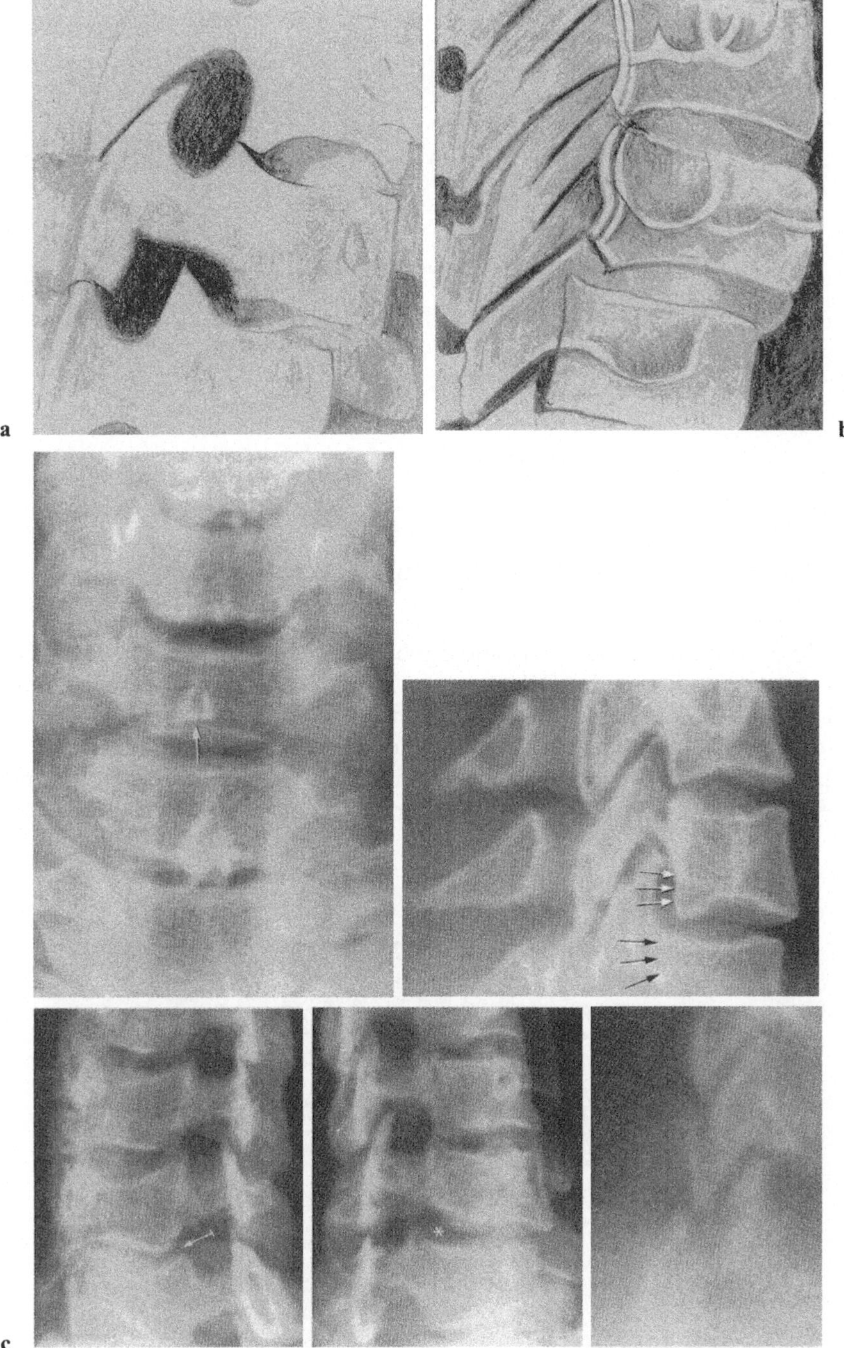
a
b
c

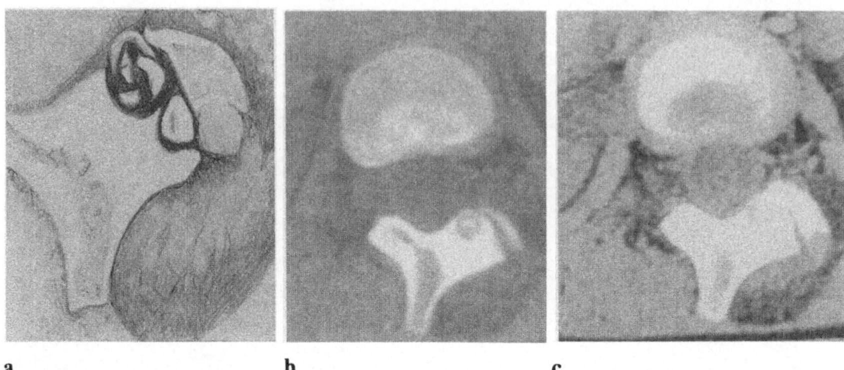

a b c

Abb. 15a, b. Osteoides Osteom. **a** TIMS, A 66; **b, c** CT

Lipom im Bereiche des Gelenkfortsatzspaltes (Abb. 16a, und b)

Wir haben durch Computertomographie ein rundes Lipom von 3 mm Diameter am vorderen Rande des Gelenkes der Gelenkfortsätze demonstrieren können. Es handelt sich in allen Fällen, wie auch im ersten Falle (Husson et al. 1990), um den lumbalen Bereich. Die charakteristischen Hypodensitäten erlaubten uns, auf ein Lipom zu schließen. Wenn solch ein Lipom sich unter dem Ligamentum flavum entwickelt, wird es zur Kompression der entsprechenden Wurzel führen können.

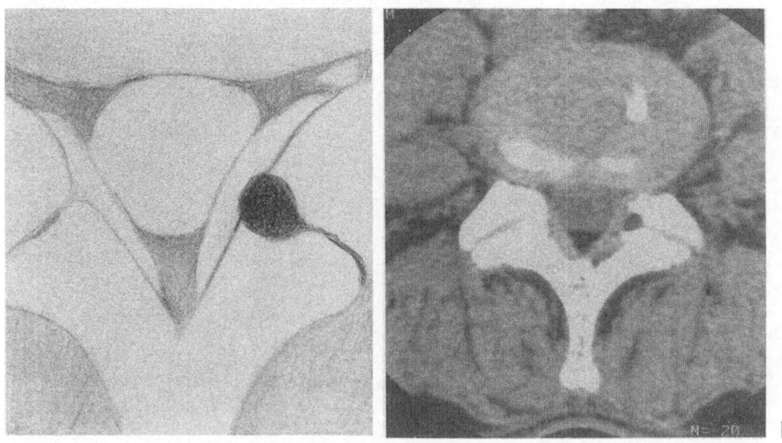

a b

Abb. 16a, b. Lipom im Bereich des Gelenkfortsatzes. **a** TIMS, A 44; **b** Lipom rechts am ventralen Ausgang des Gelenkspaltes

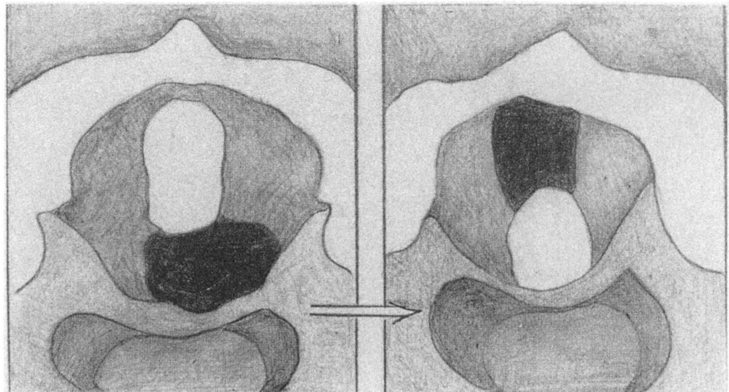

Abb. 17. Lipom-Phantom bei C1-C2-Dislokation (TIMS, A25, A26)

Lipom-Phantom bei C1-C2-Dislokation (Abb. 17)

Erst kürzlich (1993) hat uns Kenez einen Fall gezeigt, den wir hier nur schematisch aus dem Straßburger Thesaurus entnehmen. Es handelt sich um ein Funktionsbild einer fehlgebildeten C1-C2-Dislokation. Dabei kommt es zu einem Phantom-Lipom, welches bei Retroflexion (Extension) hinter dem Dens epistropheus liegt und sich über die Densspitze nach vorne bewegt bei der Flexion (Beugung des Kopfes) und den Raum zwischen Dens und vorderem Atlasbogen besetzt. Die Lipome sind, wie man weiß, als Epiphänomene Begleitsymptome von Fehlbildungen (Corpus callosum, Spina bifida, usw.) anzusehen.

In der Praxis gibt es unseres Wissens keine Zusammenhänge dieser isolierten Lipome bei Gelenkstörung oder Dislokation mit anderen diffusen systematischen Lipomatosen.

Lumbale Kanalstenose durch Hypertrophie des subduralen Fettgewebes (Abb. 18a–e)

Das Fettgewebe des subduralen Raumes ist mehr oder weniger beträchtlich. Es gibt Fälle von pathologischer Hypertrophie dieses Gewebes, welche zu kanalären Stenosen führen. Die Figuren demonstrieren diese Hypertrophie.

Bei der Operation findet man ohne weiteres diese hypertrophischen Fettgewebe, die entfernt werden.

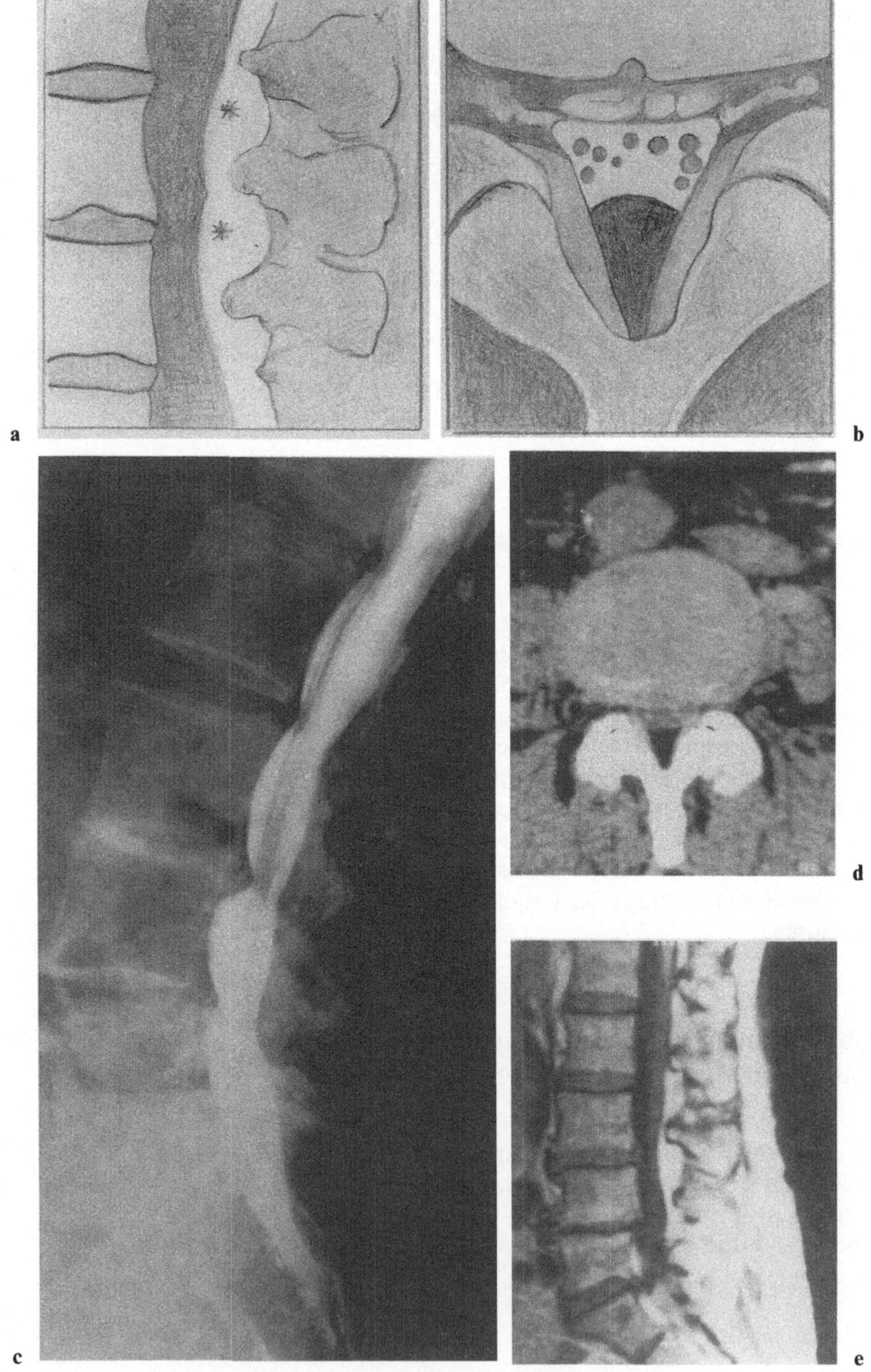
a b c d e

Synovialzyste am medialen Rand des Gelenkspaltes der Gelenkfortsätze des hinteren Wirbelbogens (Abb. 19a–c)

Bei vielen Gelenken kann es zu Synovialzysten kommen. So auch am Gelenkspalt der Gelenkfortsätze des Wirbelbogens. Solche Zysten entwickeln sich progressiv am medialen ventralen Rande des Gelenkes unter dem Ligamentum flavum. Die Zystenkapsel kann verkalkt sein. Diese Synovialzysten können groß genug sein, um die entsprechende Wurzel zu komprimieren. Bei der Punktion kann es genau wie bei anderen Lokalisationen zum Kollaps der Zyste kommen, mit Linderung der Schmerzen und mit dem Risiko eines Rezidivs.

Die genaue Veränderung des Ligamentum flavum ist nicht bekannt. Kommt es zu einer Verlagerung der Ligamentfasern oder zur Öffnung mit Expansion der Zyste im Spinalkanal?

Wurzeltaschen-Divertikel (Abb. 20)

Die traumatische Erweiterung der Wurzeltaschen ist gut bekannt. Das fehlgebildete Divertikel der Wurzeltasche kann auch zu einer Kompression der Medulla führen. In schwierigen Fällen muß die Differentialdiagnose unter Berücksichtigung einer Arachnoidozele gestellt werden.

Spinale Hämatome (Abb. 21a, b)

Die moderne Bildgebung sowohl CT als MRI erlauben es ohne weiteres, ohne jegliche Kontrastmittelverabreichung verschiedene Lokalisationen von Hämatomen zu erkennen. In der Praxis werden am besten die T2-Bilder zur Hand genommen. Schwere Fälle haben eine Doppellokalisation, d. h. intraspinal und subdural. Außer Trauma kommen sowohl spontane als therapeutische und verschiedene interne Störungen in Frage.

Zur Therapie dieser Hämatome können chirurgische Eingriffe führen, um eine chronische spinale Kompression zu verhindern.

Abb. 18a–e. Lumbale Kanalstenose durch Hypertrophie des subduralen Fettgewebes. **a** T1 (TIMS, A70), **b** CT (TIMS, A71), **c** Rx (Tomographie), **d** CT, **e** T2

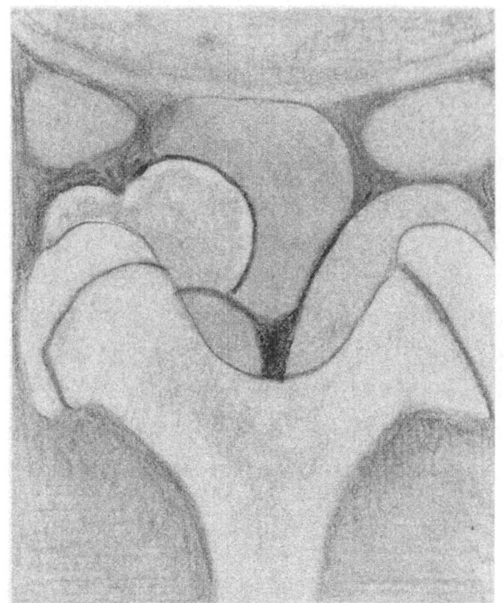

a

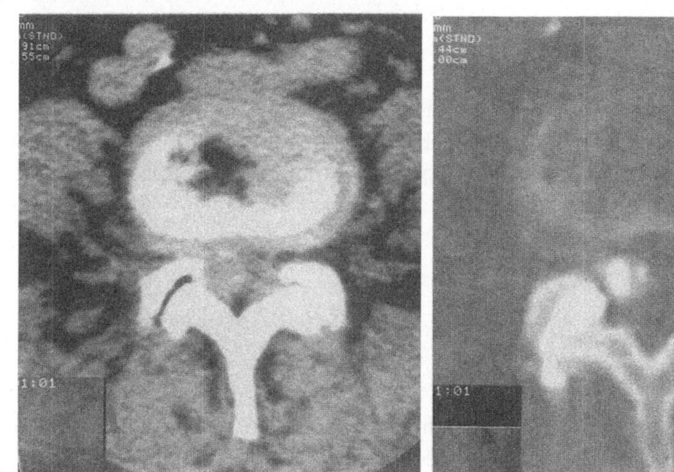

b

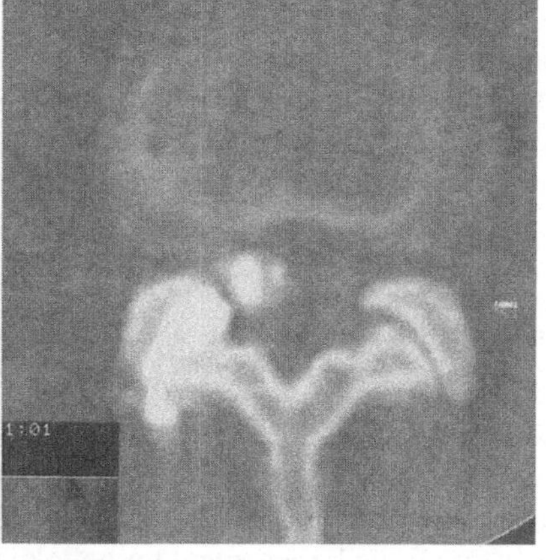

c

Abb. 19a–c. Synovialzyste. **a** CT (TIMS, A45), **b** CT, **c** Arthrographie

Bi- und tridimensionale Bilder (Abb. 22a–d)

Für die pädagogischen Zwecke wird man in der Zukunft sicher zu diesen Demonstrationen greifen. In der Praxis können jedoch nicht immer alle Bedingungen erfüllt sein, um die präzise chirurgische Programmierung zu gestalten.

Die perkutane Vertebroplastie (Abb. 23)

Die Vertebroplastie ist eine Behandlungsmethode, bei der Acryl-Zement in den Wirbelkörper injiziert wird. Das Ziel der perkutanen Vertebroplastie ist einerseits

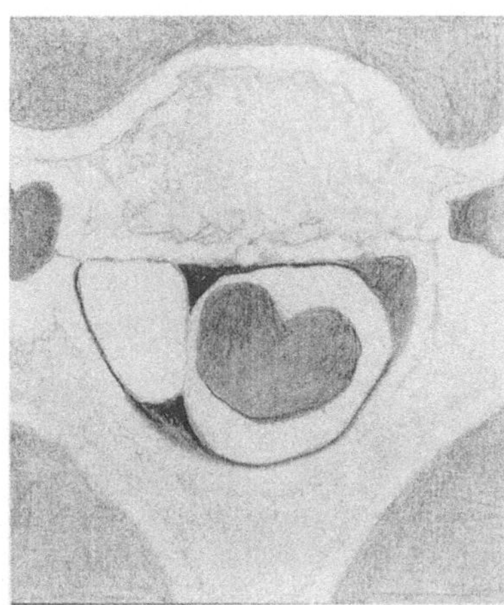

Abb. 20. Wurzeltaschen-Divertikel (TIMS, A 10)

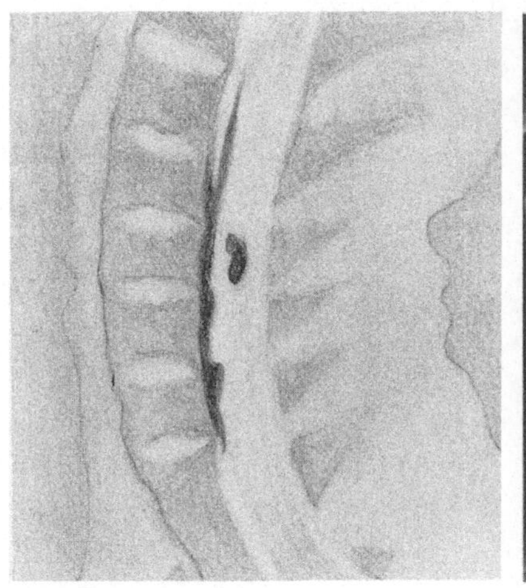

a

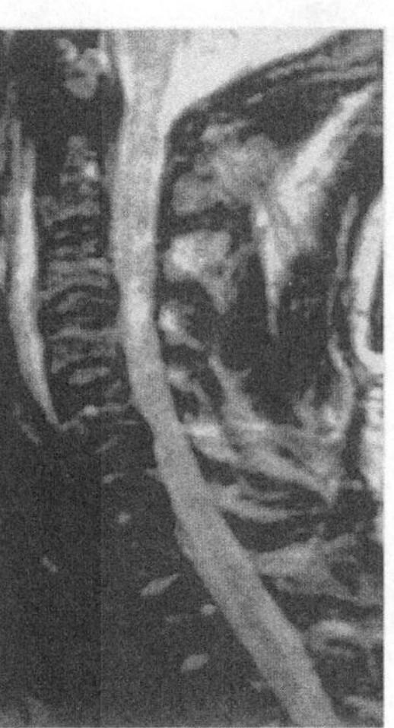

b

Abb. 21 a, b. Spinale Hämatome. **a** TIMS, A 73; **b** T2

die Konsolidierung eines brüchigen Wirbels und andererseits eine palliative Therapie der Schmerzzustände im Rückenbereich. Dieses Verfahren kann bei allen wirbelschwächenden Läsionen angewendet werden.

Die wichtigsten Indikationen der Behandlungsmethode sind Pathologien, die den Wirbel schwächen und Schmerzen verursachen und/oder schmerzhafte Wirbelhöhenverminderungen hervorrufen, wie aggressive Hämangioma, frakturierte Osteoporose und maligne Tumore des Wirbelkörpers.

Unter den Hämangioma werden nur die Hämangioma behandelt, die vom radiologischen oder klinischen Standpunkt als aggressiv bezeichnet werden können. Eine Embolisation scheint nicht mehr unbedingt notwendig, da durch die

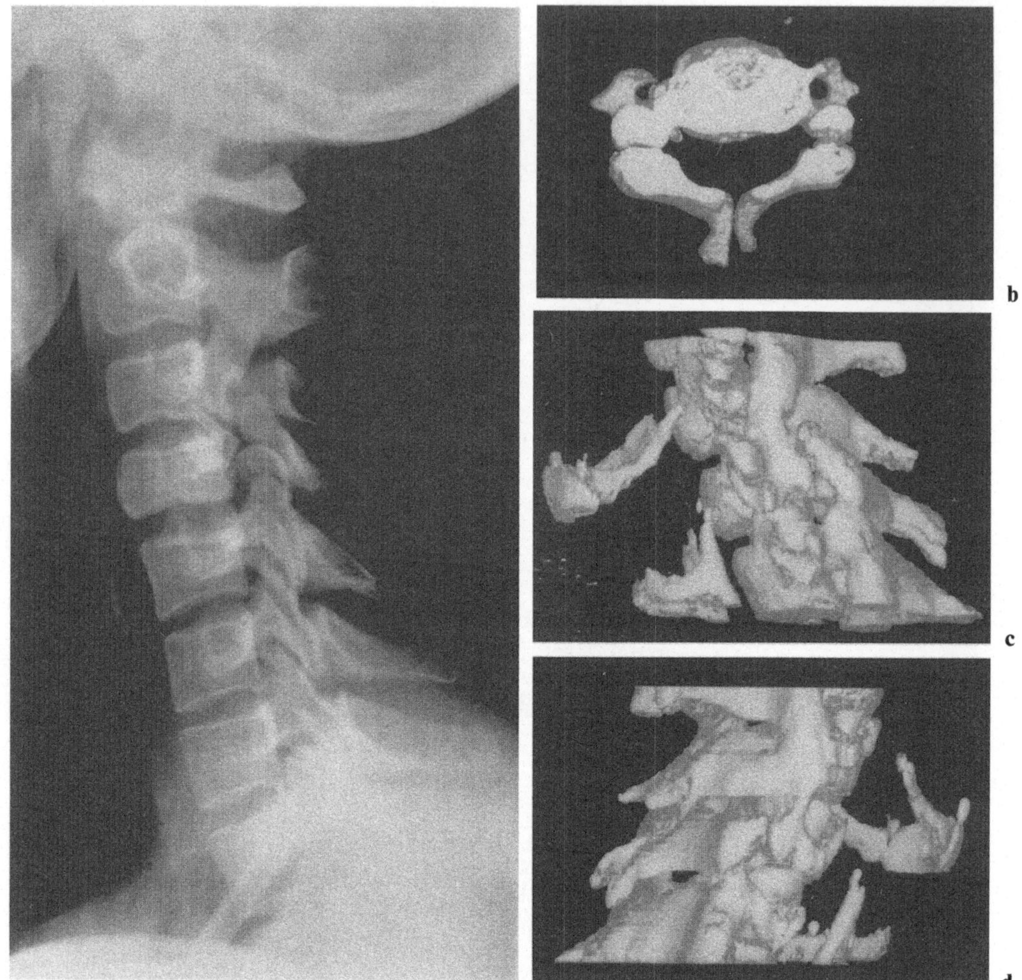

Abb. 22a–d. Bi- und tridimensionale Bilder. **a** Spondylolyse C3 und C4. **b–d** Rekonstruktion

Acryl-Zement-Injektion eine permanente Okklusion des Hämangioms bewirkt wird.

Im Falle der frakturierten Osteoporose werden nur Patienten mit starken Schmerzen behandelt, die auf die klassische Behandlungsmethode nicht ansprechen oder bei denen eine längere Immobilisierung nicht in Kauf genommen werden kann.

Maligne Tumore oder Wirbelmetastasen, die schmerzhaft sind oder die Stabilität der Wirbelsäule in Frage stellen, sind hervorragende Indikationen der Vertebroplastie.

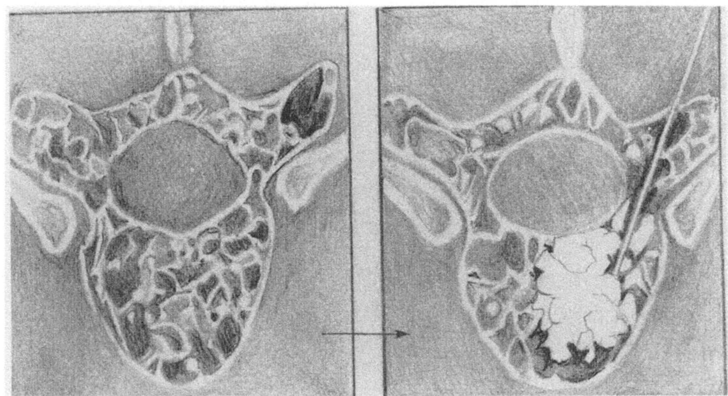

Abb. 23. Perkutane Vertebroplastie (TIMS, A 19, A 20)

Die Vertebroplastie wird CT-gesteuert, kombiniert mit einer mobilen C-Arm-Fluoroskopie durchgeführt. Der Eingriff wird unter Neuroleptanalgesie und unter Lokalanästhesie vorgenommen. Wegen der ernsten Gefahr der Infektion sind die Prinzipien der Asepsis strikt einzuhalten.

Literatur

Husson JL (1990) Justabilité par lipome vrai. Rachis 2:409–415

Kenez J (1993) Retro-odontoid "ghost". Pseudotumors in atlanto-axial instability caused by rheumatoid arthritis. Neuroradiology 35:367–369

Wackenheim A (1984) Das dreieckige A.p.-Bild der Bogenwurzeln. In: Hohmann D, Kügelgen B, Liebig K, Schirmer M (Hrsg) Neuroorthopädie 2. Springer, Berlin Heidelberg New York Tokyo, S 110–113

Wackenheim A (1988) Eine andersartige Pathogenese des Odontoideum mobile: Das zu kurze Ligamentum transversum. In: Hohmann D, Kügelgen B, Liebig K (Hrsg) Neuroorthopädie 4. Springer, Berlin Heidelberg New York Tokyo, S 61–64

Wackenheim A – TIMS (thesaurus de l'image médicale de Strasbourg) Nur in verschiedenen Zeitschriften publiziert

Anmerkungen zum interdisziplinären Konsens zum Halswirbelsäulen-Beschleunigungstrauma

U. Moorahrend

Einleitung

Mit der Entwicklung von maschinellen Fertigungsverfahren zur Produktion großer Pkw-Stückzahlen wurde das durch Verbrennungsmotor getriebene 4-Rad-Fahrzeug immer erschwinglicher und beliebter.

Mit dem exponentiellen Ansteigen der Verkehrsdichte nahm linear dazu die Häufung der Beschleunigungsverletzung der HWS zu. Für das Jahr 1989 wurde eine Zahl von ca. 6000 solcher Verletzungen angenommen, für dieses Jahr wird mit mehr als 8000 dieser Verletzungen gerechnet.

Wohl kaum eine andere Verletzung hat in den letzten 50 Jahren Anlaß für eine derart große Anzahl wissenschaftlicher Beiträge und Veröffentlichungen gegeben wie die sog. HWS-Beschleunigungsverletzung.

In Amerika waren nach Janes u. Hoosmand (1965) erste Anmerkungen zu HWS-Verletzungen bei Automobilisten bereits im Jahre 1928 niedergelegt worden. Anfang der 50er Jahre formulierten Gay u. Abbott (1953) mit „whiplash injury" eine Umschreibung, die wohl nicht zuletzt wegen ihrer „dramatischen" Aussage schnell weltweite Verbreitung fand. Obwohl auch im anglo-amerikanischen Sprachraum besonders Mac Nab (1964) bemüht war, diese Bezeichnung durch Einbringen des Terminus „acceleration injury" wissenschaftlich zu fassen, war mit „Peitschenschlagverletzung" dieser Verletzungstyp begrifflich besetzt.

Ende der 50er Jahre taucht in der deutschen Medizinliteratur eine weitere Diagnose-Umschreibung auf, das sog. „Schleudertrauma" (Vollmar 1957). Fischer u. Palleske führten 1976 den Begriff „zervikozephales Beschleunigungstrauma" ein, da sie vermuteten, daß neben den Kräften an der HWS auch solche am Hirn und Hirnstamm angreifen könnten.

Hinz simuliert in den Jahren 1968 und 1969 in Laboratoriumsversuchen Auffahrunfälle mit Leichen. Er beschreibt Verletzungsbilder an der HWS durch Schleudern und Abknickung. Erdmann (1972, 1973) gibt später eine Gliederung nach Verletzungsschweregraden an und definiert, daß nur der klassische Auffahrunfall zu einem solchen Verletzungsbild führen könne. Andere Unfalleinwirkungen schließt er ausdrücklich aus.

Heute existieren im deutschsprachigen Raum mehr als 300 wissenschaftliche Veröffentlichungen zu diesem Thema. Sie reichen von Arens (1977) bis Zuckschwerdt (1962). Trotz oder gerade wegen dieser Vielzahl an Beiträgen sind die Meinungen zum Unfallablauf, zur Akutdiagnostik, zur Bewertung des subjektiven Beschwerdebildes, zur Akutbehandlung und zur gutachterlichen Beurteilung nach

B. Kügelgen (Hrsg.)
Neuroorthopädie 5

Verletzung zwischen Diagnostizierenden, Behandelnden und Begutachtenden im höchsten Maße divergierend.

Dieses veranlaßt zu der Feststellung: Es gibt keine einheitliche wissenschaftliche Auffassung zu diesem Verletzungsbild.

Unter dieser fachlichen Meinungsverschiedenheit leidet an erster Stelle aber nicht die Glaubwürdigkeit der Medizin als Wissenschaft, sondern vor allen Dingen der betroffene Verletzte.

Vorbereitung

In Vorbereitung auf eine wissenschaftliche Tagung zu diesem Thema im Oktober 1991 stellten Ausrichtende und Referenten den Anspruch an sich, ihre Meinungen zu einem interdisziplinären Konsens zu „schürzen".

Es wurde ein Fragebogen zum Unfallablauf, zur Akutdiagnostik, zur Wertigkeit des subjektiven Beschwerdebildes, zur Akuttherapie und zur gutachterlichen Bewertung erstellt. Die darin aufgeführten 32 Fragen konnten frei beantwortet oder durch vorformulierte Multiple-choice-Antwortmöglichkeiten bearbeitet werden. Dieser Fragebogen wurde allen Referenten zugesandt; gleichzeitig wurde der Fragebogen nach einer Zufallsauswahl 25 „Behandlern" in orthopädischen und unfallchirurgischen Kliniken vorgelegt. Der Fragebogen konnte anonym bearbeitet werden.

Von 50 „Teilnehmern" waren bis zur Vorformulierung eines Konsensentwurfes 28 Befragte (18 Referenten und 10 Behandler) für alle 5 Themenbereiche *ständig* „bei der Sache", andere nur für ihre Fachbereiche.

Durchführung

Nach Rücklauf der Fragebögen wurden die prozentual am häufigsten genannten Antworten zu einer inhaltlich schlüssigen Gesamtantwort zusammengefaßt.

In einem zweiten Umlauf wurden die Antwortvorschläge zu den 5 Themenkomplexen sämtlichen Referenten zur Überarbeitung zugesandt. Danach wurde ein erster Entwurf eines interdisziplinären Konsens' erstellt. Die Referenten überarbeiteten diesen Entwurf in Teilgruppen insgesamt noch viermal. Er drohte durch unterschiedlichste Standpunkte einzelner für die Bereiche Unfallablauf und gutachterliche Bewertung zu scheitern. Die weitergeführte Diskussion zwischen den meinungsunterschiedlichen Kollegen über den Zeitpunkt der wissenschaftlichen Tagung im Oktober 1991 hinaus erbrachte letztendlich einen mehrheitlich getragenen Konsens zu allen 5 Teilbereichen.

Ergebnisse

1. Die Konsensgruppe kommt zu der Feststellung, daß eine Beschleunigungsverletzung der HWS bei Aufprall eines Kraftfahrzeuges auf einen Pkw aus jeder Richtung eintreten kann. Dadurch können Verletzungen in *allen* HWS-Abschnitten erlitten werden.
a) Verletzungsrelevant ist aber vor allen Dingen die klassische Heck-Kollision mit „explosionsartiger", passiver Überstreckung der HWS. Dabei ist die Gegenbewegung des Kopfes nach vorne mit daraus folgender HWS-Flexion nur in Ausnahmefällen verletzungsursächlich.
b) Der Begriff „Beschleunigungsverletzung" soll nur für solche Unfallabläufe gewählt werden, bei denen der Kopf Kontakt zur Kopfstütze erfährt oder frei auspendelt. Bei Kontakt zu anderen Fahrzeugteilen soll der Begriff nicht verwendet werden. Als medizinisch wissenschaftliche Diagnoseumschreibung ist er ungeeignet.
c) Trotz richtig eingestellter Kopfstütze können bei Heckaufprall mit hoher Krafteinleitung durch Schermechanismen an der HWS Verletzungen entstehen.
d) Unfallbedingte Deformierungen am Fahrersitz und/oder an der Kopfstütze sagen einerseits etwas zur Krafteinleitung in das Fahrzeug aus, andererseits sind sie Hinweise für eine Belastungs*reduktion* an der HWS.
2. Die Konsensgruppe spricht sich für das Verbleiben des Verletzten in den Händen eines einzigen Arztes aus, sofern dieser fachlich und apparativ zu Diagnostik und Behandlung qualifiziert ist.
a) Die Behandlung von Akutverletzten soll ausschließlich durch Unfall-/Chirurgen oder Orthopäden erfolgen.
b) Nach Standardröntgendiagnostik der HWS in 4 Ebenen und Ausschluß knöcherner und Luxationsverletzungen sind nach Schmerzzustand frühestmöglich *gehaltene* („gedrückte") Funktionsaufnahmen in maximaler Flexion und Extension vorzunehmen.
c) Eine Einteilung nach Schweregraden soll nur dann vorgenommen werden, wenn sie allgemein Anwendung findet.
3. Die Konsensgruppe schlägt die Rücknahme des zeitlichen Einsatzes von flexiblen HWS-Schaumstoffmanschetten vor.
a) Äußere Wärmezuführung und passive Mechanotherapie sollen innerhalb der ersten Woche nach Unfall nicht angewendet werden.
b) Bei Feststellung weiterer Arbeitsunfähigkeitszeiten müssen reproduzierbare objektive Befunde zusammen mit subjektiven Beschwerden vorliegen.
c) Psychopharmaka sollen in der Behandlung des Frischverletzten nicht zum Einsatz kommen.
4. Bei der gutachterlichen Bewertung dieses Verletzungsbildes weist die Gruppe auf folgendes hin:
a) Wenn der behandelnde Arzt die erzielte Beschwerdefreiheit und die Wiederherstellung der freien Beweglichkeit einwandfrei dokumentiert hat, muß eine HWS-Beschleunigungsverletzung nicht in jedem Fall nachbegutachtet werden.
b) Ein wichtiges Dokumentationskriterium ist die Erfassung des Krankheitsverhaltens des Verletzten *vor* dem Unfall.

c) Der chronische Nacken-/Hinterhauptsschmerz ist auch 1 Jahr nach Unfall als Unfallfolge anzuerkennen, wenn im Röntgenbild (Funktionsaufnahmen) Fehlstellung in mindestens einem Segment als auch reparative Sekundärfolgen darin nachweisbar sind.
d) Erhärtet werden solche Befunde durch eine exakte manualmedizinisch-segmentale Diagnostik.
e) Degenerative Veränderungen, die vor dem Unfallereignis zu Funktionseinbußen geführt haben, sind als unfallunabhängig einzustufen, wenn objektive, im Röntgenbild nachweisbare Verletzungsfolgen in der weiteren Beobachtungsphase fehlen.
   Dann ist spätestens nach 1 Jahr der „Zustand wie vor dem Unfall" gegeben.
f) Der manualmedizinisch versierte Arzt fungiert als Zusatzgutachter, wenn die Lokalisation des Körperschadens Schwierigkeiten bereitet. Er wird durch *Auftrag* des Erstgutachters tätig.
   Ist der Erstgutachter als Facharzt manualmedizinisch ausgebildet und versierter Diagnostiker, erübrigt sich eine solche Vorgehensweise. Ein manualmedizinischer Befund darf *nicht einziges Kriterium* für eine gutachterliche Bewertung darstellen.
   Abschließend stellt die Gruppe fest, daß als medizinisch-wissenschaftliche Diagnose für die Beschleunigungsverletzung ausschließlich *„Distorsion des Nackens"* oder *„Distorsion der HWS"* zur Anwendung kommen soll. Für das „klassische" Schleudertrauma im Sinne Vollmers soll *„komplexe Distorsion der HWS"* gebraucht werden.

Teilnehmer der Konsensusgruppe

Bötel, U., Bochum
Büchele, W., Haar
Dvořák, V., Bonaduz/CH
Krämer, J., Bochum
Ludolph, E., Duisburg
Montazem, A., Augsburg
Moorahrend, U., Hopfen
Prost, J., Murnau
Prosiegel, M., München
Radanov, B. P., Bern/CH
Reichenbach, M., München
Richter-Turtur, M., München
Saternus, K.-S., Göttingen
Schmidt, G., Heidelberg
Schmitt, O., Bonn
Schröter, F., Kassel
Senn, E., München
Siebert, H. R., Schwäbisch-Hall
Siegling, C.-W., Erfurt
Stäbler, A., München
Thoden, U., Landshut
Walz, F., Zürich/CH
Witt, Th.N., München
Zenner, P., Überherrn-Berus
Zöllner, G., Strasbourg-Cedex/F

Feststellung der Konsensusgruppe

Der erzielte Konsens zur Beschleunigungsverletzung der HWS ist das „kleinste gemeinsame Vielfache" unterschiedlichster Meinungen. Eine weiterreichende, wissenschaftlich untermauerte Meinung kann und soll durch ihn nicht eingeengt sein.

Der Konsens soll Hinweise für eine einheitlichere Betrachtungsweise von Unfallablauf, diagnostischem und therapeutischem Vorgehen geben. Der Konsens soll außerdem mithelfen, eine vergleichbare gutachterliche Anschauung zu gewinnen.

Literatur

Arens W (1977) Beurteilung einzelner Organschäden – Halswirbelsäule. In: Marx HH (Hrsg) Medizinische Begutachtung – Grundlagen und Praxis, 3. überarb. Aufl. Thieme, Stuttgart, S 569

Erdmann H (1972) Die Bedeutung des Schweregrades der Halswirbelsäulenverletzung. H Unfallhk 110:17

Erdmann H (1973) Schleuderverletzung der Halswirbelsäule. In: Junghanns H (Hrsg) Die Wirbelsäule in Forsch u Praxis, Bd 56, Hippokrates, Stuttgart

Fischer D, Palleske H (1976) Das EEG nach der sogenannten Schleuderverletzung der Halswirbelsäule (zervicozephales Beschleunigungstrauma). Zbl Neurochir 37:25

Gay J, Abbott KH (1953) Common whiplash injuries of the neck. J Am Med Ass 152:1698

Hinz P (1968) Vielschichtige Untersuchungsmethoden zur Erfassung pathomorphologischer Sektionsbefunde nach Schleudertraumen der Halswirbelsäule. Dtsch Z Gerichtl Med 64:204

Hinz P (1969) Die Verletzungen der Halswirbelsäule durch Schleudern und Abknickung. In: Junghanns H (Hrsg) Die Wirbelsäule in Forschung und Praxis, Bd 47. Hippokrates, Stuttgart

Janes JM, Hoosmand H (1965) Severe extension-flexion injuries of the cervical spine. Mayo Clin Proc 40:353

Mac Nab I (1964) Acceleration injuries of the cervical spine. J Bone Joint Surg 46A:1797

Vollmar J (1957) Die typischen Verletzungen des Auto- und Motorradfahrers. Z Orthop 86:54

Zuckschwerdt L (1962) Das Schleudertrauma der Halswirbelsäule. Schweiz Med Wschr 92:534

Anhang

Das Konsensuspapier zur HWS-Beschleunigungsverletzung

Ratschläge und Interpretationshilfen

Vorbemerkung

Analysiert man die Anamnesen von Verunfallten mit Beschleunigungsverletzungen der Halswirbelsäule, stellt man fest, daß die unterschiedlichsten Unfallabläufe, sei es als Fußgänger, zu Pferde oder als Pkw-Insasse, eine eher uniforme, vereinfachende Diagnose – das sog. „Schleudertrauma der HWS" – zur Folge haben. Setzt man sich weiterhin bei diesen Fällen kritisch mit Erstdiagnostik und Erstbefunderhebung auseinander, ist auffällig, daß gerade bei dieser Unfallanamnese eine differenzierte Untersuchung durch den erstaufnehmenden Arzt unterblieben ist und lediglich Standard-Röntgenaufnahmen zur Diagnosefindung beitrugen. Letztlich war die initiale Therapie derart, daß eine medizinisch-wissenschaftliche Begründung in ihr nicht erkannt werden konnte: Schanz-Halskrawatte, häufig nichtsteroidale Antirheumatika (selten Analgetika), Muskelrelaxantien, Psychopharmaka.

Eine Fragebogenaktion an Behandler in orthopädischen und unfallchirurgischen Kliniken als auch an sog. Experten erbrachte, daß es keine einheitliche Sicht zum Unfallablauf, zur Akutdiagnostik, zur Wertigkeit des subjektiven Beschwerdebildes des Verletzten, zur Akuttherapie und zur gutachterlichen Aussage gibt. (Siehe Anlage 1.)

Durchführung

In Vorbereitung auf eine wissenschaftliche Tagung zu diesem Thema steckten sich Ausrichter und Referenten das Ziel, die unterschiedlichsten Expertenmeinungen zu einem interdisziplinären Konsens zusammenzuführen.

Der entworfene Fragebogen (s. Anlage 1) umfaßte 32 Fragen, die frei beantwortet oder durch vorformulierte „Multiple-choice"-Antwortmöglichkeiten bearbeitet werden konnten. Er wurde 27 Experten und gleichzeitig nach einer Zufallsauswahl 25 Behandlern in orthopädischen und unfallchirurgischen Kliniken vorgelegt.

Von 50 Teilnehmern an dieser Befragung waren bis zur Vorformulierung eines Konsensentwurfes 28 Befragte (18 Experten und 10 Behandler) für alle 5 Themenbereiche ständig bei der Sache, andere nur für ihre speziellen Fachbereiche (z. B. Neuropsychologie, Anatomie, Gerichtsmedizin).

Nach Rücklauf der Fragebögen wurden die prozentual am häufigsten genannten Antworten zu einer inhaltlich schlüssigen Gesamtantwort vorformuliert.

In einem weiteren Umlauf wurden diese Antwortvorschläge zu allen 5 Themenkomplexen sämtlichen Spezialisten (Referenten) zur Überarbeitung zugesandt. Danach wurde ein erster Entwurf eines interdisziplinären Konsens erstellt. Die Referenten überarbeiteten diesen Entwurf in Teilgruppen schwerpunktmäßig für ihre Fachbereiche insgesamt noch 4mal. Speziell im Bereich Unfallablauf drohte der Konsens durch unterschiedlichste Standpunkte zu scheitern.

Um das Projekt insgesamt jedoch nicht in Frage zu stellen, einigte man sich darauf, daß abweichende Meinungen einzelner Experten durch deren Namensnennung vor der betreffenden Konsensusaussage kenntlich gemacht wurden.

So entstand ein Gemeinschaftswerk, das nach Auffassung der Mitwirkenden als kleines gemeinsames Vielfaches unterschiedlicher Expertenmeinungen anzusehen ist. Eine weiterreichende, wissenschaftlich untermauerte Meinung zu diesem Verletzungsbild soll dadurch nicht eingeengt werden. Hingegen soll bei den in die Behandlung eingebundenen Ärzten eine einheitlichere Betrachtungsweise von Unfallmechanismus, diagnostischen und therapeutischem Vorgehen erreicht werden. Ferner soll es mithelfen, eine realistischere und auch durchgängigere gutachterliche Anschauung zu gewinnen.

Seit 1992 liegt das Konsenspapier einzelnen in schriftlicher Form vor, es ist seit 1992 in Teilauszügen veröffentlicht, seit April 1993 ist es medizinisch-wissenschaftlich publiziert.

I. Feststellungen zum Unfallablauf

1. Auf die HWS wirken Beschleunigungskräfte bei Aufprall eines anderen Kraftfahrzeuges aus jeder Richtung ein.

1.1 Bei Verletzungsentstehung sind die Richtung und der Betrag der einwirkenden Kräfte und deren Aufbaugeschwindigkeit mitentscheidend.

1.2 Die Gefahr, eine HWS-Beschleunigungsverletzung zu erleiden, ist mit Überraschungseffekt größer als bei Wahrnehmung der Gefahr.

1.3 Die Kopfhaltung und der Betrag der Beschleunigung spielen eine wesentliche Rolle bei der Verletzungsschwere. Niedrige Beschleunigungen (Differenzgeschwindigkeiten bei Aufprall von Fahrzeugen ähnlich großer Masse <10 km/h) können allenfalls bei vorbestandenen anatomischen Besonderheiten Verletzungen hervorrufen.

1.4 Zu einem höheren Verletzungsrisiko können die extreme Seitdrehung (Rotation) des Kopfes im Augenblick des Aufpralles und auch anatomische Besonderheiten in den oberen Kopf-/HWS-Gelenken beitragen.

2. Verletzungen können in *allen* HWS-Abschnitten erlitten werden.

2.1 Bei Schrägaufprall des auffahrenden Fahrzeuges kann der Kopf an der Kopfstütze vorbeischnellen.

2.2 Trotz richtig eingestellter Kopfstütze kann bei Heckaufprall mit hoher Krafteinleitung durch Schermechanismen eine Beschleunigungsverletzung entstehen.

2.3 Durch das Zurückbleiben des Kopfes mit passiver Überstreckung der HWS bei klassischer Heckkollision können ventrale Bandstrukturen und/oder dorsale knöcherne, ggfs. diskogene Elemente geschädigt werden. Die Gegenbewegung des Kopfes und daraus folgender HWS-Flexion nach vorne ist energiearm. Verletzungsrelevant ist sie nur in Ausnahmefällen.

2.4 Der Frontalaufprall bewirkt bei angelegtem Sicherheitsgurt eine Verstärkung der HWS-Flexion in die Aufprallrichtung. Diesem Mechanismus kann zur Zeit nur das „Air-bag-System" wirkungsvoll entgegenwirken. Die Gegenbewegung des Kopfes nach hinten ist energiearm, als Verletzungsursache ist sie nicht relevant.

2.5 Selten sind andere verletzungsbegünstigende Faktoren; vorstellbar sind unter anderem:
- ungünstige Sitzposition mit sehr weit in Richtung Windschutzscheibe stehendem Kopf, z. B. bei einer stark kyphotisch fixierten BWS,
- Vorhalte des Kopfes, z. B. bei Suche nach Parklücken oder Hausadressen,
- Tonussenkung der Hals- und Nackenmuskulatur, z. B. durch Alkoholgenuß oder Nichterkennen der Aufprallgefahr (schlafender Beifahrer).

3. Die Beschleunigungsverletzung ist in der Regel ein *multisegmentales Geschehen* der HWS.

3.1 (Ausgenommen Saternus, Göttingen) Schädigungsrelevant sind in den Kopf-/oberen HWS-Segmenten (vor allem C0/1 und/oder C1/2) überwiegend Scherkräfte bei Heckkollision, bei Frontalaufprall hingegen Rotations- und Flexionskräfte. In den unteren HWS-Segmenten (z. B. C5/6 oder C6/7) wirken vermehrt axiale Traktionskräfte bei Frontalaufprall sowie Rotations- und Flexionskräfte bei Heckkollision.

3.2 (Ausgenommen Saternus, Göttingen) Bei vorgeschädigter HWS mit erheblichem Beweglichkeitsverlust einzelner Segmente kann der Kopf durch Ausbleiben einer „steifungsbedingten" Pendelbewegung leichter zu Scherbelastungen in einzelnen HWS-Segmenten beitragen. Infolgedessen sind monosegmentale Verletzungen am Übergang versteifter HWS-Abschnitt/bewegter HWS-Abschnitt am wahrscheinlichsten.

4. (Ausgenommen Saternus, Göttingen) Wenn bei Heckaufprall (HWS-Extension) das Fahrzeug anschließend frontal auf einen stehenden Pkw oder auf ein nicht bewegtes Hindernis aufprallt, kann der Zweitbewegung des Kopfes nach vorne (HWS-Flexion) in Ausnahmefällen eine mitursächliche Bedeutung bei Verletzungsentstehung zukommen. Hierbei wären Überdehnungen am Ligamentum nuchae, an den fibrösen Kapselgelenken und Verletzungen der tiefen Nackenmuskulatur zu erwarten.

5. Bei Kräften, die auf HWS und Kopf einwirken, können Bewegungen mit und ohne Aufprall des Kopfes auf einen festen Gegenstand ablaufen. Die Beschleunigungsverletzung ohne Aufprall des Kopfes wird im anglo-amerikanischen Schrifttum als „non-contact-injury" bezeichnet. Die Verletzung mit Aufprall wird als „contact-injury" umschrieben. Die Abklärung, ob ein Kontakt des Kopfes mit dem Fahrzeug stattgefunden hat (ein Kopfkontakt führt nicht immer zu einer Kopf*verletzung*), ist häufig nur durch Analyse eines unfallmechanisch geschulten Sachverständigen zu treffen.

Der Begriff „HWS-Beschleunigungsverletzung" soll ausschließlich für die „Nicht-Kontakt-Verletzungen" gebraucht werden.

Um Interpretationsmißverständnissen vorzubeugen: beide Begriffe sind zur Definition des Körperschadens an der HWS (Diagnose) ungeeignet.

6. Mit Erleiden einer Beschleunigungsverletzung müssen keine Schäden an Rücklehne, Kopfstützaufhängung des Pkw-Sitzes oder korrekt eingestellter Kopfstütze eintreten. Das Nachgeben der Rücklehne (Verformungen, Abbrüche) bei Heckkollision reduziert die einwirkenden Belastungen auf die HWS.

7. Nach Erleiden einer Beschleunigungsverletzung nach typischer Heckkollision kann ein schmerzfreies Intervall von bis zu mehrstündiger Dauer (vereinzelt 24–36 h) vor Einsetzen akuter Nackenbeschwerden vorkommen.

7.1 Die Ursachen hierfür sind nicht endgültig geklärt. Schmerzauslösung kann durch Stauchung einzelner Wirbelgelenke und Menisci, Kapselzerrungen, Überdehnung von Ligamentum nuchae, hinterem oder vorderem Längsband, Ligamenta alaria, Ligamenta interspinosa und Überdehnung und Teilzerreißung muskulärer Strukturen mit einsetzender Hämatombildung hervorgerufen werden. Hierdurch resultieren Gewebsaufquellungen (Ödeme) und andere raumfordernde Prozesse (Hämatome), die zu unterschiedlicher Aktivierung von Rezeptoren, Nozizeptoren und Schmerzfasern führen, wovon eine unterschiedliche Anzahl in den Kapsel-Band-Strukturen der einzelnen Bewegungssegmente der HWS besteht. Gehäuft sind diese Rezeptorenfelder besonders am kraniozervikalen Übergang, geringer im Bereich der unteren HWS.

II. Anmerkungen zur Akutdiagnostik

1. Nach Erleiden einer Beschleunigungsverletzung sollen die Röntgenaufnahmen der HWS in Standardprojektionen und die Schrägaufnahmen (Kleinmann-Einsichtsaufnahmen in die Neuroforamina) erstellt werden, wobei alle 7 Halswirbel und das Segment HW VII/BW I zur Darstellung kommen sollen. Atlasaufnahmen (a.p. und transbukkal) sind nach Höhe der Schmerzlokalisation zu ergänzen.

1.1 Je nach Schmerzzustand sind nach Ausschluß knöcherner und/oder Luxationsverletzungen frühestmöglich durch Mitwirkung des Arztes gehaltene Funktionsaufnahmen in maximaler Flexion und Extension der HWS vorzunehmen.

2. Nach Erleiden einer HWS-Beschleunigungsverletzung ist die konsiliarische Vorstellung beim Neurologen innerhalb der ersten Woche nach Unfall zu fordern. Bei anamnestischen oder klinischen Hinweisen auf ein neurogenes Defizit ist die neurologische Untersuchung sofort zu veranlassen.

2.1 Eventuelle Besonderheiten des Beschwerdebildes sind ausschlaggebend für das Hinzuziehen von Ärzten weiterer Fachrichtungen, z. B. HNO-Arzt, Ophthalmologe.

3. Beim diagnostischen Vorgehen ist ein situationsangepaßtes Verhalten angezeigt.

3.1 Bei fortbestehenden Schmerzen nach Akutstadium (bis 1 Woche nach Unfall) soll der Standardröntgendiagnostik die Erstellung von Funktionsaufnahmen folgen. Hierbei soll der diagnostizierende Arzt mitwirken und durch beruhigendes Eingehen auf den Patienten die Erstellung dieser Aufnahmen erleichtern.

3.2 Bei wiederholtem schmerzbedingtem Scheitern dieses Diagnoseschrittes und Fortbestehen von Schmerzen, Schwindel und vegetativen Symptomen ist ohne Zuwarten eine computertomographische Untersuchung, ggf. Kernspintomographie anzufertigen. (Idealerweise wäre zur weiteren Diagnoseeingrenzung eine solide *manualmedizinische*, segmentale Diagnostik vorzuschalten, um so gezielt die bildgebenden Verfahren einsetzen zu können.)

4. Die Graduierung der Verletzungsschwere von HWS-Beschleunigungstraumen wird dann als sinnvoll erachtet, wenn sie interdisziplinär im medizinischen Fachbereich Anwendung findet, z. B.

Schweregrad I: – Schmerzsymptomatik nicht über 72–96 h,
– keine erfaßbaren Veränderungen durch diagnostische Verfahren zu belegen.

Schweregrad II: – Symptomdauer bis 3 Wochen nach Schadensereignis,
– objektive Feststellung des muskulären Harspannes und „pain release" unter Physiotherapie.

Schwergrad III: – radiologisch objektivierbare Fehlstellung bis hin zum Ausmaß einer reversiblen Subluxation eines Bewegungssegmentes mit oder ohne neurologische Störungen.

Schweregrad IVa: – Luxation oder Luxationsfraktur der HWS, ggf. kombiniert mit neurologischen Störungen.

Schweregrad IVb: – tödliches HWS-Beschleunigungstrauma.

Die Einteilung soll helfen, die „problematischen" Schweregrade II schneller zu identifizieren, um diese zügiger konsiliarisch untersuchen zu lassen.

III. Anmerkungen zum subjektiven Beschwerdebild

1. Nach Erleiden einer HWS-Beschleunigungsverletzung und Abklingen einer psychischen „Schockreaktion“ können verschiedene Symptome auftreten. Sie sind in der Reihenfolge ihrer Häufung vor allem:

a) Schmerzen und Spannungsgefühl im Nacken mit Bewegungsbehinderung ohne oder mit stundenlang schmerzfreiem Intervall,
b) Übelkeit und Brechreiz,
c) Schwindel über unterschiedlich lange Zeiträume,
d) Optische Sensationen, z. B. Verschwommensehen, Flimmersehen.

2. Nach erlittenen Beschleunigungsverletzungen können in Einzelfällen vegetative Symptome wie Kopfschmerzen, Übelkeit, Brechreiz und Schwindel über eine längere Zeitspanne bis hin zu mehreren Wochen auftreten.

3. Auch nach leichter Verletzung (Grad I) soll der Patient grundsätzlich innerhalb der ersten Woche zu ärztlichen Kontrolluntersuchungen durch den Erstdiagnostizierenden und/oder Erstbehandler aufgefordert werden, um eine Dokumentation des Beschwerderückganges zu führen oder bei Persistenz eine weiterführende Diagnostik zu veranlassen.

Nach Überzeugung der Unterzeichner ist bei Beschwerderückgang der Verletzte frühestmöglich unter Weiterbetreuung durch den Erstbehandler zur Wiederaufnahme der beruflichen Tätigkeit anzuhalten.

IV. Anmerkungen zur Akutbehandlung der HWS-Beschleunigungsverletzung

1. Bei Beschleunigungsverletzung der Schweregrade I und II ohne klinisch und radiologisch zu belegende strukturelle Verletzungen wird körperliche Ruhe sowie die Rezeptur von Analgetika empfohlen.

1.1 Die Versorgung des Unfallverletzten mit einer flexiblen HWS-Schaumstoffmanschette über 3 bis 5 Tage soll äußerst zurückhaltend gehandhabt werden. (Ein Verzicht darauf erscheint sinnvoll.) Wenn sie eingesetzt wird, soll sie nur nachts, oder tags stundenweise, getragen werden.

1.1.1 Wenn möglich soll auch hierbei die ambulante, kurzfristig anzuberaumende Befundkontrolle durch den Erstdiagnostizierenden/Erstbehandler erfolgen (gegebenenfalls durch den Weiterbehandler am Heimatort).

1.2 Bei leichten Weichteilzerrungen (Schweregrad I) intermittierende Ruhigstellung in Schaumstoff-Halsmanschette (nur stundenweise). Analgetikagaben, vorübergehende lokale Kaltkompressen. Myotonolytika zurückhaltend einsetzen, da Kombinationspräparate unter diesen mit deutlich relaxierender Wirkung stark psychotrop und somit katalysatorisch bei der Entstehung neuropsychologischer Phänomene wirken können.

1.2.1 Bei gröberen Verletzungen (Schweregrad II) ohne knöcherne Beteiligung kurzfristige Immobilisierung über 1–2 Tage im Bett bei ausreichender *analgetischer* Abdeckung. Obligat Eisanwendung, zervikale Lagerungsstütze (eine Hyperlordosierung mit lagerungsabhängiger Einengung des Spinalkanales ist zu vermeiden). Ab dem 4.–5. posttraumatischen Tag kurzfristige (stundenweise) Anwendung der Schanz'schen Halskrawatte, gleichzeitig Beginn einer isometrisch/auxoton stabilisierenden krankengymnastischen Behandlung. Später Aufnahme von Techniken zur Automobilisation (aktive Bewegungen mit kleinen Bewegungsausschlägen im schmerzfreien Bewegungsradius).

1.2.2 Bei Verletzungen mit Hinweisen auf strukturelle Beteiligung (Schweregrad III, im bildgebenden Verfahren indirekte Zeichen von Bandverletzungen) feste Halsorthese, die den Kopf gegen die Schultern vollständig immobilisiert. Nach 2 Wochen Beginn der frühfunktionellen krankengymnastischen Behandlung (Schwerpunkt: Stabilisationstechniken). Eine 8- bis 10tätige stationäre Behandlung kann erwogen werden.

1.2.3 Bei makrostrukturellen Verletzungen (Schweregrad IVa) ohne neurologische Beteiligung längerfristige Fixierung in fester Halsorthese (4–6 Wochen). Bei Fortbestehen der Instabilität nach erfolgter Ruhigstellung mit und ohne neurologische Ausfälle operatives Vorgehen. Bei guter Stabilität ist postoperativ ebenfalls so früh wie möglich eine funktionelle Behandlung anzustreben.

2. Grundsätzlich soll die Akutbehandlung (in Deutschland) durch Unfallchirurgen, Chirurgen und Orthopäden erfolgen. Eine Mitbehandlung durch andere Facharztgruppen soll unterbleiben. Ärzte anderer Fachdisziplinen haben in der Akutbehandlung dieser Verletzten diagnostisch und/oder konsiliarisch beratende Funktion.

3. In der ambulanten Betreuung von Patienten mit HWS-Beschleunigungsverletzungen (Grad I + II) ist die Feststellung der Arbeitsunfähigkeit individuell am posttraumatischen Beschwerdekomplex orientiert. Sie soll primär möglichst kurz befristet sein und ggf. entsprechend dem Beschwerdeverlauf um kurze Zeitspannen verlängert werden. Erfahrungsgemäß ist bei diesen Verletzungsgraden die unfallbedingte Arbeitsunfähigkeit *spätestens* nach 4 Wochen beendet. Eine Verlängerung der verletzungsbedingten Arbeitsunfähigkeit bedarf einer *somatischen* belegbaren Begründung.

4. Nachfolgende subjektive Beschwerden in Kombination mit den objektiven Befunden rechtfertigen eine fortdauernde Arbeitsunfähigkeit.

Subjektive Beschwerden: Hochzervikaler/dienzephaler Beschwerdekomplex mit Nacken-/Kopfschmerz, Schmerzen, die bis hinters Auge ziehen, Gleichgewichtsstörungen, Übelkeit, Schlafstörungen, Schluckbeschwerden.

Objektive Befunde: Endgradige passive und aktive Bewegungsbehinderung der HWS, besonders der Rotationsbewegungen, mit reproduzierbarer Schmerzprovokation in definierten Einstellungen; lokaler Muskelhartspann, auffälliger HNO-Befund (ENG-Befund), atypische Positionen im Kopfgelenk-/Atlasaxis-Bereich im Röntgenbild.

5. Krankengymnastische Mitbehandlung des akuten Verletzungsbildes vom 1.–5. (bis 8.) Tag nach Unfall ist zu unterlassen. Mit Aufnahme der aktiven Physiotherapie soll der Einsatz analgetischer Medikamente reduziert sein.

6. Zu Beginn der Physiotherapie erscheinen vorsichtige axiale, entlastende Traktionen sowie isometrische An- und Entspannungsübungen der Schulter- und Nackenmuskulatur sinnvoll. Diese Maßnahmen sind durch lokale Kälteapplikation (Eis) zu ergänzen.

7. Wärmeapplikation und passive Mechanotherapie haben im Behandlungsregime der *akuten* Verletzung (entspricht 3–5 Tage nach Verletzung) keinen Platz.

8. Der enge Kontakt zwischen Physiotherapeuten und Verletztem dient neben der Therapie auch der Überprüfung und Vertiefung der Patientenmotivation. Behandelnder Arzt und Physiotherapeut sollen sich häufiger über die Behandlungsfortschritte austauschen.

9. Andere Behandlungsformen wie Akupunktur, therapeutische Lokalanästhesie, Reflexzonenmassage, Akupressur werden zur Behandlung der *akuten* HWS-Beschleunigungsverletzung abgelehnt.

V. Feststellungen zur gutachterlichen Bewertung von Beschleunigungsverletzungen der HWS

1. Nicht jede HWS-Beschleunigungsverletzung bedarf der Begutachtung. Wichtig ist trotzdem, daß durch den behandelnden Arzt die erzielte Beschwerdefreiheit und die Wiederherstellung der freien Beweglichkeit nachvollziehbar dokumentiert wird. Ein wichtiges Dokumentationskriterium ist die Erfassung des „Krankheitsverhaltens" des Verletzten *vor* dem Unfall.

2. Ein gewisser Prozentsatz Unfallbeteiligter klagt Beschwerden über das erste Unfalljahr hinaus. Angegeben werden Nacken-Hinterhaupt-Schmerzen, Schulter-Arm-Beschwerden, Schwindel. Nach den bisherigen Erfahrungen können diese Beschwerden sowohl somatischer als auch psychosomatischer Ursache sein.

2.1 Der chronische Nacken-/Hinterhauptschmerz ist bei Nachweis unfallbedingter segmentaler Fehlstellungen im Röntgenbild (Funktionsaufnahmen) auch nach 1 Jahr als Unfallfolge anzusehen, sofern das betroffene Segment auch reparative Sekundärfolgen (z. B. Spondylose) aufweist, um so mehr, wenn eine manualmedizinisch segmentale Diagnostik diese als *schmerzursächlich* belegt!

2.2 Degenerative Veränderungen spielen bei den Problemfällen, d. h. bei den unerklärlich verzögerten Verläufen zahlenmäßig eine untergeordnete Rolle. Sie sind in aller Regel nicht die Erklärung für die persistierenden subjektiven Beschwerdebilder. Haben degenerative Veränderungen bereits vor dem Unfall zu Funktionseinbußen geführt, ist, wenn objektivierbare Verletzungsfolgen fehlen, davon auszugehen, daß spätestens nach einem Jahr der status quo ante wieder erreicht ist.

3. In Deutschland sollen Erstgutachter bei der Einschätzung solcher Verletzungsbilder Chirurgen oder Orthopäden sein. Diese Fachärzte verfügen über die meisten dokumentierten Untersuchungs-, Behandlungs- und Begutachtungskenntnisse. Neurologen und Neuropsychologen, Neurochirurgen, Ophthalmologen und HNO-Ärzte können bei begutachtungsbedürftigen Befunden als Zusatzgutachter fungieren.

4. Andere Fachärzte, wie Ärzte für Anästhesie, Ärzte für Psychiatrie, Neuropsychologen, Ärzte mit manualmedizinischem Schwerpunkt und solche mit Behandlungskonzepten durch therapeutische Lokalanästhesie, haben einen Platz in der Behandlung des *chronischen* Beschwerdebildes.

Ihre Mitwirkung bei Gutachtenerstellung beschränkt sich jedoch auf die Beantwortung gezielter Fragen des Erstgutachters. Voraussetzung für die Bearbeitung gutachterlicher Fragen, die mit einem solchen Verletzungsbild in Zusammenhang stehen, sind fundierte Kenntnisse und Erfahrungen in deren Begutachtung.

5. Als Zusatzgutachter soll bei Hinweis auf neurogene Schadenskomponente ein Arzt für Neurologie fungieren. Von seiner Befunderhebung hängt ab, ob in Einzelfällen andere Fachärzte hinzugezogen werden.

6. Sämtliche Befunde sollen grundsätzlich *zur* Gutachtenerstellung nach abgeschlossener, kompletter Diagnostik der Akutverletzung dem Gutachter vorliegen.

6.1 Bei klinisch gesichertem Hinweis auf eine Nervenwurzelbeteiligung (nervenärztlicher Befund) soll neuerlich eine segmentbezogene computertomographische Diagnostik erfolgen, diese entscheidet über die Zuziehung eines Neurochirurgen.

7. Die Erarbeitung eines Erhebungsbogens, in dem Akutbefunde und Heilverlauf dokumentiert werden, erscheint sinnvoll. Er könnte ein brauchbares Zusatzinstrument bei Gutachtenerstellung sein.

VI. Schußbemerkung

Im deutschsprachigen Raum beschreiben die Begriffe „HWS-Schleudertrauma“, „Peitschenschlagverletzung“ und auch „Beschleunigungsverletzung“ nicht den Körperschaden, sondern sie skizzieren den Unfallmechanismus. Sie sind als wissenschaftlich-medizinische Diagnoseumschreibung ungeeignet. Als Diagnosebegriff soll vornehmlich

„*(komplexe) Distorsion des Nackens*“
oder
„*(komplexe) Distorsion der HWS*“

verwendet werden (ggf. mit dem Zusatz: „nach Beschleunigungstrauma“). Es wäre wünschenswert, wenn im anglo-amerikanischen Sprachraum entsprechende Begriffe übernommen würden.

I. Fragen zum Unfallablauf

Frage 1

Ordnen Sie der Beschleunigungsverletzung der HWS einen ganz bestimmten Unfallablauf zu? Wenn ja, welchen?

(a) Auffahrunfall direkt von hinten auf ein stehendes, ungebremstes Fahrzeug, der Fahrzeuglenker des Erstfahrzeuges beobachtet den drohenden Unfall *nicht*.
(b) Auffahrunfall von hinten, das vordere Fahrzeug ist noch in Bewegung und wird durch den Aufprall geringfügig in Fahrtrichtung beschleunigt, der Pkw-Lenker (Fahrzeug I) beobachtet den Unfall *nicht*.
(c) Auffahrunfall von hinten, der Fahrzeuglenker beobachtet die drohende Gefahr im Rückspiegel, er tritt reflektorisch auf die Bremse und stützt sich dabei am Lenkrad ab.
(d) Auffahrunfall von schräg hinten, ohne Erkennen der Gefahr.
(e) Auffahrunfall auf die Seite des Pkws, der Kopf des Fahrzeuglenkers schleudert zur betroffenen Seite.
(f) Auffahrunfall von vorne, der Fahrzeuglenker versucht eine Notbremsung und stützt sich abwehrend am Lenkrad sowie an den Fußpedalen ab.

Auch Mehrantworten sind möglich. Bitte geben Sie nach Ihrer Meinung die Buchstabenkombinationen an, die auf den Unfallablauf zutreffen.

Frage 2

Halten Sie bei richtig eingestellter Kopfstütze das Erleiden einer Beschleunigungsverletzung der HWS für möglich? Wenn ja, wodurch ist diese Verletzung bedingt?

(a) Stauchung der dorsalen Abschnitte der Halswirbelsäule über sämtliche Bewegungssegmente, vor/bei Aufprall auf die Kopfstütze.
(b) Translationsbewegung des Atlas gegen das Okziput und/oder Translationsbewegung im Atlanto-Axial-Gelenk unter Einbeziehung von Bandstrukturen des kraniozervikalen Überganges.
(c) Die reflektorische Gegenbewegung des Kopfes (Nickbewegung nach vorne) mit Überdehnung ligamentärer Strukturen (Ligamentum longitudinale posterius und Ligamenta interspinosa).
(d) Andere Mechanismen unter Einschluß der o. a. Möglichkeiten (bitte die Buchstaben a, b oder c dazu angeben).

Frage 3

Stellt die Beschleunigungsverletzung der HWS ein multisegmentales Ereignis an der HWS dar oder ist sie monosegmental?

Multisegmental/Monosegmental

Begründung:

Frage 4

Messen Sie der reflektorischen Gegenbewegung des Kopfes in die Beschleunigungsrichtung des Fahrzeuges eine mitursächliche Bedeutung bei Entstehung der Verletzung bei?

Wenn ja, welche Strukturen werden verletzt?

Frage 5

Akzeptieren Sie im Zusammenhang mit der „Beschleunigungsverletzung der HWS" die Umschreibung „contact injury/non-contact injury"? (Zutreffendes unterstreichen)

Ja Nein

Frage 6

Bedarf es bei Bestätigung einer erlittenen Beschleunigungsverletzung der HWS bei korrekt eingestellter Kopfstütze Verformungen an Rückenlehne oder Kopfstützenaufhängung des Fahrersitzes? (Zutreffendes unterstreichen)

Ja Nein

Frage 7

Viele Patienten mit akuten Nackenschmerzen nach klassischem Auffahrunfall berichten über ein schmerzfreies Intervall direkt nach dem Unfallereignis. Akzeptieren Sie dieses? Wenn ja, worauf führen Sie es zurück?

(a) Stauchung in den einzelnen Wirbelgelenken mit Hämatombildung in den fibrösen Kapseln der Facettengelenke.
(b) Überdehnung ligamentärer Strukturen (hinteres Längsband, Ligamenta alaria, Ligamenta interspinosa) mit Einblutung ebendort.
(c) Mitbeteiligung muskulärer Strukturen des Nackens (tiefe Nackenmuskulatur).
(d) Beeinträchtigung nervöser Strukturen mit Ischämiereaktionen der kleinen Gefäße der Pia mater spinalis.
(e) Andere Möglichkeiten und/oder Einschluß von „a" bis „d".

II. Fragen zur Akutdiagnostik

Frage 1

Ein Unfallverletzter kommt nach Erleiden einer Beschleunigungsverletzung (Auffahrunfall auf sein eigenes, stehendes Fahrzeug bei hoher Geschwindigkeit des auffahrenden Pkws). Welche diagnostischen Maßnahmen halten Sie für notwendig:

(a) Röntgen HWS in 2 Ebenen,
(b) Röntgen HWS in 4 Ebenen (Standardprojektionen + schräge Aufnahmen),
(c) Röntgen HWS in 2 Ebenen plus Funktionsaufnahmen (in max. Re- und Inklinationsstellung des Kopfes),
(d) Röntgen HWS in 2 Ebenen plus computertomographische Aufnahmen des kraniozervikalen Überganges und/oder der oberen HWS,
(e) Röntgen-Standardaufnahmen, Computertomographie der gesamten HWS,
(f) Röntgen-Standardaufnahmen, Funktionsaufnahmen, CT und Kernspintomographie,
(g) Andere Verfahren unter Einschluß von Verfahren aus den Punkten „a“ bis „f“.

Frage 2

Erachten Sie die stete Mitwirkung von Konsiliarärzten zur weiteren diagnostischen Abklärung nach Akutverletzung für angebracht?
Wenn ja, welche? (Mehrere Antworten möglich)

(a) Neurologen
(b) Ophthalmologen
(c) Hals-Nasen-Ohren-Ärzte
(d) Noch andere Fachrichtungen: ____________

Frage 3

Sollten alle diagnostischen Schritte, auch bei Schmerzen des Patienten, innerhalb der ersten 36 Stunden nach Unfallereignis erfolgen, oder sollte Schmerzfreiheit abgewartet werden, um dann die diagnostischen Schritte zu komplettieren?

(a) Alle diagnostischen Schritte sofort, ohne Warten auf Schmerzrückgang.
(b) Im schmerzhaften Akutstadium nur Standarddiagnostik, erweiterte diagnostische Schritte erst bei Schmerzfreiheit.
(c) Andere Vorgehensweise:

Frage 4

Halten Sie die Graduierung der Verletzungsschwere für sinnvoll? Zum Beispiel: Beschleunigungsverletzung I. Grades: Schmerzsymptomatik nicht über 72 Stunden, keine faßbaren Veränderungen durch diagnostische Verfahren zu belegen, Unfallverletzter nach 3 bis 5 Tagen wieder arbeitsfähig.

Wenn ja, welche Kriterien gelten dann für einen Schweregrad II und welche für einen Schweregrad III?

Frage 5

Haben Sie eine Graduierung der Verletzungsschwere befürwortet, sollte ein entsprechendes Behandlungsschema den einzelnen Schweregraden angepaßt sein? Welche Behandlungsmaßnahmen würden Sie den angenommenen Verletzungsgraden I, II oder III zuordnen?

Schweregrad I

Schweregrad II

Schweregrad III

III. Bewertung des subjektiven Beschwerdebildes

Frage 1

Die Akutverletzten berichten über die unterschiedlichsten Symptome. Welche Symptome treten nach Ihrer Erfahrung am häufigsten zusammen mit dieser Verletzung auf? (Mehrere Kombinationen möglich)

(a) Dumpfes Spannungsgefühl im Genick (zervikokranialer Übergang mit Bewegungseinschränkung für den Kopf).
(b) Schmerzen und Spannungsgefühl im Bereich des gesamten Nackens mit Bewegungsverlust.
(c) Beschwerden wie unter „a“ und/oder „b“ nach einem schmerzfreien stundenlangen Intervall.
(d) Übelkeit, Brechreiz bis hin zum Erbrechen,
(e) Übelkeit, Schwindel, Flimmersehen, Brechreiz,
(f) Ohrensausen, subjektiv empfundene Hörminderung.
(g) Andere Symptome, evtl. unter Angabe von „a“ bis „f“:

Frage 2

Ein Patient sucht Sie in Ihrer Sprechstunde/Ambulatorium auf und berichtet, er sei vor 1 Woche in einen Auffahrunfall verwickelt worden (Unfallereignis objektiv nachprüfbar als klassischer Auffahrunfall), habe seit dieser Zeit ein leichtes Spannungsgefühl im Nacken verspürt. Erst nach 1 Woche seien dann Kopfschmerzen, Übelkeit und Schwindel hinzugetreten. Führen Sie diese Symptome auf den erlittenen Unfall zurück? Wenn ja, warum?

Frage 3

Ein Unfallverletzter wird nach kurz zuvor erlittener Beschleunigungsverletzung der HWS in Ihre Praxis/Ambulatorium/Notfallaufnahme eingeliefert. Andere Verletzungen können ausgeschlossen werden. Der Patient ist nahezu beschwerdefrei. Nach erfolgter Diagnostik wird er nach Hause entlassen. Halten Sie es für sinnvoll, den Patienten routinemäßig innerhalb der ersten Woche nach Unfallereignis zu einer Kontrolluntersuchung zu sehen? Wenn ja, warum?

IV. Fragen zur Behandlung der akuten Beschleunigungsverletzung

Frage 1

Ein Patient wird mit starken Nackenbeschwerden nach Erleiden eines Auffahrunfalles in Ihre Praxis/Ambulatorium/Notfallaufnahme eingeliefert. Andere Begleitverletzungen werden durch Sie klinisch und radiologisch ausgeschlossen. Welche Behandlungsstrategie schlagen Sie ein?

(a) Stationäre Aufnahme/Einlieferung, Lagerung von Kopf und Nacken in einem Zervikal-Lagerungskissen, Bettruhe, Gabe von Antiphlogistika und/oder Myotonolytika. Erweiterte bildgebende Diagnostik und Konsiliaruntersuchung erfolgen verzögert (max. stationärer Aufenthalt 3 Tage), spätere befundbezogene Ruhigstellung (flexible, feste Zervikalstütze).
(b) Stationäre Aufnahme/Einlieferung, erweiterte Diagnostik durch bildgebende Verfahren innerhalb der ersten 24 Stunden, Gabe von Analgetika, Anlegen einer festen Zervikalstütze im Sinne eines modifizierten Minerva-Gipsverbandes (Brust-Hals-Kopf-Gips). Danach ambulante Weiterbehandlung mit Belassen dieses Verbandes für ca. 3 Wochen (±1Woche), keine Konsiliaruntersuchung vorerst!
(c) Versorgung des Unfallverletzten mit einer flexiblen HWS-Schaumstoffmanschette (Schanz-Krawatte), Rezeptur von Analgetika, Antiphlogistika, Myotonolytika, ambulante Weiterbehandlung *durch Sie* mit Kontrolluntersuchungen in kurzfristigen Abständen.
(d) Ambulante Betreuung, *erweiterte Diagnostik* durch bildgebende Verfahren (CT; NMR) *sofort*; anschließend Versorgung mit einer festen Zervikalstütze (vom Verletzten selbst montierbar). Gabe von Analgetika und Antiphlogistika, Weiterbehandlung durch Hausarzt.
(e) Anlegen einer flexiblen HWS-Stütze, Rezeptur eines lokal antiphlogistisch wirksamen Salbenpräparates, Überweisung des Patienten in weitere hausärztliche Behandlung.
(f) Wie unter „a“. Nach 3 Tagen Anlegen einer festen Zervikalstütze und Verordnung einer speziellen Krankengymnastik mit rhythmischen An- und Entspannungsübungen (Isometrie der Nacken-, seitlichen Hals- und vorderen Halsmuskulatur).
(g) Andere Behandlungsvorschläge, ggf. unter Einbeziehung der Vorschläge unter den Punkten „a“ bis „f“.

Frage 2

Empfehlen Sie grundsätzlich sofort die Mitbehandlung durch andere Fachärzte (Augenärzte, HNO-Ärzte, Neurologen)? Wenn ja, warum?

Frage 3

Sie betreuen den Patienten im Rahmen der erlittenen Verletzung. Wie lange schreiben Sie ihn arbeitsunfähig?

(a) 1 Woche mit Verlängerungswoche bei Fortbestehen der Beschwerden.
(b) Mehr als 2 Wochen, jedoch nicht länger als 4 Wochen.
(c) Mehr als 4 Wochen und das sofort.
(d) Sie befristen die Arbeitsunfähigkeit auf 3 Tage und motivieren den Patienten zum Arbeitsversuch.
(e) Sie schreiben den Patienten gar nicht arbeitsunfähig und fordern ihn zum Arbeitsversuch auf. Erst bei Scheitern desselben entschließen Sie sich zur Arbeitsunfähigkeitsbescheinigung.

Frage 4

Nach ausgeschöpfter Diagnostik und Therapie berichtet der Patient 2 Wochen nach Unfallereignis über das Fortbestehen der Beschwerden, wie Spannungsgefühl im Nacken, vegetative Symptome wie ziehender Hinterhauptsschmerz. Er bittet um Verlängerung der Arbeitsunfähigkeit. Welches sind für Sie die Kriterien zur Bestätigung einer weiteren Arbeitsunfähigkeit? Die subjektiv geäußerten Beschwerden oder objektive Kontrolluntersuchungsbefunde? Wenn subjektive Beschwerden und/oder objektive Kontrollbefunde, welches sind diese?

Subjektive Beschwerden

Objektive Befunde

Frage 5

Halten Sie die krankengymnastische Mitbehandlung des akuten Verletzungsbildes unter gleichzeitiger antiphlogistischer Therapie für sinnvoll?

Ja Nein

Begründung:

Frage 6

Wenn Ihnen eine sofortige Physiotherapie sinnvoll erscheint, welche Maßnahmen halten Sie für besonders geeignet?

(a) Vorsichtige, axiale, entlastende Traktionen.
(b) Manuelle Behandlung einzelnder Bewegungssegmente.
(c) Isometrische An- und Entspannungsübungen in kurzen Intervallen.
(d) Andere, ggf. zusätzlich mehrere Maßnahmen (Punkte „a" bis „c").

Frage 7

Sind Ihrer Meinung nach passive Maßnahmen wie Wärme (Peloide, Rotlicht) oder Mechanotherapie (Massagen) im Behandlungsschema der akuten Beschleunigungsverletzung sinnvoll? (Zutreffendes unterstreichen)

Sinnvoll Nicht sinnvoll

Wenn sinnvoll, bitte begründen:

Frage 8

Welche alternativen Behandlungsformen empfehlen *Sie* zur Therapie der akuten Beschleunigungsverletzung der HWS?

IV. Fragen zur gutachterlichen Bewertung von Beschleunigungsverletzungen der HWS

Frage 1

Sollte eine „klassische HWS-Beschleunigungsverletzung", die nach 6–8 Wochen beschwerdefrei ausgeheilt ist, zur Begutachtung kommen? (Zutreffendes unterstreichen)

Ja Nein

Wenn ja, warum?

Frage 2

Nach klassischen Beschleunigungsverletzungen sieht man bei ca. 15 % der Patienten über das 1. Unfalljahr hinaus einen fortbestehenden Beschwerdekomplex mit rezidivierenden Nackenbeschwerden, gelegentlich Schulter-Arm-Schmerzen, Nacken-Hinterhaupt-Schmerzen und vereinzelt therapieresistentem Schwindel. Sehen Sie diese Beschwerden trotz bisher nicht möglicher apparativer Diagnostik als

(a) unmittelbare Unfallfolge an?
(b) oder interpretieren Sie dieses eher als psychosomatische Fehlentwicklung?

Warum?

Frage 3

Welcher Fachkollege sollte Ihrer Meinung nach Erstgutachter solcher Verletzungsfolgezustände sein (Unfallchirurg, Chirurg, Neurologe, Neuropsychologe, Orthopäde)?

Bitte benennen Sie den Erstgutachter und welche Fachrichtungen sollten als Zusatzgutachter obligat gewählt werden (der Reihenfolge nach!)

1. ______________________
2. ______________________
3. ______________________
4. ______________________
5. ______________________
6. Andere ______________________

Frage 4

Welche der unter Punkt 3 angeführten Facharztgruppen verfügt heute Ihrer Meinung nach über die meisten objektiv dokumentierten Untersuchungsergebnisse? Bitte geben Sie nur 1 Fachrichtung an.

Fachrichtung: ______________________

Frage 5

Zur Zeit etablieren sich immer mehr interdisziplinäre Arbeitsgruppen, in denen Anästhesisten, Psychiater, Neuropsychologen, Manualmediziner, Fachleute für therapeutische Lokalanästhesie tätig sind. Sehen Sie in diesen Berufsgruppen Kollegen mit reiner Behandlerfunktion oder messen Sie Ihnen ggf. Gutachterkompetenz zu? Wenn ja, bitte begründen Sie Ihren Standpunkt.

Frage 6

Welche apparativ diagnostischen Maßnahmen sind bei Gutachtenerstattung unumgänglich? Bitte nur die apparativen Verfahren auflisten.

a) ______________________________
b) ______________________________
c) ______________________________
d) ______________________________
e) ______________________________

Frage 7

Welche ärztlichen Fachrichtungen sollten Zusatzgutachten/Untersuchungen durchführen?

a) ______________________________
b) ______________________________
c) ______________________________
d) ______________________________
e) ______________________________

Frage 8

Sind die bisher dokumentierten Akutbefunde zur Gutachtenerstattung ausreichend oder sehen Sie eine sinnvolle Ergänzung in einem Erhebungsbogen, in dem Angaben zum Verletzungsablauf und zur Symptomatologie niedergelegt wären? (Zutreffendes unterstreichen)

Sinnvoll Nicht sinnvoll

Frage 9

Der Begriff „HWS-Schleudertrauma" oder „Peitschenschlagverletzung" der HWS ist überholt. Im internationalen Sprachgebrauch ist jedoch nach wie vor „Wiplash-Injury" geläufig.

Würden Sie sich eine andere Benennung wünschen? (Zutreffendes unterstreichen)

Ja Nein

Wenn ja, welche?
(a) Distorsion of cervical spine
(b) Acceleration injury of cervical spine
(c) Andere: ______________________
____
____

Wirbelsäulenschäden als Berufskrankheit – Aktueller Stand der Diskussion

E. Ludolph

Die neue Berufskrankheit „Wirbelsäulenschäden", die durch den Ärztlichen Sachverständigenbeirat beim Bundesminister für Arbeit und Sozialordnung, Sektion „Berufskrankheiten", erstmals im Februar 1992 empfohlen wurde, hat ihren Ursprung im Berufskrankheitenrecht der DDR. In den europäischen Nachbarländern ist eine derartige Berufskrankheit bisher nicht akzeptiert. Eine entsprechende Fragestellung ist in der Schweiz in der Diskussion (Debrunner u. Ramseier 1990). Von einer Kodifizierung dieser Berufskrankheit kann jedoch zum jetzigen Zeitpunkt nicht ausgegangen werden. Es bietet sich deshalb an, von den Erfahrungen der DDR zur Berufskrankheit „Wirbelsäulenschäden" wegweisend auszugehen.

Vor dem Hintergrund der politischen Akzeptanz sozialer Komponenten fiel in der DDR bereits 1950 die Entscheidung, Bandscheibenleiden in die Liste der Berufskrankheiten aufzunehmen. Ab 1953 erfolgte dann in großem Umfang deren Anerkennung. Durch Verordnung vom 14. 11. 1957 wurden unter der Sammelnummer 22 der Berufskrankheiten-Liste berufsbedingte Verschleißerkrankungen des gesamten Bewegungsapparates in der DDR als Berufskrankheit anerkannt. Unter diesen Sammeltatbestand fielen auch die degenerativen Wirbelsäulenveränderungen. Es bedarf einer nur geringen Phantasie, um sich vorzustellen, wie inhomogen die Anerkennungspraxis war. Verwertbare Erfahrungen lassen sich daraus nicht herleiten, zumal zu einem wesentlichen Anteil die der Anerkennung zugrundeliegende berufliche Belastung nicht dokumentiert bzw. nicht ermittelt ist, und die dokumentierten Diagnosen durch den Mischtatbestand nicht ausreichend aussagefähig sind (Heuchert 1989).

Durch Verordnung vom 26. 2. 1981 wurde als Reaktion auf diese Defizite eine eigene Berufskrankheit „Wirbelsäulenschäden" als Nr. 70 in die Berufskrankheiten-Liste der DDR aufgenommen. Die beruflichen und medizinischen Voraussetzungen für die Anerkennung der Berufskrankheit wurden präzisiert. Nach der Berufskrankheit Nr. 70 wurden entschädigt:

„Verschleißkrankheiten der Wirbelsäule (Bandscheiben, Wirbelkörperabschlußplatten, Wirbelfortsätze, Bänder, kleine Wirbelgelenke) durch langjährige mechanische Überlastungen"

und als weitere Voraussetzung bei

„erheblicher Funktionseinschränkung des Bewegungsapparates mit Aufgabe der schädigenden Tätigkeit".

Diese Berufskrankheit Nr. 70 war und ist Grundlage für die nach dem Einigungsvertrag konstituierten Berufskrankheiten nach den Nummern 2108, 2109 und 2110.

B. Kügelgen (Hrsg.)
Neuroorthopädie 5

Die Unsicherheit der Entscheidungsgrundlage spiegelt sich in der Entstehungsgeschichte dieser Berufskrankheiten wider. Mit Rundschreiben VB 20/92 vom 17. 2. 1992 des Hauptverbandes der gewerblichen Berufsgenossenschaften e. V., Sankt Augustin, wurde zur Entschädigung von Einzelfällen im Rahmen des § 551, Abs. 2 RVO folgende Fassung bekanntgegeben:

1. Diskopathien, Osteochondrosen, Spondylosen oder Spondylarthrosen der Lendenwirbelsäule durch langjähriges Heben und Tragen schwerer Lasten oder durch langjährige Tätigkeiten in extremer Rumpfbeugehaltung, die zur Unterlassung aller Tätigkeiten gezwungen haben, die für die Entstehung, die Verschlimmerung oder das Wiederaufleben der Krankheit ursächlich waren oder sein können.
2. Diskopathien, Osteochondrosen, Spondylosen oder Spondylarthrosen der Halswirbelsäule durch langjähriges Tragen schwerer Lasten auf der Schulter, die zur Unterlassung aller Tätigkeiten gezwungen haben, die für die Entstehung, die Verschlimmerung oder das Wiederaufleben der Krankheit ursächlich wären oder sein können.

Durch Schreiben des Bundesministers für Arbeit und Sozialordnung vom 23. 4. 1992 wurden als Entwürfe vom 19. 3. 1992 und 2. 4. 1992 folgende Fassungen mitgeteilt:

Nr. 2108: Bandscheibenbedingte Erkrankungen der Lendenwirbelsäule nach langjährigem Heben und Tragen schwerer Lasten oder nach langjähriger Tätigkeit in extremer Rumpfbeugehaltung, die zur Unterlassung aller Tätigkeiten gezwungen haben, die für die Entstehung, die Verschlimmerung oder das Wiederaufleben der Krankheit ursächlich waren oder sein können.
Nr. 2109: Bandscheibenbedingte Erkrankungen der Halswirbelsäule nach langjährigem Tragen schwerer Lasten über Kopf und Schulter, die zur Unterlassung aller Tätigkeiten gezwungen haben, die für die Entstehung, die Verschlimmerung oder das Wiederaufleben der Krankheit ursächlich waren oder sein können.

Auch diese Formulierung war nicht die endgültige Fassung. Zum 1. 1. 1993 wurde nunmehr die Verordnungshürde genommen. Der Wortlaut beider o.g. Berufskrankheiten wurde erneut geändert. Inhaltlich von Bedeutung ist die Ausgrenzung des Tragens schwerer Lasten über Kopf aus der durch die Berufskrankheit nach Nr. 2109 versicherten Exposition. Neu kodifiziert wurde die Berufskrankheit nach Nr. 2110 „Vibration“. Diese war zwar deutlich länger in der Vorbereitung. Sie ist entsprechend besser experimentell abgesichert. Sie war aber zunächst nicht in der Neufassung der Berufskrankheitenverordnung vorgesehen. Die endgültigen Fassungen sind wie folgt:

Berufskrankheit Nr. 2108: Bandscheibenbedingte Erkrankungen der Lendenwirbelsäule durch langjähriges Heben oder Tragen schwerer Lasten oder durch langjährige Tätigkeiten in extremer Rumpfbeugehaltung, die zur Unterlassung aller Tätigkeiten gezwungen haben, die für die Entstehung, die Verschlimmerung oder das Wiederaufleben der Krankheit ursächlich waren oder sein können.
Berufskrankheit Nr. 2109: Bandscheibenbedingte Erkrankungen der Halswirbelsäule durch langjähriges Tragen schwerer Lasten auf der Schulter, die zur Unterlassung aller Tätigkeiten gezwungen haben, die für die Entstehung, die Verschlimmerung oder das Wiederaufleben der Krankheit ursächlich waren oder sein können.
Berufskrankheit Nr. 2110: Bandscheibenbedingte Erkrankungen der Lendenwirbelsäule durch langjährige, vorwiegend vertikale Einwirkung von Ganzkörperschwingungen im Sitzen, die zur Unterlassung aller Tätigkeiten gezwungen haben, die für die Entstehung, die Verschlimmerung oder das Wiederaufleben der Krankheit ursächlich waren oder sein können.

Die Fassungsänderungen der „neuen" Berufskrankheiten sind nicht nur von historischer Bedeutung. Die Bedeutung liegt in erster Linie darin, daß die Auslegung der kodifizierten Fassungen vor dem Hintergrund der Änderungen und Streichungen zu erfolgen hat.

Berufliche Voraussetzungen

Die Mitteilungen des Sachverständigenbeirates, die „Merkblätter" und die daraus resultierenden Empfehlungen des Hauptverbandes der gewerblichen Berufsgenossenschaften orientieren sich an der Praxis der in der ehemaligen DDR anerkannten Berufskrankheit (Nr. 70).

Zeitliches Moment

Als langjährige besondere berufliche Wirbelsäulenbelastung war eine mehr als 10jährige Exposition („Gesamtexposition mindestens 10 Jahre") Voraussetzung der Anerkennung (Empfehlung des Zentralinstituts für Arbeitsmedizin der DDR vom März 1985). Ausnahmen davon gab es nicht. Unser Rechtsempfinden, das der Einzelfallgerechtigkeit einen höheren Stellenwert einräumt als der Rechtssicherheit, meldet Bedenken an. Ich zitiere aus dem Rundschreiben des Bundesministers für Arbeit und Sozialordnung vom 23. 4. 1992:

„Langjährig bedeutet, daß etwa 10 Berufsjahre als die im Durchschnitt untere Grenze der belastenden Tätigkeit nach den vorgenannten Kriterien zu fordern sind. In begründeten Einzelfällen kann es jedoch möglich sein, daß bereits eine kürzere, aber sehr intensive Belastung einen berufsbedingten Verschleißschaden entstehen läßt".

Als Zielgruppe für eine 10 Berufsjahre unterschreitende Exposition bieten sich zwei Gruppen von Versicherten an:

Einmal Arbeitnehmer, die in fortgeschrittenem Alter eine besonders wirbelsäulenbelastende Tätigkeit aufnehmen. Diese Altersgruppe ist deutlich früher gefährdet, da eine altersbedingte Minderbelastbarkeit die Manifestation der Erkrankung signifikant beschleunigt, zum anderen Arbeitnehmer mit einer außerordentlich wirbelsäulenbelastenden Exposition.

Zu beiden Gruppen fehlt ein zahlenmäßig ins Gewicht fallendes Kollektiv, denn die mit zunehmendem Lebensalter abnehmende Leistungsfähigkeit der – insbesondere untrainierten – Muskulatur steht einer besonders wirbelsäulenbelastenden Exposition entgegen. Die Aufnahme einer z. B. mit schwerem Heben oder Tragen verbundenen Tätigkeit im fortgeschrittenen Alter ist eine Rarität.

Das gleiche gilt für die zweite Gruppe. Fälle extremer Wirbelsäulenbelastung sind zwar theoretisch denkbar – z. B. Berufssportler (Turner, Gewichtheber). Die Muskulatur bestimmt aber nicht nur die Leistungsfähigkeit. Die Ausprägung des Muskelmantels wirkt sich auch auf das Ausmaß der Belastung der Wirbelsäule aus. Die gut trainierte Muskulatur entlastet die Wirbelsäule. Untersuchungen von Spitzensportlern, die aufgrund anlagebedingter Veränderungen für Rückenbeschwerden prädestiniert waren, ergaben eine signifikante Erkrankungshäufigkeit erst nach Abschluß der aktiven Laufbahn mit nachlassendem Muskelkorsett. Trainierte Extrembelastungen sind deshalb nicht gleichzusetzen mit extremer Wirbelsäulenbelastung.

Der Gesichtspunkt der Einzelfallgerechtigkeit trägt deshalb die Aufweichung der 10jährigen Mindestvoraussetzungen als Anspruchsvoraussetzung nicht. Es ist vielmehr zu befürchten, daß dieser Punkt zu einer sachlich nicht gerechtfertigten Rechtsunsicherheit führt.

Kausales Moment

Es stellt sich die Frage, ob über die zeitliche Verknüpfung zwischen mindestens 10jähriger Exposition, Wirbelsäulenerkrankung und Aufgabe der besonders wirbelsäulenbelastenden beruflichen Tätigkeit eine kausale Verknüpfung erforderlich ist. Muß also die besonders belastende Tätigkeit aufgegeben werden gerade wegen der Wirbelsäulenerkrankung? Die für die DDR maßgeblichen Empfehlungen des Zentralinstituts für Arbeitsmedizin, Berlin, vom März 1985 lauteten dazu wie folgt:

„Aufgabe der Tätigkeit: Gutachtlich ist festzuhalten, ob die erfolgte oder beabsichtigte Aufgabe der Tätigkeit tatsächlich durch die Funktionsstörung erzwungen wurde. Aufgabe der Tätigkeit und Arbeitsplatzwechsel aus anderen Gründen (Qualifikation, Betriebsverlagerung, Produktionsumstellung, persönliche Wünsche usw.) stellen nicht den vom Gesetzgeber geforderten Zwang zur Aufgabe der Tätigkeit dar". Und „Bei Aufgabe der bisherigen Tätigkeit bzw. Wechsel des Arbeitsplatzes durch anderweitige Erkrankungen ist die Voraussetzung für eine BK 70 (Nebenbefund, Nebenerkrankung) nicht gegeben".

Die derzeit gültige Liste der Berufskrankheiten enthält vergleichbare Anspruchsvoraussetzungen bei den Berufskrankheiten nach Nr. 2101 und 5101. Es handelt sich einmal um Erkrankungen der Sehnenscheiden oder des Sehnengleitgewebes sowie der Sehnen- und Muskelansätze und zum anderen um berufsbedingte Hautkrankheiten. Auch dort ist der Zwang zur Aufgabe der exponierten Tätigkeit Tatbestandsmerkmal. Diese Anspruchsvoraussetzung ist interpretationsbedürftig. Hierzu 3 Beispiele:

Ein Versicherter arbeitete 15 Jahre als Hauer im niedrigen Streb. Im Alter von 35 Jahren durchlief er eine Fortbildung und stieg zum Technischen Angestellten auf. Im Alter von 38 Jahren, also nach Aufgabe der wirbelsäulenbelastenden Tätigkeit, erkrankte er an einem Bandscheibenvorfall mit der Folge einer Wadenbeinnerventeillähmung.

Ein Versicherter erlitt den Bandscheibenvorfall mit Wadenbeinnerventeillähmung während seiner Tätigkeit als Hauer. Die Motivation zur Aufgabe der wirbelsäulenbelastenden Tätigkeit war jedoch nicht der Körperschaden, sondern ein seit langem geplanter beruflicher Aufstieg.

Ein Versicherter gab seine 15jährige Tätigkeit als Hauer auf, weil er wegen degenerativer Wirbelsäulenschäden dieser körperlich nicht mehr gewachsen war.

Nach DDR-Recht waren nur im zuletzt genannten Beispiel die Voraussetzungen der Berufskrankheit „Wirbelsäulenschäden" erfüllt, denn nur in diesem Fall entspringt die Motivation zur Berufsaufgabe dem Krankheitsbild. Dies war auch bis zur Entscheidung vom 8. 12. 1983 die Rechtsprechung des Bundessozialgerichts

(BSG, Urteil vom 8. 12. 1983 in ZfS 84/77). Leistungen wurden nur gewährt, wenn der Versicherte sich durch Arbeitsplatzwechsel dem durch die Krankheit verursachten Zwang gebeugt hatte. Die heute herrschende Meinung stellt allein auf den objektiven Zwang zur Tätigkeitsaufgabe bzw. Unterlassung ab, nicht auf die subjektiven Beweggründe (Elster 1991). Bei Übertragung dieser Rechtsprechung auf die Berufskrankheiten „Wirbelsäulenschäden" besteht Versicherungsschutz in allen drei Beispielsfällen. Zwar steht im ersten Beispielsfall die Aufgabe der wirbelsäulenbelastenden Tätigkeit nicht einmal im zeitlichen Zusammenhang mit der beruflichen Exposition. Das Bandscheibenleiden verläuft aber weitgehend klinisch stumm. Berufsbedingte Veränderungen können sich also auch noch nach Aufgabe der belastenden Tätigkeit manifestieren. Ein expositionsfreies Intervall von 3 Jahren ist zu kurz, um den Zusammenhang zwischen beruflicher Belastung und bandscheibenbedingter Erkrankung zu unterbrechen. Die Berufsaufgabe bzw. der Zwang zur Unterlassung aller besonders wirbelsäulenbelastenden Tätigkeiten steht zwar nicht nach der subjektiven Motivation, wohl jedoch nach dem objektiv gegebenen Krankheitsbild im Zusammenhang mit der berufsbedingten bandscheibenbedingten Erkrankung.

Medizinische Voraussetzungen

Anspruchsvoraussetzung ist die Kausalität zwischen wirbelsäulenbelastender Tätigkeit und Körperschaden. Zu unterscheiden ist zwischen Wirbelsäulenbelastung durch Zwangshaltung, durch Heben oder Tragen schwerer Lasten und durch unphysiologische Bewegungsbeanspruchung.

Versichert sind durch die „neuen" Berufskrankheiten zur HWS nur das langjährige Heben und Tragen schwerer Lasten auf der Schulter. Diese Belastungen wurden in der Vergangenheit repräsentiert durch das Kollektiv der in der aktuellen Arbeitswelt nicht mehr existenten Fleischabträger (Schröter u. Rademacher 1971). Dieser Beruf wird dann auch folgerichtig im Merkblatt des Bundesministers für Arbeit und Sozialordnung als Beispiel aufgeführt. Wenn es auch merkwürdig berührt, daß Orientierungsbild für eine neu kodifizierte Berufskrankheit ein in der Praxis nicht mehr relevantes Berufsbild ist, so vermittelt das damit umschriebene Arbeitsprofil die Belastung jedoch zutreffend. In Anlehnung an Erkenntnisse zu Folgeschäden nach Oberarmverlust ist neben der Schwere der Last die Zwangshaltung das die HWS schädigende Moment. Diese bestimmt die besondere berufliche Exposition nicht nur bei den nicht mehr existenten Fleischabträgern, sondern auch bei den Trägern von Kohle-, Mehl- und Getreidesäcken.

Belastungen der LWS durch Heben oder Tragen schwerer Lasten sind der Schwerpunkt der versicherten Tätigkeit. Dieses Arbeitsprofil findet sich nicht nur bei den Verladearbeitern von Bahn, Post und Luftverkehr. Es findet sich bei einem Großteil der handwerklichen Tätigkeiten, in der Forstwirtschaft sowie in Reparaturbetrieben. Dies sind insgesamt Tätigkeiten, die einer Automatisierung nicht zugänglich sind. Belastungen durch Tätigkeiten in extremer Rumpfbeuge finden sich z. B. im Baugewerbe beim Stahlflechter, dessen Arbeitsfeld vor den eigenen

Füßen liegt. Tätigkeiten im Knien und Hocken sind zwar auch mit einer Rumpfbeuge verbunden. Diese ist jedoch nicht extrem. Die Belastung durch Ganzkörperschwingungen ist experimentell weitgehend abgeklärt. Das Krankheitsbild aller Belastungstypen im Bereich der LWS führt zu weitgehend gleichen Veränderungen.

Als Abgrenzungskriterien gegen die „Volkskrankheit“ Bandscheibenleiden beginnen sich herauszukristallisieren:

Das einsegmentale Bandscheibenleiden ist kein Indiz für eine Belastungsabhängigkeit. Veränderungen nur im Bereich der beiden unteren Segmente der LWS oder der HWS sind kein Indiz für eine Belastungsabhängigkeit.

Veränderungen der Gesamtwirbelsäule mit belastungsfernem Schwerpunkt sind kein Indiz für die Belastungsabhängigkeit der bandscheibenbedingten Veränderungen im versicherten Wirbelsäulenabschnitt.

Ein langjähriges belastungsfreies Intervall unterbricht den Kausalzusammenhang. Die Manifestation der bandscheibenbedingten Erkrankung gleich zu Beginn der belastenden Exposition indiziert die überragende Bedeutung allein der Schadensanlage für das Krankheitsbild.

Es bleiben noch viele Fragen offen. Die Wirbelsäule lebt von der Bewegung (Junghanns 1979). Diese Aussage ist auch das Leitmotiv der Begutachtung der Berufskrankheiten „Wirbelsäule“.

Literatur

Debrunner HU, Ramseier EW (1990) Die Begutachtung von Rückenschäden. Huber, Bern Stuttgart Toronto

Elster W (1991) Berufskrankheitenrecht. Asgard, Sankt Augustin

Heuchert G (1989) Vergleichende epidemiologische Untersuchungen zur Aufklärung des Einflusses der Arbeit auf die Entstehung bandscheibenbedingter Erkrankungen unter Nutzung des arbeitsmedizinischen Informationssystems der DDR. Dissertation, Zentralinstitut für Arbeitsmedizin der Deutschen Demokratischen Republik, Berlin

Junghanns H (1979) Die Wirbelsäule in der Arbeitsmedizin. Hippokrates, Stuttgart

Schröter G, Rademacher W (1971) Die Bedeutung von Belastung und außergewöhnlicher Haltung für das Entstehen von Verschleißschäden der HWS – dargestellt an einem Kollektiv von Fleischabträgern. Z Ges Hyg 17:841–843

„Neurovegetative" Schmerzsyndrome

R. Schiffter

Die Anführungsstriche in der Überschrift sind gezielt gesetzt, weil es einen „vegetativen Schmerz" im engeren Sinne nicht gibt. Wir kennen nur die zwei Grundtypen von Schmerzen, entsprechend den Fasertypen, in denen sie geleitet werden, nämlich den A-Faserschmerz und den C-Faserschmerz. Schmerzen aus den ausschließlich vegetativ innervierten inneren Organen werden nur von den im sympathischen System als Gäste mitlaufenden C-Fasern generiert und zum zentralen Nervensystem geleitet. Sie haben auch die besonderen Charakteristika des C-Faserschmerzes, nämlich den unbestimmt-irradiierenden, diffusen, in der Tiefe bohrenden oder auch flächig-brennenden, quälenden, bedrohlich-angstmachenden Charakter.

Die C-Fasern sind nicht oder nur sehr gering myelinisiert, leiten also sehr langsam und sie projizieren nach Hassler (1972) vornehmlich in den Hirnstamm und das limbische System, bewirken also vegetativ-motorische globale Abwehrreaktionen und die affektive Erregung und Qual, die Schmerz auslösen kann. Jeglicher Schmerzreiz wird von der Körperoberfläche, also der Haut, über A- und C-Fasern, von den Eingeweiden aber nur über C-Fasern, via Hinterstrangwurzeln ins Rückenmark geleitet, wo nach Selektion und partieller Inhibition ein Teil der Reize den Tractus spinothalamicus erreicht und mit ihm zum Hirn projiziert wird (s. Abb. 1). Die schnell leitenden, dick myelinisierten A-Fasern projizieren über den lateralen Thalamus zur Postzentralregion der Großhirnrinde (bewußte und präzise Wahrnehmung), die C-Fasern zum limbischen System (globales Schmerzerlebnis).

Der Schmerz von Herz, Darm, Peritoneum, aber auch Gefäßen, Muskeln, Gelenken, Bändern, Periost usw. ist also ein C-Faserschmerz.

Als Beispiele für orthopädisch relevante Schmerzsyndrome dieser Art möchte ich das *Kausalgie-Sudeck-Syndrom* einerseits und die Problematik radikuläre – *pseudoradikuläre Schmerzprojektion* andererseits in einer eigenen neurologischen Interpretation vortragen. Beide Komplexe von neuronalen Schmerzsyndromen sind vielfach mit vegetativen Abläufen verquickt oder werden nur mit solchen verwechselt. Sie werden den kontrovers diskutierten Aufsatz von Scola u. Schliack (1992) über das traumatische Sudeck-Syndrom im „Deutschen Ärzteblatt" gelesen haben. Ich will Ihnen meinen Standpunkt dazu schildern und mit einer Kasuistik beginnen, bei der gar kein Sudeck-Syndrom, sondern ein anderes chronisches C-Faser-Schmerzsyndrom vorlag (Stölzel et al. 1988):

Eine 19jährige Frau hat seit Geburt eine komplexe arteriovenöse Malformation im ganzen linken Arm mit ständiger Neigung zu Thrombophlebitiden. Es kommt

B. Kügelgen (Hrsg.)
Neuroorthopädie 5

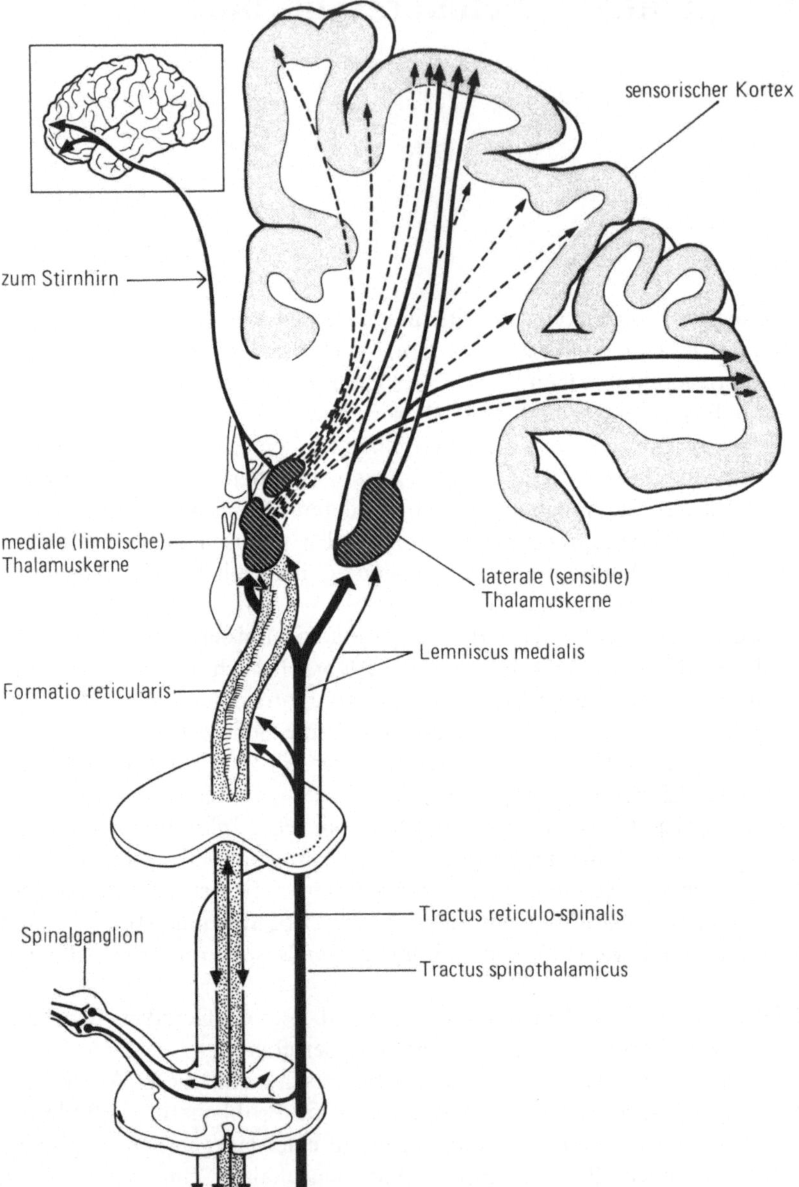

Abb. 1. Die Schmerzbahn. (Aus Schiffter 1985)

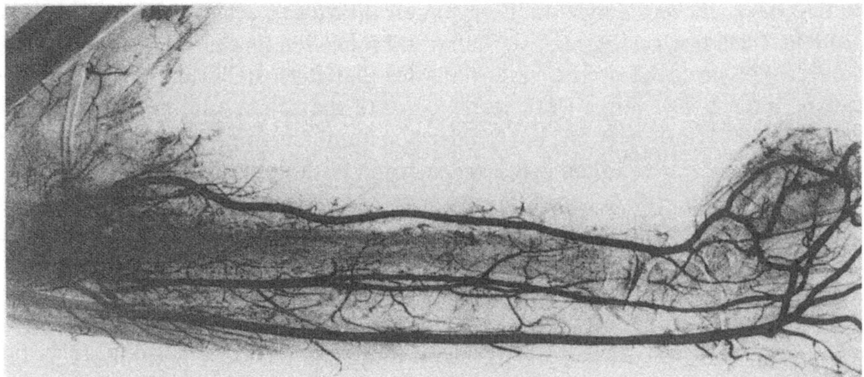

Abb. 2. Angiogramm des rechten Arms mit auffällig großlumigen Arterien und „Gefäßvermehrung" in der Peripherie. (Aus Stölzel et al. 1988)

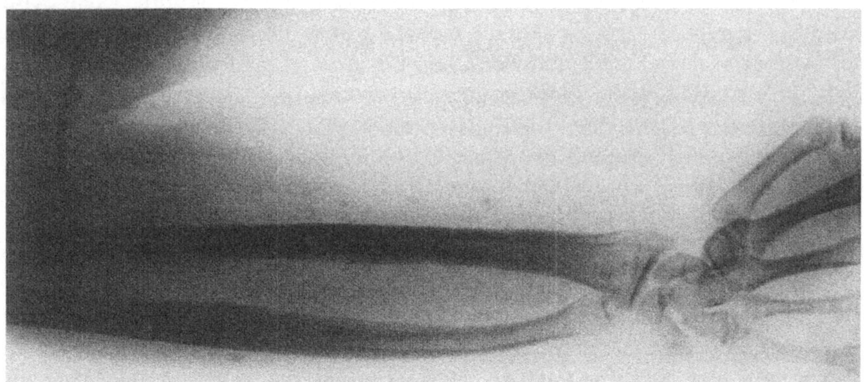

Abb. 3. Röntgendarstellung des rechten Unterarms wie Abb. 2 mit Phlebolithen. (Aus Stölzel et al. 1988)

zur Entwicklung eines chronischen, sich schubweise verstärkenden, dumpfen Dauerschmerzsyndroms, das von heftigen brennend-reißenden Berührungs- und Druckschmerzen an den varizenähnlichen Vorwölbungen des Armes unterbrochen wird. Dies führt dazu, daß eine Schonhaltung mit Beugekontraktur im Ellenbogen entsteht und daß auch eine berufliche Ausbildung oder Beschäftigung unmöglich wird. Die heftigen Schmerzschübe werden stets von einer Hyperhidrose, d.h. heftigen Schweißausbrüchen der linken Handfläche begleitet (sympathisches Reizsyndrom). Bei der genauen neurologischen Untersuchung finden sich sonst keinerlei pathologische Befunde. Die Erweiterung und Verdickung des Gefäßsystems im Angiogramm, und die Phleboliten im Röntgenleerbild dieses Armes sehen Sie an den folgenden Abbildungen (Abb. 2, 3).

Das bis zu diesem Zeitpunkt therapierefraktäre kausalgieähnliche Schmerzsyndrom ließ sich nach erfolgreichen Stellatumblockaden (jeweils 1 h Schmerzfreiheit) durch eine Sympathikotomie unterhalb des Ganglion stellatum bei Th 4/5 dauerhaft beseitigen. Die junge Frau war 1 ½ Jahre später noch immer beschwerdefrei und übte das Tennisspiel. Sie bot bei der Nachuntersuchung lediglich die erwartete Anhidrose in diesem linken Arm, sonst keine pathologischen Befunde.

Wie ist dieser Effekt zu erklären:

Die von den varikösen Gefäßerweiterungen ständig gereizten C-Fasern waren im Grenzstrang auf ihrem Weg zum Rückenmark durchtrennt worden und damit wirkungslos geworden. Die gleichzeitige Durchtrennung der sympathischen Efferenzen führte zur Funktionslosigkeit der Schweißdrüsen (Anhidrose) und zur kompletten Denervierung aller normalen und eben auch der pathologischen dilatierten Arterien und Venen dieses Armes (Vasoparalyse). Entscheidend ist dabei die Schmerzfreiheit durch die C-Faserunterbrechung.

Ähnliche Mechanismen könnten die Erfolge der Sympathikusblockaden bei Kausalgie oder Sudeck-Syndrom erklären. Meines Erachtens gilt nach wie vor die Erkenntnis (z.B. von Thorban 1964), daß Kausalgie und Sudeck-Syndrom nur entstehen, wenn auch partielle sensible Nervenläsionen mit neuralgischen Schmerzen und Hyperpathien vorliegen. Ich meine darüber hinaus auch, daß Verletzungen der sympathischen Kabel und der C-Fasern im Geflecht der Gefäße die gleiche Rolle spielen. Diese die Gefäße begleitenden Kabel werden ja bei Frakturen, Gewebsquetschungen usw. ebenfalls verletzt oder unterbrochen. Der durch die Nervenverletzung bedingte neuralgische Schmerz und die Hyperalgesie und Hyperpathie in dem nur partiell denervierten Hautgebiet sind offenbar vorrangig C-Faserirritationen und -läsionen, die den typischen Brenn- und Glühschmerz der Kausalgie bewirken. Dazu kommt, daß die Nerven- und Gefäßnervenverletzung einerseits durch Denervierung regional zur Vasoparalyse (Mangeldurchblutung durch Stase in den nicht mehr neuronal steuerbaren Gefäßen) sowie zur Anhidrose (Austrockung durch Parese der Schweißdrüsen) geführt hat, die ständige Irritation durch die Schmerzen aber auch zu reflektorischen Vasospasmen und Hyperhidrosen in benachbarten, noch normal innervierten Hautgebieten führen. Dieser Mechanismus wird weiter verstärkt durch das Phänomen der „Denervierungshypersensibilität“, der gesicherten Tatsache, daß partiell denervierte Synapsen bei Kontakt mit ihrem Transmitter überschießend reagieren. Als weitere komplizierende Komponente kommt hinzu die schmerzbedingte Schonhaltung mit entsprechenden Muskelverspannungen, aber auch mangelnder Muskelpumpe (ungenügender venöser Rückstrom) und endlich die dadurch bedingte Neigung zu Gelenkversteifungen. Dieses chronische Chaos aus partieller sensibler und sympathischer Denervierung und gleichzeitig wirkender algogener Irritation mit zugehörigen Reflexvorgängen scheint der grundlegende Pathomechanismus des Sudeck-Kausalgiesyndroms zu sein. Bei frühzeitiger Unterbrechung des C-Faserschmerzes und der sympathischen schmerzinduzierten Reflexvorgänge durch Grenzstrangblockade oder gar Sympathikotomie kann auf diese Weise das Syndrom unterbrochen und zur Ausheilung gebracht werden. Der entscheidende Punkt ist dabei offenbar die Beseitigung des C-Faserschmerzes und weniger die Durchtrennung der sympathischen Kabel. Insofern finde ich den international üblichen Ausdruck

„sympathische Reflexdystrophie“ etwas irreführend, mir wäre lieber gewesen, man hätte das Syndrom „algogene Reflexdystrophie“ genannt, weil damit auch der offensichtliche Schrittmacher bezeichnet ist. Mit der Entzündungstheorie meines Lehrers Schliack habe ich auch Schwierigkeiten, die entzündungsähnlichen Phänomene scheinen mir sekundäre Vorgänge der geschilderten neuronalen Störung zu sein. Im übrigen habe ich viele Kausalgie- und Sudeck-Syndrome gesehen im Gefolge partieller proximaler Ischiadikusläsionen oder auch anderer Einzelnervenverletzungen. Schließlich haben auch Zosterneuralgien oft eine Kausalgiequalität, obwohl bei diesen Erkrankungen zunächst kaum sympathische Fasern verletzt sein können, weil sich der Schwerpunkt der Erkrankung im Bereich der Spinalganglien bzw. Hinterwurzeln abspielt. Beim Zosterschmerz hatte im übrigen vor Jahren Nordenboos (1960) eine signifikante Reduktion der A-Fasern in den betroffenen Kabeln gefunden mit einem relativen Überwiegen der (gereizten) C-Fasern. Er hat daraus die Indikation zur Grenzstrangblockade abgeleitet, also zur Reduktion der überwiegenden und überschießenden C-Fasereinströme. Der Erfolg gab ihm recht und bestätigt auch, daß die ungehemmte C-Faserüberaktivität bei Kausalgie der wesentliche Schrittmacher des Syndroms sein könnte.

Der zweite Komplex von Schmerzsyndromen, den ich noch darstellen will, wird ebenfalls oft recht verwaschen mit „neurovegetativen“ Vorgängen in Beziehung gesetzt. Ich will auch hier versuchen, eine Ordnung vorzuschlagen.

Es geht um die Problematik *radikulärer und pseudoradikulärer Schmerzprojektionen.*

Ich beginne mit den *radikulären Schmerzen* und will Ihnen zunächst kurz ein eigenes Krankheitserlebnis schildern:

Vor Jahren wurde ich von einem heftigen C7-Wurzelkompressionssyndrom rechts heimgesucht mit den typischen sensiblen und motorischen Symptomen im Dermatom und Myotom. Interessant für unsere Problematik war dabei nur, daß ich bohrende Schmerzen exakt und anhaltend rechts paravertebral, im rechten Pectoralismuskel, im rechten Trizepsmuskel und in der Streckmuskulatur am rechten Unterarm verspürte, niemals aber im Dermatom, das war nur kribbelig oder taub. Inzwischen arbeitet ein Doktorand von mir an diesem Thema, und nach seinen ersten Ergebnissen von etwa 40 Patienten hat bei richtiger und präziser Befragung mehr als die Hälfte der Kranken mit Wurzelaffektionen ihren radikulären *Schmerz im Myotom,* während das Dermatom gleichzeitig unauffällig, evtl. leicht hypästhetisch ist (s. Abb. 4).

Es handelt sich somit auch hier um einen C-Faserschmerz, der in die Myotome projiziert, aus denen die betroffenen C-Fasern herkommen.

Eine weitere alte Erfahrung werden viele von Ihnen bestätigen können:

Kranke mit allen klassischen Kriterien eines L5- oder häufiger noch S1-Wurzelirritationssyndroms durch Bandscheibenvorfall klagen initial oder intermittierend auch über lästige ziehende Schmerzen vorn entlang des Leistenbandes. Nun liegen dort bekanntlich die Dermatome L1 und L2, das L5- oder S1-Dermatom ist weit entfernt, in der Leiste befindet sich auch kein Muskel aus dem Myotom dieser zwei Segmente. Wie aus der alten Abbildung von Imman u. Saunders von 1944 (Abb. 5) ersichtlich ist, findet sich dort im Bereich des Schambeins und des Hüftknochens aber ein Teil des *Sklerotoms oder Osteotoms* von L5 und S1. Die Wurzelirritation

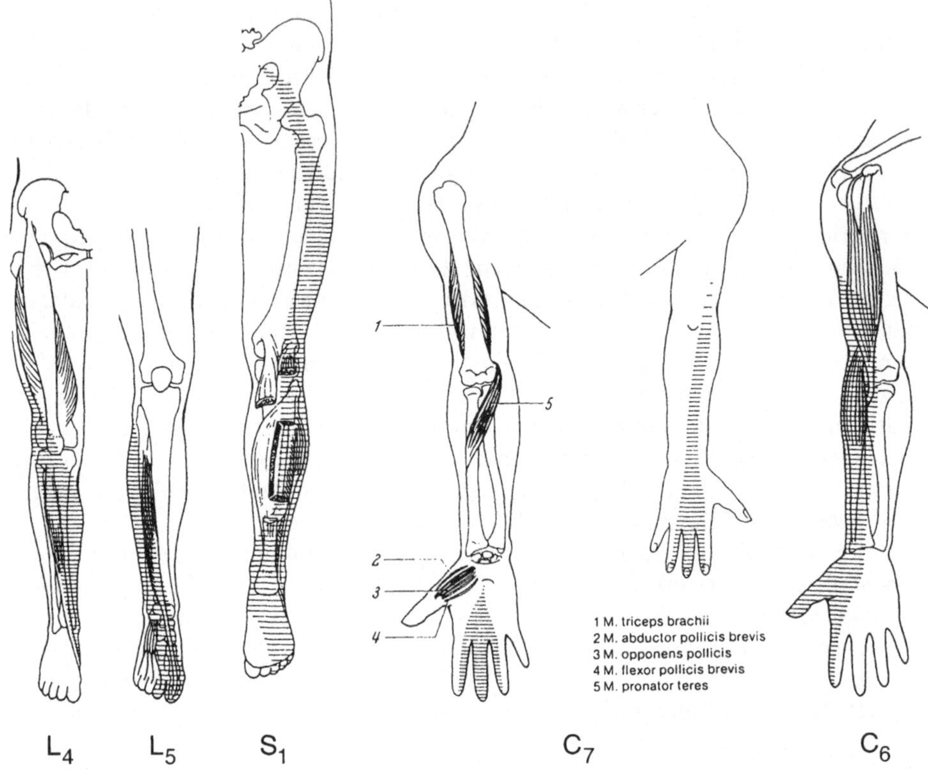

Abb. 4. Einige wichtige Myotome/Dermatome. (Aus Mumenthaler u. Schliack 1982)

bewirkt also wiederum einen C-Faserschmerz, der in das Periost des Sklerotoms, aus dem diese gereizten C-Fasern stammen, projiziert wird. Wir sollten also auch dieses Kompartment der Segmente wieder genauer in Augenschein nehmen, um die Schmerzprojektionen unserer Kranken besser zu verstehen und vor allem diagnostisch richtig einzuordnen, d.h. sie nicht mit andersartigen lokalen Rezeptorschmerzen zu verwechseln und fehlgeleitete Diagnostik zu betreiben. Ich meine, daß auch noch systematische Forschungsarbeit in diesem Bereich nötig ist, denn offensichtlich hat sich seit 1944 kaum noch jemand um die Sklerotome gekümmert. In den Lehrbüchern tauchen sie jedenfalls nicht auf.

Schließlich möchte ich noch ein paar Bemerkungen zu den sog. *pseudoradikulären Schmerzen* anfügen:

Wie aus Abb. 6 hervorgeht, sind im Segment Dermatom, Myotom, Sklerotom und Enterotom neuronal fest „zusammengeschaltet“. Nach dem Konzept der Head-Hautzonen und der komplementären Muskeldruckpunkte oder -maximalpunkte (z. B. McBurney-Druckpunkt) kann ein pathologischer Reiz im Enterotom (z. B. bei Herzinfarkt im Herzen) einen fleckig-streifig projizierten Schmerz mit Hyperästhesie der Haut im zugehörigen Dermatom (linker Arm) bewirken. Jedes Kompartment des Segments kann die anderen Kompartments irritieren und dort

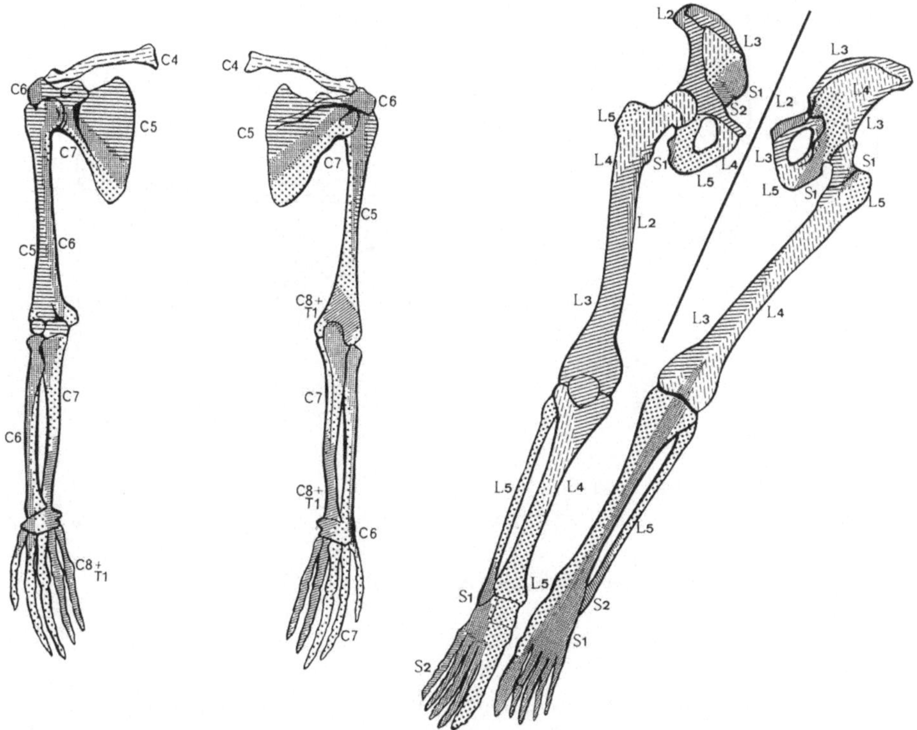

Abb. 5 a, b. Die Sklerotome. **a** Obere Extremitäten, **b** untere Extremitäten. (Aus Inman u. de Saunders 1944)

Symptome wie Hyperästhesie, Muskelspasmen, regionale Vasoparalysen oder Gefäßspasmen, Schweißsekretion usw. auslösen. In Abb. 7 sind einige wichtige Head-Zonen der inneren Organe dargestellt, die diagnostisch sehr hilfreich sein können, aber zunehmend vergessen und von wahllosen CT- und Kernspinuntersuchungen verdrängt wurden. Leider sind die *Head-Zonen* zum Beispiel *der Gelenke* kaum untersucht und wenig bekannt. Gleichwohl wird nach dem Schema der Sklerotome (Abb. 5) verständlich, warum Hüftgelenkaffektionen Dysästhesien und Schmerzen in den Dermatomen L4, L5 und S1 bewirken können, eben weil das Hüftgelenk als Sklerotom zu diesen Segmenten gehört. Man versteht so auch besser, warum eine Schultergelenkerkrankung im C6- und C7-Dermatom weh tun kann, eben auch, weil dieses Gelenk als Sklerotom in diesen Segmenten angelegt worden ist. Ich denke, daß hier ein Teil der sog. „Schulter-Arm-Syndrome“, die durch regionale Schultergelenkaffektionen ausgelöst werden, besser verständlich sind. Das gleiche trifft prinzipiell für alle Segmente zu. Auch hier wäre klinische systematische Forschungsarbeit erforderlich, um diese wichtigen diagnostischen Hilfsmittel, die vielfach unsere hochgezüchtete und teure Technik entbehrlich machen könnten, nutzen zu können.

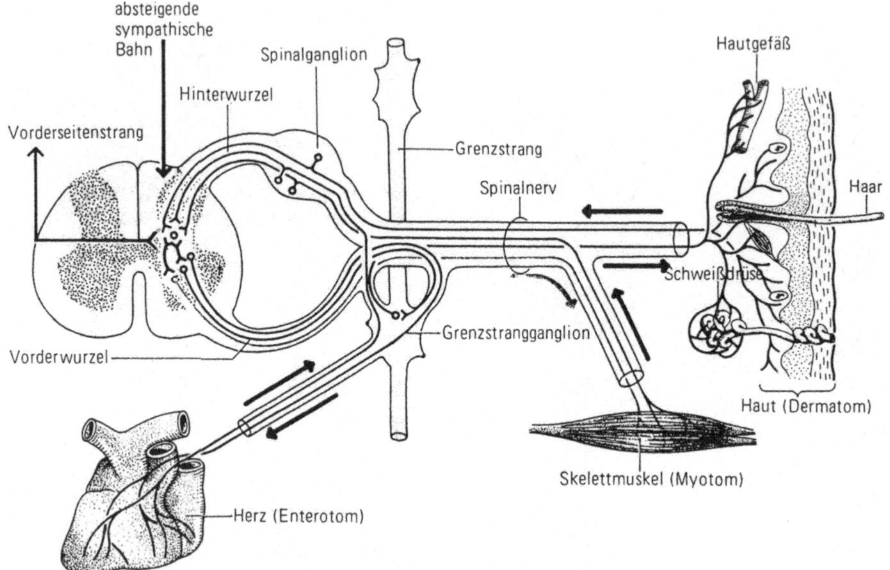

Abb. 6. Schema der Segmentverschaltung. (Aus Schiffter 1985)

Meine Damen und Herrren, ich habe Ihnen alte Konzepte neu aufbereitet vorgestellt und hoffe, daß sie gleichwohl nützliche Anregungen für Ihre tägliche diagnostische Arbeit sein können.

Zusammenfassung

Anhand des Kausalgie-Sudeck-Syndroms und des Problems der sog. pseudoradikulären Schmerzen (unter besonderer Berücksichtigung der Myotome und der Sklerotome) wurden sogenannte „neurovegetative Schmerzen“ mit alten Argumenten und alten Fakten neu interpretiert und geordnet.

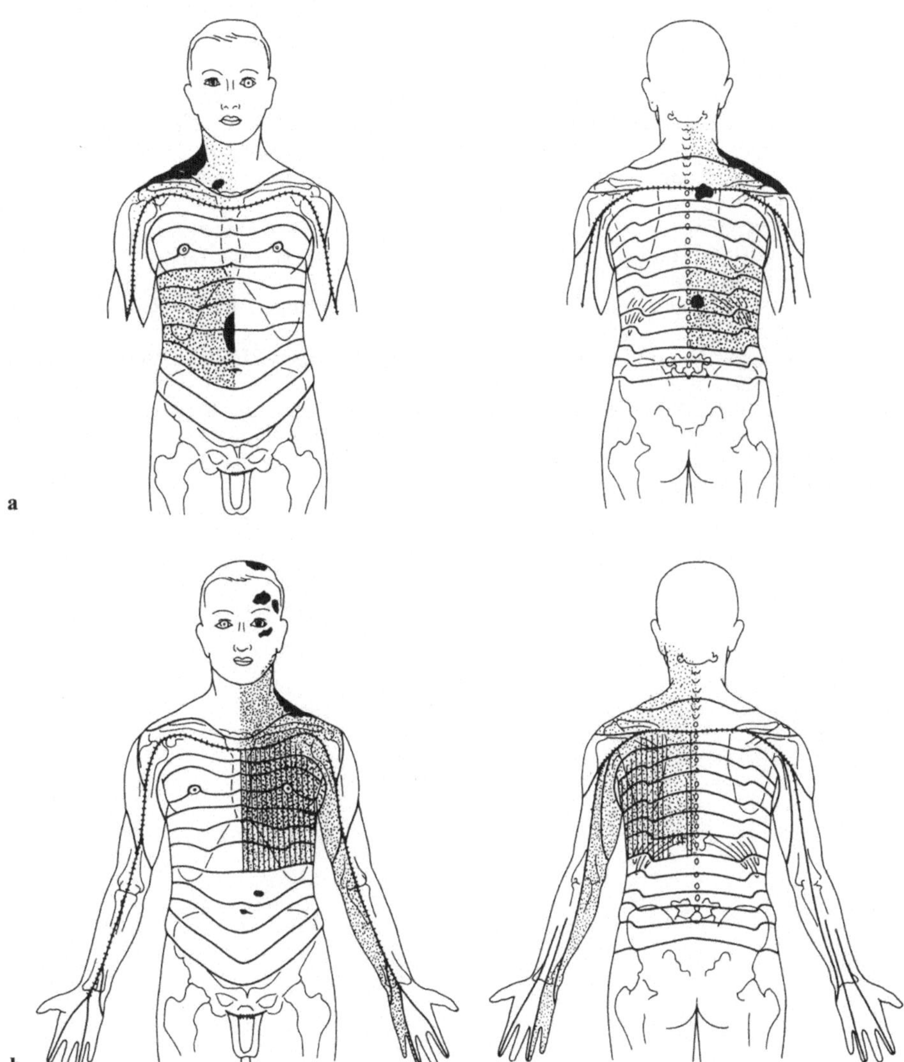

Abb. 7 a, b. Headsche Zonen. **a** Leber – Gallenblase, **b** Herz. (Aus Schiffter 1985)

Literatur

Hassler R (1972) Über die Zweiteilung der Schmerzleitung und die Systeme der Schmerzempfindung und des Schmerzgefühls. In Janzen R, Keidel WB, Herz A, Steichele C (Hrsg) Grundlagen – Pharmakologie – Therapie. Thieme, Stuttgart, S 105–120

Inman VT, de CM Saunders JB (1944) Referred pain from skeletal structures. J Nerv Ment Dis 99:660

Mumenthaler M, Schliack H (1982) Läsionen peripherer Nerven. Thieme, Stuttgart

Nordenboos W (1960) Einige theoretische Bemerkungen über den zentralen Schmerz. Acta Neurochirg VIII, Fas 2–3:113

Schiffter R (1985) Neurologie des vegetativen Systems. Springer, Berlin Heidelberg New York Tokyo

Scola E, Schliack H (1992) Das posttraumatische Sudecksyndrom. Dtsch Ärzteblatt 89:1438–1447

Stölzel M, Schiffter R, Sörensen R, Karsten M, Kaiser D, Dissmann Th, Riecken EO (1988) Sympathektomie bei Kausalgieschmerz durch arteriovenöse Malformationen der oberen Extremität. Med Klin 83:470–472

Thorban W (1964) Acta Neuroveg 25/XXV:1

Moderne Schmerzbehandlung bei neuroorthopädischen Syndromen

H. Tilscher und M. Hanna

Einleitung

Zu dem vorgegebenen Thema muß eingangs gesagt werden, daß auch in der Medizin zwischen „modern“ von dem doch diskriminierenden „unmodern“ schwer unterschieden werden kann und daß der Begriff „modern“ naturgemäß die Folgerung trägt, in absehbarer Zeit unmodern zu sein.

Die Definition des Wortes „Neuroorthopädie“ erinnert an Diskussionen bei den neuroorthopädischen Kongressen in Erlangen. Arbeitsgruppen, welche sich mit den Auswirkungen schwerer neurologischer Systemerkrankungen auf den Bewegungsapparat, deren Diagnostik und Therapie beschäftigen, haben sich inzwischen dieses Wortes bemächtigt.

Es sei allerdings darauf hingewiesen, daß im Jahre 1969 F. Gerstenbrand und H. Tilscher an der Wiener Neurologischen Universitätsklinik (o. Univ. Prof. Dr. M. Hoff, später o. Univ. Prof. Dr. H. Reisner) eine Ambulanz für „Neuroorthopädie“ gegründet hatten. Es wurden dabei Schmerzsyndrome des Bewegungsapparates, vor allem vertebragene Beschwerden, die nicht vordergründig auf schwere pathomorphologische Veränderungen, wie sie in der klassischen Orthopädie beschrieben werden, zurückzuführen sind, klinischen Untersuchungen unterzogen. Die Beschwerdesymptomatik der hier in Frage kommenden Erkrankungen entstand vorwiegend durch reversible Funktionsstörungen. Bei den „neuroorthopädischen Beschwerdebildern“ handelt es sich besonders um Krankheitsbilder mit folgenden Charakteristika:

1. Die routinemäßige morphologische Darstellung der erkrankten Anteile des Bewegungsapparates zeigen keine, die Beschwerden beweisenden Veränderungen (Gutmann 1975).
2. Aus den üblichen labormäßigen Untersuchungen hinsichtlich Parameter von Stoffwechselstörungen, tumorösen, entzündlichen, osteoporotischen Veränderungen etc. können keine sicheren Aussagen gefunden werden.
3. Die anamnestischen Angaben liefern Hinweise dafür, daß die vorliegende Beschwerdesymptomatik in Zusammenhang mit statischen und dynamischen Fehlbelastungen steht. Bei vielen Fällen lassen sich Verbindungen zu psychischen Erkrankungen nachweisen, welche vorwiegend über muskuläre oder vegetative Dekompensationen, in ihrer Plus-, aber auch in ihrer Minusvariante (mit)verursachend wirken können. In einzelnen Fällen liegen auch innere (viszerale) Erkrankungen als Ursache der orthopädischen (vertebralen) Störungen vor.

B. Kügelgen (Hrsg.)
Neuroorthopädie 5

4. Die Syndromatik der reversiblen Funktionsstörungen im Bewegungsapparat, vor allem der Wirbelsäule, zeigt als wichtigstes Einzelsymptom die schmerzhafte Beweglichkeitsstörung, weiters klinische Erscheinungen der reflektorischen Schmerzbeantwortungen im muskulären wie auch im vegetativen Bereich, durch welche auch Beschwerden wie Steifigkeitsgefühle, Dysästhesien, vermehrte Schmerzempfindlichkeit, diverse Befindlichkeitsstörungen und Schwindel entstehen.
5. Die reversiblen Beweglichkeitsstörungen können durch die Funktionsuntersuchungen festgestellt werden. Die hierbei typischen Befunde sind:
   - an den Gelenken: die Hypomobilität (Blockierung), die Hypermobilität (Eder u. Tilscher 1988) und die Instabilität,
   - an der Muskulatur: die Verspannung, Verkürzung, Druckdolenz und die schmerzhafte Insertion,
   - an der Haut: die Hyperalgesie, Dysästhesie, Parästhesie und die Unterhautverquellung (Kibler 1955).
6. Die Objektivierung der vorliegenden klinischen Befunde ermöglicht z. B. die Röntgenfunktionsaufnahme, die Zervikomotographie (Berger 1981), das EMG (Janda u. Vele 1963), die Thermographie, die Elektronystagmographie. Sie alle aber konnten bei der großen Zahl von den in Frage kommenden Patienten durch die Kosten, die Strahlenbelastung, den Zeitaufwand etc. bisher nicht zu Routineuntersuchungen werden.
7. Als wichtiger Hinweis für die pathogenetische Bedeutung der vorliegenden Funktionsstörung gilt die Probebehandlung, deren Erfolg einen Rückschluß auf die Störung der für die Krankheit verantwortlichen Leitstruktur erlaubt.

Die Schwierigkeiten bei der Objektivierung dieser Funktionsstörungen und die Tatsache, daß die hier in Frage kommenden Krankheitsbilder zwar sehr schmerzhaft sind, aber als „banale Beschwerden" nicht in Spitälern oder Kliniken zur Abklärung und zur Behandlung kommen, macht sie der in den Spitälern beheimateten Schulmedizin weitgehend fremd. Die nach Krankheiten durch pathomorphologische Veränderungen (Funktionszerstörungen) orientierte medizinische Wissenschaft erforscht und lehrt die Funktionsstörungen als Beschwerdeursache kaum. Diese einschlägigen und häufigen Krankheitsbilder sind dem im Spital ausgebildeten Jungmediziner weitgehend unbekannt, und dieser trifft dadurch unvorbereitet auf ein sich in der Praxis präsentierendes Krankheitsgut, welches er weder diagnostisch noch therapeutisch befriedigend betreuen kann.

Der somit auf die Pathomorphologie (Jesserer et al. 1984) als Ursache von Erkrankungen ausgebildete Arzt wird immer wieder Funktions*zer*störungen suchen bzw. die Therapien auf diese ausrichten.

Als Folge dieser Ausbildung sind zweifellos die Behandlungsformen, besonders aber deren Indikationen zu sehen, die im Prinzip wie folgt zusammengefaßt werden können (Tabelle 1):

1) Die Routinetherapie: Es handelt sich um stereotyp immer wieder angewandte, meist kombinierte Behandlungsmethoden.

2) Die Behandlungseinrichtungen: Die zur Verfügung stehenden Behandlungseinrichtungen, wie Apparate der physikalischen Medizin (Lampert u. Schliephake

Tabelle 1. Auswahlkriterien für die Behandlungsmethoden

1)	Routinetherapie
2)	Zur Verfügung stehende Einrichtungen
3)	Ausbildungsstand
4)	Verrechenbarkeit
5)	Charakterliche Faktoren
6) ↓	STRUKTURANALYSE
7) ↓	AKTUALITÄTSDIAGNOSE

1972), können ein Auswahlkriterium in der Erstellung eines Behandlungsplanes darstellen.

3) Der Ausbildungsstand: Ausbildungen in speziellen Behandlungsmethoden prägen therapeutische Vorgangsweisen. Der geübte Akupunkteur greift primär zur Nadel, der Chirotherapeut setzt auf die Be*hand*lung in ihrem ureigensten Sinn, der in der therapeutischen Lokalanästhesie Erfahrene bestreitet einen Großteil seiner Heilungsversuche durch topische Injektionen, etc.

4) Die Verrechenbarkeit: Der Sonderleistungskatalog der verschiedenen Versicherungsträger, d.h. also die Verrechenbarkeit gewisser Therapien, könnte ein wichtiger Grund für die Auswahl von Behandlungsmethoden sein.

5) Charakterliche Faktoren: Zweifellos gibt es Methoden (wie Blockadentechniken tiefliegender, nervöser Strukturen (Killian 1973)), deren Durchführung ein gewisses Risiko darstellt. Hier liegt es an der Geschicklichkeit des Arztes sowie an seiner Risikobereitschaft und auch an seinem Temperament, gewisse Therapieformen auszuwählen.

Diagnostische Kriterien (Tabelle 2)

Die Diagnostik bedeutete für die Schulmedizin vergangener Zeiten wegen der damals noch geringen therapeutischen Möglichkeiten eher eine akademische Aufgabe. Doch auch heute noch strebt der Schulmediziner bei den verschiedenen Schmerzsyndromen nach der möglichst genauen nosologischen Einordnung, um danach wenig spezifisch, wie bei anderen Krankheiten auch, Analgetika oder ungezielte physikalische Maßnahmen zu verordnen.

Bei neuroorthopädischen Erkrankungen zeigt sich besonders die Bedeutung klinisch-diagnostischer Aktivitäten für die Erstellung einer entsprechenden therapeutischen Strategie. Durch die Anamneseerhebung wird bereits nach kritischen Details gesucht, die auf eine gewisse Krankheitsgruppe schließen lassen. Die Kombination der dabei erhobenen Auffälligkeiten veranlaßt, beim Untersuchungsgang nach Befunden zu fahnden, die ebenfalls in den Raster der nosologischen Einordenbarkeit passen.

Die klinische Untersuchung des Bewegungsapparates (Tilscher u. Eder 1989) bedeutet bei Funktions(zer)störungen ein Testen von Normalfunktionen, um die

Tabelle 2. Diagnostische Kriterien

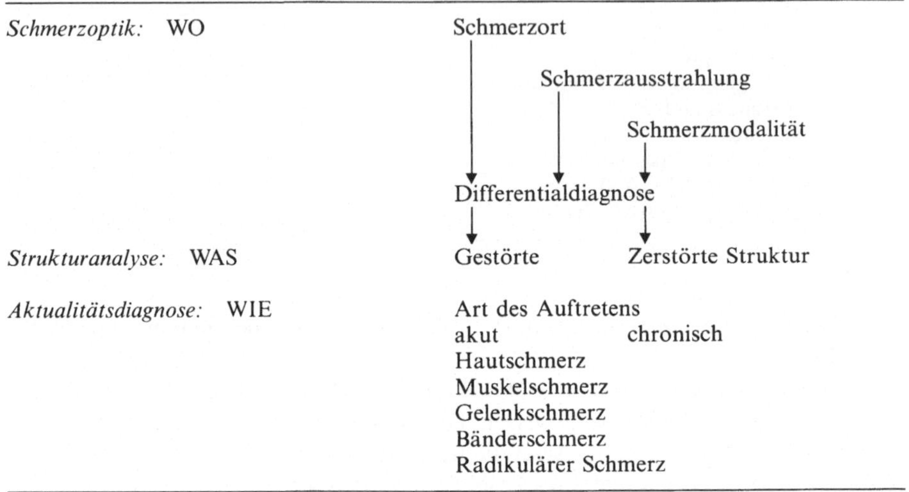

Schmerzoptik: WO — Schmerzort → Schmerzausstrahlung → Schmerzmodalität → Differentialdiagnose

Strukturanalyse: WAS — Gestörte / Zerstörte Struktur

Aktualitätsdiagnose: WIE — Art des Auftretens
akut chronisch
Hautschmerz
Muskelschmerz
Gelenkschmerz
Bänderschmerz
Radikulärer Schmerz

für eine Erkrankung typische Fehlfunktion zu finden. Um die Einheitlichkeit der Anamneseerhebung, aber auch der klinischen Untersuchungsmöglichkeiten zu gewährleisten, d. h. um einen Untersuchungsgang zu schaffen, wurde auf der Abteilung und im Ludwig Boltzmann Institut für konservative Orthopädie und Rehabilitation eine EDV-gerechte Patientendokumentation mit folgenden Inhalten erarbeitet:

Computerisierte Patientendokumentation (Hanna u. Tilscher 1990)

Sie besteht aus Standardformularen für die Sozial-, die Krankheitsanamnese und dem neuroorthopädischen Status.

Die Sozialanamnese

Aus einem vor mehr als 20 Jahren entwickelten Patientenfragebogen wurde eine computertaugliche Anamnesezusammenfassung für den aufnehmenden Arzt entworfen (Tabelle 3a). Ein Teil dieser Anamnesezusammenfassung enthält die Sozialanamnese, d. h. neben den allgemeinen Daten über Größe, Gewicht, Familienstand und Anzahl der Kinder wird das berufliche Umfeld des Patienten erfragt wie Selbständigkeit, Streß, derzeitige Tätigkeit, Rentenverfahren etc.

Ein wichtiger Punkt ist die Störbarkeit des Bewegungsapparates durch die Art der beruflichen Tätigkeit wie stereotype Bewegungsabläufe, wie bei Büroarbeiten, Bildschirmarbeiten etc. Einige Fragen beziehen sich auch auf das Umfeld des Patienten in bezug auf Sport wie die Nutzung von Transportmitteln. Ebenso werden Schlafriten hinterfragt, die Weichheit bzw. Härte des Bettes, die Schlafdauer, die Lage beim Schlafen, das Temperaturempfinden, der Appetit etc.

Diese sozialanamnestischen Daten haben ihre Konsequenzen in der individuellen Rehabilitation, d. h. dem Erfassen und Ausschalten der Störfaktoren, die zum vorliegenden Krankheitsbild geführt haben. Das Erkennen dieser Störfaktoren hilft dem Arzt, gemeinsam mit dem Patienten für diesen wichtige, präventive Maßnahmen zu erarbeiten.

Die Krankheitsanamnese (Tabelle 3b–d)

Ein wichtiger Punkt in der Anamnesezusammenfassung ist die Krankheitsanamnese.

Neben der Frage nach den durchgemachten Operationen wie Mandeln, Blinddarm, Galle, Leistenbruch, Unterleibsoperation sind verständlicherweise die Hüft- und Knieoperationen sowie neurochirurgische Operationen an der HWS und der LWS von Bedeutung.

Weiters werden Allergieneigungen und andere Organerkrankungen erhoben.

Der wichtigste Beitrag zur Erfassung der *primär topischen Diagnose* sind Fragen nach dem Beschwerdeort und der Beschwerdeart, der Beschwerdedauer, dem Auslöser der Beschwerden (Kälte, Wärme, Husten, Niesen, Pressen) etc. Zur Erstellung eines Behandlungsplans sind Angaben über die bisherigen Therapien und die daraufhin erfolgende Verbesserung bzw. Verschlechterung der Beschwerden wichtig.

Als letzter Punkt in der Krankheitsanamnese gelten Vorbefunde wie Röntgen, Computertomogramm, Kernresonanztomogramm, Auffälligkeiten im Labor, Szintigramm, Ultraschall oder Ergebnisse aus Konsiliaruntersuchungen.

Die Informationen aus der Krankheitsanamnese erlauben primär eine topische Diagnose, nämlich die Benennung der meisten Schmerzsyndrome nach dem Schmerzort (Zervikalsyndrom, Lumbalgie etc.).

Zur *Strukturanalyse* und zur *Aktualitätsdiagnose* führen der neuroorthopädische Status mit dem „Schmerzmännchen" und manualmedizinischen Befundungsdiagrammen.

Der neuroorthopädische Status (Tabelle 4a, b)

Der Patient wird beim „neuroorthopädischen Status" nach orthopädischen, neurologischen und manualmedizinischen Gesichtspunkten in einer festgelegten Reihenfolge untersucht. Diese Reihenfolge der einzelnen Untersuchungen entspricht einem ökonomischen Ablauf in der ärztlichen Untersuchung. Zuerst wird das Gangbild des Patienten beurteilt, dann wird dieser stehend, sitzend und zuletzt liegend untersucht. Dieser Ablauf ist ein routinemäßiges Vorgehen, mit welchem jeder Patient unabhängig von der Schmerzoptik untersucht wird. Ein wichtiger Beitrag zur Erfassung der *Strukturanalyse*, nämlich dem Erkennen von Ort und Art der vorliegenden Störung, ist das Palpieren der Triggerpunkte und der

Tabelle 3a. Patientenfragebogen – Anamnesezusammenfassung

Ludwig Boltzmann Inst. für kons. Orthop. u. Rehab.

Anamnese-Zusammenfassung

Datum: __.__.19__
Arzt:

Patient

Allgemein	Größe:		cm	
	Gewicht:		kg	
	Familienstand:		1 ledig	2 verheiratet
			3 verwitwet	4 geschieden
	Kinder:		1 eines	2 zwei
			3 mehr	4 keine
Beruf	Beruf:			
	Selbstständig?		1 selbstständig	2 unselbstständig
	derzeitige Tätigkeit:		1 aktiv	2 Haushalt
			3 Krankenstand	4 Rente
			5 im Rentenverfahren	6 arbeitslos
	wie wird derz.Tätigk.ausgeübt?	o	sitzend	
		o	gehend	
		o	stehend	
		o	vorgebeugt	
		o	zurückgebeugt	
		o	leichte Körperarbeit	
		o	schwere Körperarbeit	
		o	stereotype Bewegungsabläufe	
		o	Büroarbeit (z.B. Bildschirm)	
Umgebg.:	Streß:	o	Zeitdruck	
		o	Verantwortung	
		o	finanzielle Gefährdung	
		o	Gefahr von Positionsverlust	
	Sport:		1 nein	2 Gesundheitssport
			3 Leistungssport	
	Transportmittel:		1 öffentl. Verkehrsmittel	2 Fahrrad
			3 Moped	4 Motorrad
			5 Pkw	
	Auto-Type:			
	Händigkeit		1 links	2 rechts
	Weichheit d. Bettes:		1 weich	2 mittel
			3 hart	
	Lage beim Schlafen:		1 links	2 rechts
			3 Rücken	4 Bauch
			5 ständiger Lagewechs.	
	Schlafdauer:		h	
	Temperaturempfinden:		1 "eher zu kalt"	2 "eher zu warm"
			3 weder noch	
	Appetit:		1 schlecht	2 normal
			3 gesteigert	
OP:	Operationen:	o	Mandeln	
		o	Blinddarm	
		o	Galle	
		o	Leistenbruch	
		o	Unterleibsoperation	
	- sonst:			
	orthop. Operation:	o o	Hüfte links	Hüfte rechts
		o o	Knie links	Knie rechts

Formular: Ludwig Boltzmann Institut für konservative Orthopädie und Rehabilitation *Version: 4.12.1990*

Tabelle 3b. Patientenfragebogen – Anamnesezusammenfassung

Anamnese-Zusammenfassung

Seite: 2

Neurochir
HWS - Etage:
LWS - Etage:
wann erstes Mal: Jahre Monate Wochen
zweites Mal: Jahre Monate Wochen
drittes Mal: Jahre Monate Wochen

Unfall
Verkehrsunfall: 1 ja 2 nein
Unfall wann: Jahre Monate Wochen
Unfall-Verletzungen:

Allergie
Allergie: 1 ja 2 nein
- gegen was:

Krankh.: Krankheiten welcher Organe:

O	O	Gehirn	Herz
O	O	Halsentz./Angina	Kreislauf/Blutdruck
O	O	Zahnerkrankungen	Niere
O	O	Struma/Schilddrüse	Blase
O	O	Leber	Lungenerkrankungen
O	O	Galle	Nervenentzündungen
O	O	Magen	eitrige Erkrankungen
O	O	Darm	Unfälle
O	O	Blinddarm	Kriegsverletzungen
O	O	Stoffwechsel (z.B.Diab.)	angeborene Fehlbildung
O	O	Sinnesorgane	Krampfadern
O	O	Geschlechtsorgane	Haut
O	O	Wirbelsäulenbeschw.	Knochenbrüche
O		Gelenkbeschwerden	

- sonst:

Beschw.:
Beschw. seit wann überhpt.: Jahre Monate Wochen
seit wann schwach: Jahre Monate Wochen
seit wann stark: Jahre Monate Wochen
wie begannen sie: 1 plötzlich 2 langsam

Ort der Beschwerden:

O	O	Gesicht	Bauch
O	O	Kopf	Kreuz
O	O	Nacken	Hüfte
O	O	Schultern	Gesäß
O	O	Arme	Beine
O	O	Hände	Knie
O	O	Brust	Füße
O		Rücken	

Art der Beschwerden:

O	O	Schmerzen	Ziehen
O	O	Steifigkeit	Schwindel
O	O	Schwäche	Brechreiz
O	O	Pampstigkeit	Ohrensausen
O	O	Ameisenlaufen	Flimmern vor den Augen
O	O	Brennen	Ohnmacht
O	O	Stechen	Unsicherheit
O	O	Krämpfe	Ermüdbarkeit

- sonst

Formular: Ludwig Boltzmann Institut für konservative Orthopädie und Rehabilitation — Version: 4.12.1990

Tabelle 3c. Patientenfragebogen – Anamnesezusammenfassung

Anamnese-Zusammenfassung

Seite: 3

Beschw.: Besserung ...	o	o	in der Früh	beim Vorbeugen
	o	o	tagsüber	beim Rückbeugen
	o	o	abends	beim Aufstehen
	o	o	nachts	bei Bewegung allg.
	o	o	im Liegen, Ruhe	Husten/Nießen/Pressen
	o	o	bei langem Stehen	bei bestimmtem Wetter
	o	o	bei langem Sitzen	bei Wärme
	o	o	bei langem Gehen	bei Kälte
- sonst				
Verschlechterung...	o	o	in der Früh	beim Vorbeugen
	o	o	tagsüber	beim Rückbeugen
	o	o	abends	beim Aufstehen
	o	o	nachts	bei Bewegung allg.
	o	o	im Liegen, Ruhe	Husten/Nießen/Pressen
	o	o	bei langem Stehen	bei bestimmtem Wetter
	o	o	bei langem Sitzen	bei Wärme
	o	o	bei langem Gehen	bei Kälte
- sonst				

Therapie: Medikamente (1):				
Medikamente (2):				
sonst. Therapie:	o	o	Medikamente	Galvanisation
	o	o	Injektionen	Jontophorese
	o	o	Infusionen	Laser
	o	o	Infiltrationen	Ultraschall
	o	o	Chirotherapie	Streckung
	o	o	Akupunktur	Unterwasser
	o	o	Heißluft/Wärme	Packung(zB.Moor,Munari)
	o	o	Massage	Heilbehelfe
	o		Gymnastik	
verbessernde Therapie:	o	o	Medikamente	Galvanisation
	o	o	Injektionen	Jontophorese
	o	o	Infusionen	Laser
	o	o	Infiltrationen	Ultraschall
	o	o	Chirotherapie	Streckung
	o	o	Akupunktur	Unterwasser
	o	o	Heißluft/Wärme	Packung(zB.Moor,Munari)
	o	o	Massage	Heilbehelfe
	o		Gymnastik	
verschl. Therapie:	o	o	Medikamente	Galvanisation
	o	o	Injektionen	Jontophorese
	o	o	Infusionen	Laser
	o	o	Infiltrationen	Ultraschall
	o	o	Chirotherapie	Streckung
	o	o	Akupunktur	Unterwasser
	o	o	Heißluft/Wärme	Packung(zB.Moor,Munari)
	o	o	Massage	Heilbehelfe
	o		Gymnastik	

Formular: Ludwig Boltzmann Institut für konservative Orthopädie und Rehabilitation *Version: 4.12.1990*

Tabelle 3d. Patientenfragebogen – Anamnesezusammenfassung

Anamnese-Zusammenfassung Seite: 4

Vorbef.:			
Röntgen		1 o.B.	2 pathologisch
Röntgenbefund			
CT		1 o.B.	2 pathologisch
CT Befund			
NMR		1 o.B.	2 pathologisch
NMR Befund			
Labor		1 o.B.	2 pathologisch
Labor-Befund			
Szintigraphie		1 o.B.	2 pathologisch
Szintigr. Befund			
Ultraschall		1 o.B.	2 pathologisch
Ultraschall Bef.			
Konsiliar		1 o.B.	2 pathologisch
Konsiliar Bef.			
Konsiliar Bef.			
Konsiliar Bef.			
Kommentar:			

Formular: Ludwig Boltzmann Institut für konservative Orthopädie und Rehabilitation Version: 4.12.1990

schmerzhaften Strukturen, die in das sog. „Schmerzmännchen“ eingetragen werden. Die manualmedizinische Funktionsuntersuchung, d. h. die Suche nach Blokkierungen und Hypermobilitäten, wird in dem eigens dafür entwickelten Diagramm als Plus oder Minus dokumentiert (Abb. 1). Die so erhaltene große Zahl von standardisierten Parametern hilft, die Effizienz der Arbeit des Arztes mit dem Patienten, besonders die der Therapie, zu verbessern. Standardisierung bewirkt, daß ein bestimmter Umfang an Basisinformationen immer erhoben wird und jederzeit verfügbar ist. Durch die computerisierte Dokumentation können aus dem vorhandenen Patientengut Krankengeschichten nach den verschiedensten Parametern herausgesucht und wissenschaftlich bearbeitet werden.

Alle oben genannten Daten erweitern natürlich den Informationsgehalt zur Erstellung der Diagnose und deren therapeutische Konsequenzen. Die Diagnose, besonders neuroorthopädischer Erkrankungen besteht aus 3 Teilen:

Die topische Diagnose

Aus den Patientenangaben über den Schmerzort (Zervikalsyndrom, Lumbalgie, etc.) bzw. die Schmerzausstrahlung (Lumboischialgie, Schulter-Arm-Syndrom, etc.) ergeben sich eine Reihe von differentialdiagnostischen Möglichkeiten der dazu in Frage kommenden Krankheitsursachen. Sie gelten dann als sog. „Diagnoseprovisorien“, wenn es sich um hochakute Schmerzbilder handelt, bei welchen eine eingehende Strukturanalyse noch nicht möglich ist, wie z. B. bei der akuten „Lumbago“ oder beim „Torticollis acutus“ (Eder u. Tilscher 1988).

Tabelle 4a. Neuroorthopädischer Status

Ludwig Boltzmann Institut für konservative Orthopädie und Rehabilitation

Neuroorthopädischer Status

Datum: __.__.19__
Arzt:

Patient			
Gang:	Schonhinken: Verkürzungs(Sturz)hinken: anderes:	o o o o	1 o.B. 2 links 3 rechts Oberkörperpendeln mangelnde Hintergrundmotorik kleinschrittig taumelnd
LBH	Beckenstand:		1 gerade 2 Tiefstand links 3 Tiefstand rechts
	Tiefstand links: Tiefstand rechts: Finger-Boden Abstand:		cm cm cm
	Vorlaufphän.:		1 o.B. 2 links 3 rechts 4 beidseitig
	Spine-Test li.: Spine-Test re.:		1 o.B. (neg.) 2 positiv
	LWS-Retroflexion:		1 o.B. 2 eingeschränkt
	LWS-Seitneigung eingeschränkt:		1 o.B. 2 links 3 rechts 4 beidseitig
HWS	Trapezius hypertonus:		1 o.B. 2 ja
	Kinn-Jugulum-Abstand (+1):		1 0 QF 2 1 QF 3 2 QF 4 3 QF 5 größer als 3 QF
	Kopfrotation linkes Maximum: Kopfrot. rechtes Maximum:		
	Rot. in Kopfvorb. eingeschr.: Rot. im Vornicken eingeschr.:		1 o.B. 2 links 3 rechts 4 beidseitig
Schulterb	Nackengriff eingeschr.: Kreuzgriff eingeschr.:		1 o.B. 2 links 3 rechts 4 beidseitig
	Endlage li.sagittal eingeschr. Endlage re.sagittal eingeschr. Endlage li. frontal eingeschr. Endlage re. frontal eingeschr.		1 o.B. (180 Grad) 2 auf > 120 Grad 3 auf 120 Grad 4 auf 90 Grad 5 auf 60 Grad 6 keine Bewegung
	Außenrotation eingeschr.:		1 o.B. 2 links 3 rechts 4 beidseitig
Kennmus	C5 Schulterabduktion: C6 Ellbogenbeugen: C7 Ellbogenstrecken: C8 Kleinfingerabdktn:		1 o.B. 2 links 3 rechts 4 beidseitig
Reflexe	BSR (C6): TSR (C7): RPR (C6):		1 o.B. (auslösbar) 2 links abgeschw./fehle 3 rechts abgeschw./fehl 4 beidseitig abgeschw/f
Sensibilitä	Handrücken radial: Handrücken medial: Handrücken ulnar:		1 o.B. 2 links 3 rechts 4 beidseitig
DL	Rot. dorsolum. Überg. eing.:		1 o.B. 2 nach links 3 nach rechts 4 nach beiden Seiten

Formular: Ludwig Boltzmann Institut für konservative Orthopädie und Rehabilitation Version: 22. 2.1993

Tabelle 4b. Neuroorthopädischer Status

Neuroorthopädischer Status

Seite: 2

Neuro	Zehengang unmöglich Fersengang unmöglich:	1 o.B. 2 links 3 rechts 4 beidseitig
	Lasegue	
	Lasegue li.:	Grad
	Lasegue re.:	Grad
	Pseudo Lasegue:	1 o.B. 2 links 3 rechts 4 beidseitig
	Pseudo Lasegue li.:	Grad
	Pseudo Lasegue re.:	Grad
LBH	Patrick:	1 o.B. 2 links 3 rechts 4 beidseitig
	Patrick links:	Grad
	Patrick rechts:	Grad
	Rückenlage Federtest li. Rückenlage Federtest re.:	1 o.B. (negativ) 2 positiv
	Hüftinnenrot. li.: Hüftinnenrot. re.:	1 o.B. 2 eingeschränkt
	Hüftrot. li.:(Grad) -/0/- Hüftrot. li.:(Grad) Hüftrot. re.:(Grad) -/0/- Hüftrot. re.:(Grad)	
	Rütteltest li.: Rütteltest re.:	1 o.B. (neg.) 2 positiv
	Bauchlage Federtest li. Bauchlage Federtest re.:	1 o.B. (negativ) 2 positiv
	Springing-Test L4/5: Springing-Test L5/S1:	1 o.B. 2 vermindert 3 vermehrt mit Schmer 4 vermindert mit Schm 5 vermehrt
Kennmus	L3 Kniestrecker: L4 Fußheber: L5 Großzehenheber: S1 Wadenmuskulatur:	1 o.B. 2 links 3 rechts 4 beidseitig
Reflexe	PSR: ASR:	1 o.B. (auslösbar) 2 links abgeschw./fehle 3 rechts abgeschw./fehl 4 beidseitig abgeschw/f
Sensibilität	medialer Fußrand: lateraler Fußrand:	1 o.B. 2 links 3 rechts 4 beidseitig
Kommentar:		

Formular: Ludwig Boltzmann Institut für konservative Orthopädie und Rehabilitation — Version: 22. 2.1993

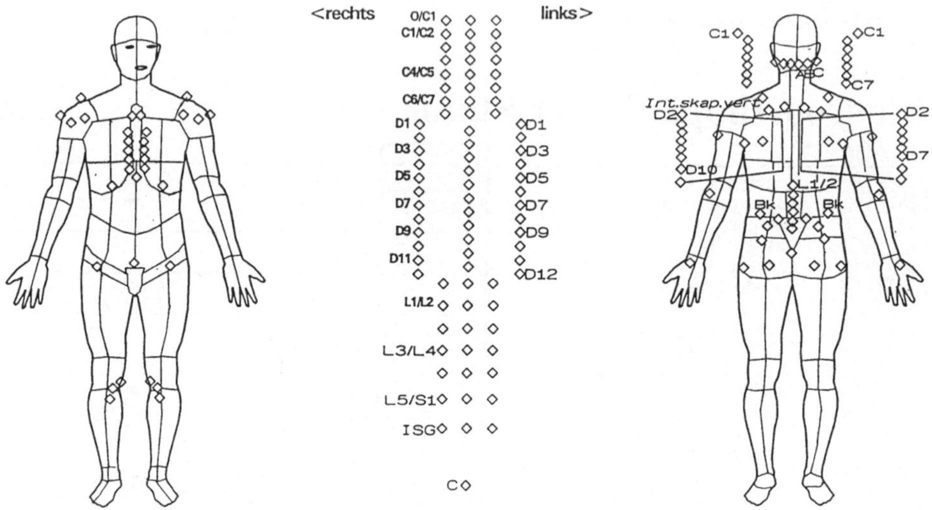

Abb. 1. Das sog. „Schmerzmännchen“ und segmentale Fehlfunktionen

Die Strukturanalyse

Die Strukturanalyse zielt auf die Identifikation von Art und Ort der vorliegenden Störung hin. Hilfsbefunde im Sinne der verschiedensten Techniken zu morphologischen Darstellungen, Funktionsuntersuchungen, aber auch labormäßigen Untersuchungen haben die Aufgabe, eine klinisch erhobene (Verdachts)Diagnose zu verifizieren. Sie liefern auch den Nachweis, ob die vorliegende Erkrankung auf einer Struktur*zerstörung* oder auf einer Struktur*störung* beruht.

Die Aktualitätsdiagnose

Reflektorische Schmerzbeantwortungen, wie schmerzhafte Funktionsstörungen im Bereiche der Haut, der Muskulatur, aber auch in Form von vegetativen Aktivierungsvorgängen, welche alle die Intensität der Schmerzen aus der primär gestörten Struktur verstärken, übertreffen und welche das Schmerzbild sogar dominieren bzw. verkomplizieren können, müssen durch die klinische Untersuchung festgestellt und therapeutisch berücksichtigt werden. Es gilt im individuellen Fall die aktuellen, im Vordergrund stehenden Schmerzursachen primär zu behandeln und dabei vor allem zu bedenken, ob das Beschwerdebild *akut* oder *chronisch* ist (Zimmermann u. Handwerker 1984).

Prinzipien der Schmerztherapie (Eder 1973; Zimmermann 1981)

Im wesentlichen kann bei den Schmerzbehandlungen zwischen zwei Behandlungsprinzipien entschieden werden:

Akutschmerztherapie

Die Herabsetzung von lokalen Schmerzen

Die Kalmierung von lokalen Schmerzen geschieht durch:

- die Schmerzreizverminderung (Ruhigstellung),
- die Schmerzrezeptionserniedrigung (therapeutische Lokalanästhesie),
- die Schmerzstoffbeeinflussung (lokale Anwendung von [perkutan einzubringen] Antirheumatika, lokale Steroidinjektionen),
- die Schmerzleitungsblockierung (Blockadetechniken, Kryotherapie, elektrischer Strom).

Diese Möglichkeiten werden besonders beim Akutschmerz angewendet.

Die Therapie chronischer Schmerzen (Melzack u. Wall 1968)

Das Setzen von therapeutischen Reizen. Es handelt sich hierbei um Methoden, die auf verschiedene Rezeptoren der Haut, der Muskeln, Sehnen, Bänder und Gelenkkapseln einwirken und welche die Schmerzverarbeitung aus den genannten Strukturen ändern.

Durch das Setzen therapeutischer, oft schmerzhafter Reize sind sie bei akuten Schmerzen nicht angezeigt und werden bevorzugt bei chronischen Schmerzen angewendet.

Therapeutische Konsequenzen (Zielstrukturen)

(Tilscher u. Eder 1989)

Aus den strukturanalytischen und aktualitätsdiagnostischen Ergebnissen können die verschiedenen Möglichkeiten der Schmerztherapie indiziert werden (Tabelle 5).

Tabelle 5. Indikationen zur Schmerztherapie

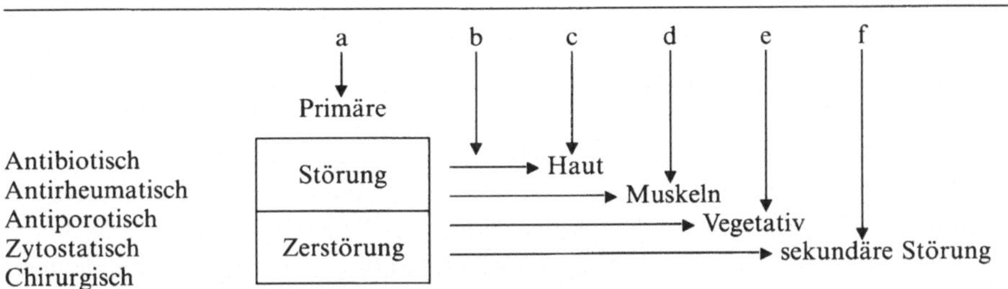

Die Behandlung der primär gestörten oder zerstörten Struktur

Therapeutisches Ziel sind besonders Schmerzen aus Gelenken, aus Bändern, radikuläre Schmerzen und Muskelschmerzen, bei „zerstörten" Strukturen gemeinsam mit den Behandlungsformen wie „antibiotisch", „antirheumatisch", „antiporotisch", „zytostatisch", „chirurgisch" etc.

Die Blockierung von Schmerzafferenzen und von efferenten reflektorischen Schmerzphänomenen

Intensive Schmerzafferenzen bzw. gesteigerte Efferenztätigkeiten in Form ausgeprägter reflektorischer Schmerzphänomene (Eder u. Tilscher 1981) erfahren ihre Beeinflussung in Form von Behandlungen größerer nervaler Strukturen (Blockaden).

Die Behandlung über die Haut

Die Behandlung über die Rezeptoren der Haut erfaßt reflektorische Zeichen wie Hyperalgesien, aber auch Parästhesien und Dysästhesien. Im Sinne des sog. „kutiviszeralen Reflexes" können über die Haut auch tiefgelegene Strukturen therapiert werden.

Die Behandlung der Muskulatur

Der häufige schmerzhafte muskuläre Hartspann hat seine Ursachen in nozizeptiven Reizen, in statischen oder dynamischen Überbelastungen, aber auch in psychischen Alterationen wie der tonogenen Dekompensation bei „inneren Verspannungen" (Tilscher u. Eder 1989c).

Die Behandlung vegetativer Aktivierungsvorgänge (Lampert 1965)

Die vegetativen Aktivierungsvorgänge beeinflussen Intensität und Ausbreitung eines Schmerzbildes. Ihre Erkennung und Therapie ist somit von Wichtigkeit.

Die Behandlung sekundärer Störungen

Durch krankheitsbedingte Veränderungen der Haltungs- und Bewegungsabläufe können oft überregionale Funktionsstörungen mit eigenen Schmerzsymptomen entstehen, die trotz erfolgreicher Behandlung der Primärstörung weiterbestehen bleiben und damit eine Erweiterung des Behandlungsplans notwendig machen (Eder u. Tilscher 1981).

Die Syndromatik eines Beschwerdebildes ergibt sich aus dem Zusammenwirken mehrerer Einzelsymptome und verlangt dadurch ein kombiniertes Vorgehen in der Therapie. Diese voreilig als Polypragmasie abgeurteilt, ist in ihrer Zusammensetzung und Dosierung Ausdruck einer Eigenschaft ärztlichen Tuns, die an den Begriff „Heilkunst" erinnern läßt.

Die Methoden zur Schmerzbeeinflussung

Die Therapie über die Haut

Die Haut und das Unterhautzellgewebe sind nicht nur das rezeptorenreichste Organ des Menschen und vermitteln dadurch einen Großteil des Reizgeschehens verschiedener Qualitäten, sie stellen darüber hinaus auch das Projektionsfeld tieferliegender Strukturen und Organe dar. Die sich daraus ergebenden reflektorischen Wechselbeziehungen begründen die verschiedensten, auf die Haut einwirkenden Therapieverfahren. Außerdem bietet sich die Haut als Therapieort beim Vorliegen von hyperalgetischen Zonen (Head 1898) Kibler-Hautfalten (Kibler 1955), Dysästhesien, Parästhesien und Ausstrahlungsschmerzen an.

Salben und Linimente (Tilscher 1979)

Die in Salben und Linimenten vorhandenen chemischen Substanzen wie Nikotinsäure, Äther, ätherische Öle, Kapsaizin etc. üben ihre Wirkung über Chemorezeptoren aus. Dieser Effekt muß von der transdermalen Einbringung nichtsteroidaler Antirheumatika unterschieden werden.

Thermische Verfahren

Der Wärmeentzug (die Kryotherapie) (Trnavsky 1979)

Entsprechend der Einwirkungsdauer unterscheidet man bei der sog. Kryotherapie die Kurzzeitkryotherapie von der Langzeitkryotherapie, wenn die Applikation von Kälte länger als 15 min dauert.

Kurzzeitreize bewirken eine lokale Gefäßkonstriktion mit einer Minderdurchblutung der Haut und einer Volumenverschiebung des Blutes in die Muskulatur. Es resultiert eine vermehrte muskuläre Durchblutung, aber auch eine Schmerzverminderung durch die Erniedrigung der Nervenleitgeschwindigkeit. Die Langzeitkryotherapie (List 1978) erfaßt mit der Temperaturerniedrigung auch tiefere Geweberegionen. Durch die erfolgende Erniedrigung des Sauerstoffverbrauches und der Reduktion der Enzymaktivitäten resultiert eine antiphlogistische Wirkung.

Die Wärmezufuhr

Die lokale Wärmezufuhr etwa mit Moor, Paraffin, heißem Wasser bzw. mit heißen Wasser getränkten Tüchern führt zu einer lokalen Hauthyperämie. Die Wirkung hängt von der Wärmekapazität und vom Wärmeleitvermögen der angewandten Substanzen ab. Der therapeutische schmerzlindernde Effekt ist auf die Blutvolumenverschiebung aus der darunterliegenden Muskulatur und auf die Muskeldetonisierung zurückzuführen.

Die lokale Thermotherapie kann auch durch Teilbäder erfolgen. Andere Methoden zur Thermotherapie wie die Hochfrequenztherapie oder die Ultraschalltherapie wirken nicht über die Rezeptoren der Haut (Günther u. Jantsch 1982).

Bindegewebsmassage (Teirich-Leube 1983)

Eine intensive Methode im Haut-Subkutis-Bereich ist die Bindegewebsmassage. Mit dem 3. und 4. Finger wird unter Aufwerfen einer Hautfalte über die Haut gestrichen und dabei Druck, vor allem aber Zug ausgeübt, der durch entsprechende Mechano-, aber auch durch Nozizeptoren perzipiert wird.

Die Quaddelung

Die intrakutane Injektion, vor allem von Lokalanästhetika, dürfte durch die Reduktion des Afferenzstroms aus den durch die Primärstörung mitsensibilisierten Nozizeptoren (Hyperalgesie) der Haut wirken. Von großer Wichtigkeit scheint auch der Reiz des Nadelstiches zu sein.

Die Akupunktur (Bergsmann 1982; Bischko 1970; Melzack u. Wall 1968)

Die Akupunktur ist eine Behandlungsform, bei welcher Nadeln in gewissen kartographierten Punkten eingestochen werden. Die Punkte gehören jeweils zu Meridiansystemen, sie sind – entsprechend der alten chinesischen medizinischen Lehre – bestimmten Organen oder Körperfunktionen zugeordnet.

Die therapeutischen und schmerzverringernden Wirkungen der Akupunktur werden dadurch erklärt, daß der Nadelstichreiz motorische und sympathische Reflexe auslöst und im zentralen Nervensystem Schmerzinformationen hemmt.

Die Behandlung über die Muskulatur

Schmerzhafte Verspannungen der Muskeln sind eine der wichtigsten Schmerzursachen des menschlichen Körpers (Brügger u. Rhonheimer 1967). Zu den genannten schmerzhaften Verspannungen kommt es im wesentlichen durch

- nozizeptive Reize (reflektorisch) (Eder u. Tilscher 1981),
- statische Überbelastung (z. B. Fehlhaltung),
- dynamische Überbelastung (Fehlbewegungen, Fließbandarbeit etc.),
- innere Verspannung (psychogene Muskelaktivierungen).

Die klinische Diagnose von Muskelverspannungen erfolgt mittels:

- der Strukturpalpation (das Ertasten von lokalen oder generalisierten Muskelverspannungen),

- der Schmerzpalpation (die Ortung von lokalen oder generalisierten Druckschmerzhaftigkeiten),
- des Verkürzungstestes (die Erkennung der Bewegungseinschränkung eines Gelenkes durch einen verkürzten Muskel),
- des Provokationstestes (die Schmerzauslösung oder Schmerzverstärkung bei der isometrischen Muskelanspannung).

Die Massage (Lüdke 1973)

Die bekannteste Art verspannte und schmerzhafte Muskeln zu behandeln ist die Massage. Die technische Ausführung umfaßt das Streichen, das Reiben, das Kneten, das Vibrieren und das Klopfen.

Abgesehen von dem unvermeidbaren, aber erwünschten Miteinbeziehen der Hautrezeptoren in die Wirkungsmechanismen der Massage sind es vor allem die über die Propriozeptoren ausgelösten Effekte und Aktivierungen von Durchblutung und Lymphfluß. Bei der Unterwasserstrahlmassage handelt es sich um die Kombination einer Thermotherapie (warmes Wasser), einer muskulären Entlastung durch den im Wasser vorhandenen Auftrieb und der reinen Massagewirkung des Unterwasserdruckstrahles, der in Abhängigkeit von der Stärke des Druckes (0,5–3 Atü) entspannend bis tonisierend wirkt (Günther u. Jantsch 1982).

Das postisometrische Dehnen (Janda u. Vele 1963; Tilscher u. Eder 1989)

Die Techniken der postisometrischen Relaxation (PIR) sind bei verspannten, die der Muskelenergietechniken (MET) bei verkürzten Muskeln und den daraus resultierenden Myotendinopathien mit eingeschränkten Gelenkbeweglichkeiten angezeigt. Es handelt sich bei der MET um eine isometrische Aktivierung des in seine größte Längsausdehnung gebrachten Muskels gegen geringen Widerstand. Nach einigen Sekunden der isometrischen Anspannung benützt der Therapeut die vom Patienten initiierte Entspannung zum Dehnen, solange bis Widerstand und/oder Schmerz auftritt und wiederholt diesen Vorgang einige Male bis zur deutlichen Gelenksbeweglichkeitsverbesserung bzw. Schmerzverminderung. Einen Übergang zur Rehabilitation bieten Techniken zur Selbstdehnung.

Die muskuläre Dehnung kann sowohl über eine Hemmung der Agonisten als auch reziprok über die Antagonisten erreicht werden. Im einzelnen unterscheidet man folgende Muskelentspannungsmethoden:

Techniken mit postisometrischer Hemmung der Agonisten (Gaymanns 1973)

* Postisometrische Relaxation (PIR): Dabei wird in der Entspannungsphase passiv mit geringer Kraft die Dehnung verstärkt.
* Muskelenergietechniken (MET): benützen zur Dehnung in der Entspannungsphase nur Schwerkraft und Fazilitation (kein passives Nachdehnen durch den Behandler).
* Kräftige Dehnung nach starker isometrischer Aktivierung

Techniken mit reziproker Hemmung der Antagonisten (Kabat 1958)

Heilgymnastik (Vogler 1964)

In ähnliche Richtung zielen, hauptsächlich an der Muskulatur angreifend, heilgymnastische Übungen. Durch Dehnen der verkürzten bzw. verspannten Muskeln, aber auch durch Stärkung der abgeschwächten, meistens antagonistischen Muskeln sowie durch die Verbesserung der Gelenkbeweglichkeit und Korrektur von fehlerhaften Haltungs- und Bewegungsabläufen soll die Wiederherstellung der normalen Muskelfunktion und damit eine Schmerzfreiheit erreicht werden.

Die Locus-dolendi-Akupunktur (Bischko 1970)

Beim Vorliegen von palpatorisch festgestellten muskulären Maximalpunkten („trigger points, myalgic-spots") etc., umschriebenen Muskelhärten (Travell u. Simons 1983), bei deren Palpation die lokale und/oder Ausstrahlungssymptomatik ausgelöst oder verstärkt wird, kann durch deren tiefe Nadelung nach einer vorübergehenden Schmerzverstärkung eine andauernde Hyp- oder Analgesie erzielt werden.

Die therapeutische Lokalanästhesie (Gross 1985; Tilscher u. Eder 1989)

Bei der Anwendung von Lokalanästhetika zu therapeutischen Zwecken werden oft Dosierungen angewendet, die keinen anästhesierenden, aber einen analgesierenden Effekt ausüben. Der angestrebte Wirkungsmechanismus ist die Analgesie, die nach der Applikation des Lokalanästhetikums und nach dessen Einwirkzeit und der daraus resultierenden Anästhesie eintritt. Die Wirkungsmechanismen werden über das Unterbrechen der sog. Schmerzspirale erklärt, einem sich selbst erhaltenden Circulus vitiosus von Muskelverspannung und Schmerz in Kombination mit vegetativen Reaktionen. Besonders gut sprechen Insertionstendopathien, myofasziale Triggerpunkte und die von ihnen ausgehenden Schmerzen an.

Ultraschall (Günther u. Jantsch 1982)

Als Gerätetherapie über die Muskulatur kann die Ultraschallbehandlung besonders empfohlen werden, die aufgrund ihrer Wirkungsweise eine Mechano- bzw. Thermotherapie darstellt. Ihren Effekt üben die abgegebenen Schallwellen in Grenzschichten von Strukturen verschiedener Dichte aus. Deshalb ist eine der wichtigen Indikationen für die Ultraschalltherapie die schmerzhafte Muskelinsertion.

Die Lasertherapie (Bahn 1982)

Anstelle der Akupunkturnadeln kann als therapeutisches Medium monochromes Licht geringer Intensität in Form eines Laserstrahls eingesetzt werden. Zur Gewinnung eines therapeutisch wirksamen Lasers kommt häufig ein Neon-Helion-Gas zum Einsatz. In einem Hochspannungsteil wird über Spiegelsysteme die Lichtstärke in Form eines gebündelten monochromen Strahls (Wellenlänge 632-8nm-monochromes rotes Licht) erzeugt. Zur Anwendung kommt dabei ein sog. Softlaser mit einer Leistungsabgabe im Bereich zwischen 2 und 50 nW.

Das Therapieprinzip soll grundsätzlich auf der bekannten Wechselwirkung lebender Systeme und elektromagnetischer Strahlung beruhen, der ja auch das Licht zugerechnet werden muß.

Außer der äußeren Strahlung, die vordergründig mit dem Lichtbegriff verbunden wird, sind im biologischen System jene ultraschwachen Lichtstrahlungen wichtig, die von lebenden Zellen produziert werden (Photonen).

Die Grundlagenvorstellung der Lasertherapie läßt den kohärenten Lichtstrahl als intensive elektromagnetische Energiekonzentration wirken, die über informationelle Impulse im Biophotonenbereich ihre Wirkung entfaltet.

Die Lasertherapie bzw. ihre Indikationen, besonders bei schmerzhaften Gelenken, Insertionstendopathien, Triggerpunkten, ligamentären Reizzuständen, sind wissenschaftlich noch umstritten.

Die Behandlung über Gelenke und Bänder

Das Gelenk, vor allem seine Kapsel, wird reichlich mit Rezeptoren versorgt. Neben den ubiquitären Nozizeptoren bringen Propriozeptoren Informationen über die Ausgangsstellungen und Winkeländerungen des Gelenkes im unterbrochenen Strom als Afferenzmuster ins Rückenmark ein. Enge Wechselbeziehung mit dem Gammasystem ergeben sich darüber hinaus auch über die aus Muskelspindeln und Golgi-Sehnenrezeptoren stammende Afferenzen (Zimmermann 1981). Eingebunden in die Funktion des Gelenkes als Bewegungsvermittlung, aber auch eines peripheren Steuerungsorgans sind ligamentäre Strukturen, die besonders in ihren Insertionen reichlich Rezeptoren aufweisen.

Die manuelle Medizin (Chirotherapie) (Eder u. Tilscher 1988; Stoddard 1978)

Die Behandlung durch die ärztliche Hand – Chirotherapie – ist Teil der manuellen Medizin. Die manuelle Medizin umfaßt das Gebiet der Chirodiagnostik und das der Chirotherapie (Eder u. Tilscher 1988). Die manuellen Untersuchungstechniken sind klinische Untersuchungsmethoden, mit welchen Funktionsstörungen der Haut, besonders aber der Muskulatur und der Gelenke festgestellt werden. Durch die Untersuchungstechniken von speziellen Gelenkfunktionen der Wirbelsäule, aber auch in peripheren Gelenken, kann die manuelle Medizin zwischen Bewegungseinschränkungen (Blockierungen) und den Beweglichkeitsvermehrungen (Hypermobilitäten) unterscheiden. Da beide pathologische Gelenkbefunde verschiedene Therapien erfordern, ist ihre Differenzierung wichtig.

Die eingeschränkte Gelenkbeweglichkeit ist die Indikation zu beweglichkeitsvermehrenden, dehnenden Impulsen in die eingeschränkte Bewegungsrichtung (Mobilisation) oder zu raschen Impulsen, mit welchen der Beweglichkeitsraum kurz, ohne Traumatisierung, überschritten wird und bei welchen Krachgeräusche auftreten (die chirotherapeutische Manipulation) (Eder u. Tilscher 1988; Stoddard

1978). Die rein mechanische Erklärung dieser „Gelenktechniken“ erfährt aber eine neurophysiologische Erweiterung:

Bei der Mobilisation werden Rezeptoren mit langsam leitenden Fasern und bei der Manipulation Rezeptoren mit schnelleitenden Fasern gereizt, wodurch das (gestörte) Afferenzmuster verändert wird.

Die Chirotherapie umfaßt außer den Gelenkbehandlungen auch die verschiedenen Muskeltechniken.

Hypermobilitäten und Instabilitäten müssen über periartikuläre und intraligamentäre Infiltrationstechniken schmerzfrei gemacht werden und anschließend heilgymnastisch (stabilisierend) beeinflußt werden.

Die therapeutische Lokalanästhesie (Tilscher u. Eder 1989)

Bei intraartikulären Schmerzen und bei zur Chronifizierung neigenden Bänderschmerzen ist die lokale Anwendung von Lokalanästhetika mit oder ohne Zusätzen eine effiziente Therapie.

Als adjuvante Methoden zu allen diesen angeführten Behandlungsarten können noch die Thermotherapie, aber auch die Akupunktur, weiters verschiedene physikalische Maßnahmen angewandt werden. Bei akuten Beschwerden stellt die Ruhigstellung (Lagerung, Schienen, Tapeverband, Gipsverband, etc.) ein wichtiges Element der Therapie dar.

Therapie über Ganglien, Nervenwurzeln und periphere Nerven
(Gross 1985; Tilscher u. Eder 1989 b)

Nerven(-wurzel, -knoten)blockaden (Auberger 1969)

Bei radikulären Schmerzen, bei starker vegetativer Schmerzbeantwortung, weiters bei neuralgischen Schmerzen ist die Behandlung durch die sog. „Blockadetechniken“ gegeben (Gross 1985). Man unterscheidet im wesentlichen zwischen therapeutischen Blockaden

- an peripheren Nerven,
- an Nervenwurzeln,
- am Grenzstrang.

Durch die Leitfähigkeitserniedrigung der peripheren Nerven bzw. der Nervenwurzeln werden afferente Impulse, aber auch die bei der reflektorischen Schmerzbeantwortung auftretenden efferenten Signale verringert. Mit der Grenzstrangblockade können dominierende, vegetative Elemente der nozizeptiven Reizbeantwortung unterdrückt werden wie bei vermehrten, sympathikotonen vegetativen Symptomen.

Blockaden peripherer Nerven sind angezeigt beim Karpaltunnelsyndrom (N. medianus), bei Schulterschmerzen (N. suprascapularis), bei der Meralgia paraesthetika (N. cutaneus femoris lateralis) und beim Tarsaltunnelsyndrom (N. tibialis). Die Behandlung von Nervenwurzeln ist bei extraduralen Raumforderungen (Bandscheibenvorfällen) im Lumbalbereich bzw. im Zervikalbereich notwendig.

Grenzstrangblockaden bewähren sich bei der postischialgischen Durchblutungsstörung, bei algodystrophischen Syndromen etc.

Die Elektrotherapie (Nemec 1968)

Elektrotherapeutische Verfahren gehören zum Standardprogramm physikalischer Behandlungen.

Die Galvanisation

Es wird ein kontinuierlich fließender Gleichstrom über Metallelektroden und flüssigkeitsgetränkte Unterlagen oder mittels Zell- und Vollbädern eingebracht. Durch die unterschiedliche Polung der Elektroden läßt sich der therapeutische Effekt variieren: Die Anode wirkt analgetisch, die Kathode reizsetzend. Moderne Gleichstrombehandlungen werden jedoch meist mit impulsförmig ablaufenden Strömen ausgeführt. Die bekanntesten hierzu sind die sog. diadynamischen Ströme nach Bernard, aus Wechselstrom gewonnene sinusoidale Gleichstromimpulse mit Variationen des Strombildes über Impulse von 50 und 100 Hz und verschiedener Pausendauer.

Genannt werden soll auch noch der Ultrareizstrom nach Träbert und die Interferenzstromtherapie.

Die transkutane elektrische Nervenstimulation (Günther u. Jantsch 1982)

Reizströme werden über Elektroden zugeführt, die auf der Haut aufgeklebt werden. Die Kathode soll im Schmerzgebiet liegen. Hohe Frequenzen (z. B. 100 Hz) niedriger Intensität führen zu Kribbelempfindungen. Es wird angenommen, daß nur afferente A-Fasern erregt werden. Die schmerzhemmende Wirkung soll besonders auf segmentalen spinalen Mechanismen beruhen.

Niedrige Frequenzen (Widmer 1967) (z. B. 1 Hz) hoher Intensität, die zum Teil als schmerzhaft empfunden werden, erregen wahrscheinlich A- und C-Fasern, die auch nozizeptive Afferenzen enthalten. Diese Stimulationsart wird als akupunkturähnlich bezeichnet. Der Effekt hält anscheinend durch Aktivierung eines supraspinalen Hemmungssystems an.

Die Rehabilitation (Tilscher u. Eder 1989)

Die genannten schmerztherapeutischen Aktivitäten sind zwar geeignet, das Symptom Schmerz zu beeinflussen, aber letzten Endes nicht die verursachenden Noxen. Gemeint sind hier vor allem statische, dynamische, entzündliche, psychische und viszerale Faktoren, die einzeln oder in Kombinationen ihre krankmachende Wirkung entfalten. Die Rehabilitation hat dabei die Aufgabe, die individuelle Problematik hinsichtlich der aktiven Störfaktoren zu analysieren, diese auszuschalten, wobei heilgymnastische, ergotherapeutische, psychohygienische und andere Gesichtspunkte zum Tragen kommen. Nach der Schmerztherapie scheint die Berücksichtigung der kausalen, krankmachenden Faktoren erst Aussicht auf eine grundlegende und andauernde Besserung zu bieten.

Zusammenfassung

Der gestörte Bewegungsapparat ist der wichtigste Schmerzdonator des Menschen. Neben der medikamentösen Therapie und orthopädisch-rheumatisch-chirurgischen Eingriffen gibt es eine Fülle von Maßnahmen, die das Rüstzeug der in vielen Sparten tätigen Praktizierenden darstellen. Ihre Indikation ergibt sich aus den Befunden, die vor allem aufgrund von strukturanalytischen, aber auch aktualitätsdiagnostischen Betrachtungen resultieren. Die Einteilung der in Frage kommenden Therapieformen kann nach dem Applikationsort erfolgen, nämlich Therapieformen über die Haut, die Muskulatur, die Gelenke und Blockadetechniken.

Nach der Beeinflussung des Symptoms Schmerz sind rehabilitatorische Aktivitäten die Voraussetzung einer kausalen Krankheitsbeeinflussung.

Literatur

Auberger M (1969) Praktische Lokalanästhesie. Thieme, Stuttgart

Bahn J (1982) Laser- und Infrarotstrahlen in der Akupunktur, Handbuch der Akupunktur und Aurikulotherapie. Haug, Heidelberg

Berger M (1981) Cervicotomographie. Congr Neuroorthop, Erlangen

Bergsmann O (1982) Akupunktur und Bewegungssystem. DZA 25

Bischko J (1970) Einführung in die Akupunktur. Haug, Heidelberg

Brügger A, Rhonheimer Ch (1967) Pseudoradikuläre Syndrome des Stammes. Huber, Bern

Dosch P (1977) Lehrbuch der Neuraltherapie, 7. Aufl. Haug, Heidelberg

Eder M (1979) Die Neuraltherapie in der Rehabilitation. Phys Med u Rehab 20/7:353–355

Eder M (1973) Grundsätzliches zur Therapie häufiger vertebragener Syndrome. Manuelle Medizin, Bd 11/2. Springer, Berlin Heidelberg New York, S 25–28

Eder M, Tilscher H (1981) Zur Pathogenese und Klinik pseudoradikulärer Schmerzbilder. Manuell Medizin, Bd 19. Springer, Berlin Heidelberg New York, S 54

Eder M, Tilscher H (1988) Schmerzsyndrome der Wirbelsäule, 4. Aufl. Hippokrates, Stuttgart

Eder M, Tilscher H (1990) Chirotherapie. Vom Befund zur Behandlung, 2. Aufl. Hippokrates, Stuttgart

Gaymanns F (1973) Neue Mobilisationsprinzipien und Techniken an der Wirbelsäule. Manuelle Medizin, Bd 11. Springer, Berlin Heidelberg New York, S 31–33

Gross D (1985) Therapeutische Lokalanästhesie, 3. Aufl. Hippokrates, Stuttgart

Günter R, Jantsch H (1982) Physikalische Medizin. Springer, Berlin Heidelberg New York

Gutmann G (1975) Röntgendiagnostik der Wirbelsäule unter funktionellen Gesichtspunkten. Manuelle Medizin, Bd 13. Springer, Berlin Heidelberg New York, S 1–13

Hanna M, Tilscher H (1990) The computerized documentation of clinical and manual results. Back pain – an international review. Kluwer Academic Publisher, London, pp 332–342

Head H (1898) Die Sensibilitätsstörungen der Haut bei Visceralerkrankungen. Hirschwald, Berlin

Janda V, Vele F (1963) A polyelectromyographic study of muscle testing with special reference to fatigue. Disability, prevention, rehabilitation, Proc. to the IXth World Congress of the ISRD, Copenhagen
Jesserer H, Siegmeth W, Steffen C, Thumb N (Hrsg) (1984) Praktische Rheumatologie, 2. Aufl. Österr Rheumaliga, Wien
Kabat H (1958) Proprioceptive facilitation in therapeutic exercise. In: Licht S (ed) Therapeutic exercise. E Licht, New Haven, pp 301–318
Kibler M (1955) Segmenttherapie bei Gelenkserkrankungen und inneren Krankheiten. Hippokrates, Stuttgart
Killian H (1973) Lokalanästhesie und Lokalanästhetika, 2. Aufl. Thieme, Stuttgart, S 1073
Kohlrausch A (1959) Reflexzonenmassage in Muskulatur und Bindegewebe. Hippokrates, Stuttgart
Lampert H (1965) Die Bedeutung der vegetativen Ausgangslage für die Therapie. Phys-Diät Therapie 2:29–32
Lampert W, Schliephake E (1972) Kurzgefaßtes Lehrbuch der physikalischen Therapie, Verlag für Medizin Fischer, Heidelberg
List M (1978) Eisbehandlung in der Krankengymanstik. Zentr Verb Krankengymnasten, München
Lüdke HJ (1973) Technik der Massage. Enke, Stuttgart
Melzack R, Wall PD (1968) Gate control theory of pain. In: Soulairac AS et al. (eds) Pain Proc Int Symp. Pain Academic Press, London
Nemec H (1968) Elektrostimulierung in endogener Anwendung. Aktionsmechanismus der Interferenztherapie, Phys Med u Rehab 3:73–75
Stoddard A (1978) Lehrbuch der osteopathischen Technik, 2. Aufl. Hippokrates, Stuttgart
Teirich-Leube H (1983) Grundriß der Bindegewebsmassage. Fischer, Stuttgart
Tilscher H (1979) Salben, Linimente, Gele, Peloide und andere äußerlich anzuwendende Substanzen. In: Jesser H (Hrsg) Praktische Rheumatologie. Österr Rheumaliga, Wien
Tilscher H (1979) Ursachen für Lumbalsyndrome. Der Rheumatismus. Steinkopff, Darmstadt
Tilscher H, Eder M (1989) Reflextherapie. Behandlung von Schmerzen des Bewegungsapparates. 2. Aufl. Hippokrates, Stuttgart
Tilscher H, Eder M (1989) Infiltrationstherapie: Therapeutische Lokalanästhesie. Hippokrates, Stuttgart
Tilscher H, Eder M (1989) Der Wirbelsäulenpatient, 3. Aufl. Springer, Berlin Heidelberg New York
Tilscher H, Steinbrück K (1980) Symptomatik und manualmedizinische Befunde bei der Hypermobilität. Orthop Praxis 2:16
Travell JG, Simons DG (1983) Myofascial pain and dysfunction. The trigger point manual. Williams & Wilkins, Baltimore/London
Trnavsky G (1979) Kryotherapie. Pflaum, München
Vogler P (1964) Physiotherapie. Thieme, Stuttgart
Widmer K (1967) Elektrotherapie mit niederfrequenten Impuls- und wechselweise angewandten Stromformen. Physik Med Rehab 8:184–188
Zimmermann M (1981) Physiologische Mechanismen von Schmerz und Schmerztherapie 20:1–2
Zimmermann M, Handwerker HO (1984) Schmerz, Konzept und ärztliches Handeln. Springer, Berlin Heidelberg New York Tokyo

Manuelle Medizin: Entwicklung, Erkenntnisse, Eingeständnisse und Zukunft

V. Dvořák und J. Dvořák

Die chronischen Erkrankungen des Bewegungsapparates sind in den letzten Jahren weltweit ein zunehmendes medizinisches, soziales und volkswirtschaftliches Problem geworden. Die Wirbelsäulenbeschwerden sind mit ihrem chronischen Charakter und Tendenz zur körperlichen Behinderung und rezidivierenden Arbeitsunfähigkeit auch mit hohen Kosten verbunden. Die Notwendigkeit, neue diagnostische Verfahren und therapeutische Anwendungen in das gesamte Behandlungskonzept zu integrieren, ist mehr als gerechtfertigt. Die Manuelle Medizin hat diagnostische und therapeutische Methoden entwickelt, welche in einer Erweiterung von orthopädischen, rheumatologischen, physikalisch-medizinischen und neurologischen Konzepten sinnvoll eingesetzt werden können.

Epidemiologie und Bedarfsnachweis

Die epidemiologischen Studien der letzten Jahren belegen eindrücklich die Inzidenz der Rückenbeschwerden (Biering-Sorensen 1982; Frymoyer et al. 1983; Andersson et al. 1984; Spengler et al. 1986; Nachemson 1991). In der Population der industrialisierten Länder ist die Inzidenz der Rückenbeschwerden zwischen 60–80%. In einem Jahr leidet 15–20% der gesamten Bevölkerung unter Rückenschmerzen. Gemäß USA-Statistiken sind Rückenschmerzen der zweithäufigste Grund eines Arztbesuches. Etwa 10 Mio. der Patienten besuchen in USA einen Chiropraktor und ca. 5,2 Mio. werden von einem Physiotherapeuten wegen Rükkenschmerzen behandelt. Die Rückenprobleme stehen an 5. Stelle der zur Hospitalisation führenden Rangliste bzw. an 3. Stelle als Grund für eine Operation. 370 Patienten pro 100000 Einwohner werden jährlich hospitalisiert, es werden ca. 900 Wirbelsäulenoperationen pro einer Million Einwohner durchgeführt. Die Gesamtkosten für die Behandlungen, Arbeitsunfähigkeit der Rückenpatienten in USA werden mit über 18 Mrd. US $ beziffert (Bonica 1980; NCHS 1986).

Betrachtet man die Inzidenz der Rückenbeschwerden bezogen auf Alter und Geschlecht, sind die Männer im produktiven Alter mit Maximum um das 40. Altersjahr betroffen (Biering-Sorensen 1982), eine Tatsache, welche die Arbeitsunfähigkeit wesentlich beeinflussen kann.

Nur allein in der Schweiz sind ca. 4 Mio. ärztliche Konsultationen jährlich wegen Rückenschmerzen notwendig. Wirbelsäulenprobleme stehen in der Schweiz an 2. Stelle in der Rangfolge der zu Invalidität führenden Erkrankungen. Wer betreut die Patienten mit Rückenschmerzen? Es sind u.a. die Allgemeinmediziner

B. Kügelgen (Hrsg.)
Neuroorthopädie 5

(59%) und Orthopäden (37%), welche die Rückenleidenden behandeln. Aber auch bei Chiropraktoren (31%) und Osteopathen (14%) werden die Rückenpatienten eine Hilfe suchen (Deyo u. Tsui-Wu 1987).

Die stets verbesserten diagnostischen Möglichkeiten sind nicht immer von effizienter gezielter Therapie gefolgt. In den letzten Jahren wurden zahlreiche therapeutische Modelle der Rückenbeschwerden bis zu einem Management des Rükkenproblems vorgestellt. Die Wirbelsäulenoperation bei unklarer Indikation ist nicht immer eine Lösung der Problematik (Dvořák et al. 1989).

Diese Situation dokumentiert auch die wachsende Bedeutung der Manuellen Medizin und ihre Notwendigkeit, sowohl in der Praxis des niedergelassenen Arztes als auch in den Lehrplänen der medizinischen Fakultäten integriert zu werden (Tilscher 1991; Dvořák et al. 1991). Die Manuelle Medizin ist als effiziente Methode in das Behandlungskonzept einzubauen (Hadler et al. 1987; Postacchini et al. 1988), sie ist bei entsprechender Indikation und sachkundiger Durchführung hinsichtlich der Dauer der krankheitsbedingten Arbeitsunfähigkeit den vergleichbaren konservativen Methoden sicher ebenbürtig und für bestimmte Krankheitsbilder überlegen (Meade et al. 1990; Patijn 1991; Koes et al. 1992a, b; Hsieh et al. 1992).

Aus der Geschichte der Manuellen Medizin

Die manual-therapeutischen Maßnahmen sind eine alte Volkskunst. Schon die traditionelle chinesische Medizin, die Ägypter und Griechen beschrieben verschiedene Handgrifftechniken. Im letzten Jahrhundert konnten in Europa und Amerika verschiedene Naturheiler mit einfachen Grifftechniken die funktionellen Beschwerden behandeln. Die eigentliche Geschichte aber beginnt während der letzten Jahrhundertwende in den Vereinigten Staaten unter den damals selbsterlernten Chiropraktoren (Dvořák 1982, 1983, Dvořák et al. 1991). Die Behandlungsresultate sorgten für eine steigende Popularität des bekanntesten Chiropraktors D. Palmer, nicht nur bei Patienten, sondern auch bei potentiellen Schülern. Dies führte schlußendlich zur Gründung des ersten Chiropractic College in Denver im Jahre 1906. Gegenwärtig existieren in den USA und in Kanada 14 anerkannte Schulen für Chiropraktoren. Jährlich verlassen etwa 1800–2000 Absolventen die Schule als Doktor der Chiropraktik (DC). Insgesamt praktizieren zur Zeit in den USA etwa 40000 Chiropraktoren.

Parallel und etwa im gleichen Zeitraum entwickelte sich auch die Gruppe der amerikanischen Osteopathen. Im Jahre 1892 gründete A.T. Still das erste College of Osteopathic Medicine in Kirksville. In der heutigen Zeit sind die ärztlichen Osteopathen (DO) in der USA den Ärzten in jeder Beziehung gleichgestellt. Insgesamt praktizieren gegenwärtig 32000 Osteopathen, welche jährlich etwa 36 Mio. manuell-medizinische Behandlungen durchführen.

Den einzigen, aber nicht unbedeutenden Unterschied zwischen dem klassischen medizinischen und den osteopathischen Schulen stellt die Integration der Manuellen Medizin in das Ausbildungsprogramm dar.

In Europa und anderen Ländern begannen sich Ärzte erst nach dem zweiten Weltkrieg mit den Handgrifftechniken vermehrt zu befassen. In verschiedenen Ländern wurden eigene diagnostische und therapeutische Konzepte entwickelt, was zu einer gewissen Versplitterung und auch zu Kommunikations- und Verständlichkeitsschwierigkeiten führte. Im Jahre 1962 wurde die Internationale Gesellschaft für Manuelle Medizin (FIMM) gegründet. Es ist nicht zu übersehen, daß vor allem in den letzten 10 Jahren die Manuelle Medizin bei den europäischen Ärzten an Bedeutung gewann (Neumann 1989; Fröhlich 1984). Gegenwärtig sind unter Obhut der FIMM (Federation Internationale de Medecine Manuelle) 7000 Mitglieder und 25 nationale Gesellschaften von Europa, Nord- und Südamerika, Australien und Neuseeland registriert. Die jetzige Dichte der manuell-medizinischen Versorgung beträgt in den USA 1:3500 Einwohner, in Deutschland kommt die Dichte auf 1:10000 und in der Schweiz 1:6000 Einwohner zahlenmäßig an die optimalen Vorstellungen heran (Dvořák et al. 1990).

Definition der Manuellen Medizin

Die Manuelle Medizin entwickelte neue diagnostische Untersuchungsverfahren, welche die klassische orthopädische, rheumatologische und neurologische Untersuchung sinnvoll ergänzen kann.

Dieser neuen Behandlungsmethode gegenüber wird wiederholt gewisse Skepsis und Mißtrauen geäußert. Dies ist darauf zurückzuführen, daß vieles in der Manuellen Medizin auf Empirie beruht, deren Grundlage im Sinne der klassischen wissenschaftlichen Kriterien häufig noch fehlt. Anläßlich des 7. Internationalen FIMM-Kongresses in Zürich 1983 wurde die sog. Zürcher Konvention postuliert, welche die neue moderne Manuelle Medizin definiert (Baumgartner et al. 1993).

Gemäß dieser Definition befaßt sich die Manuelle Medizin mit der Pathophysiologie von Funktionsstörungen am Haltungs- und Bewegungsapparat. Sie benutzt manuelle diagnostische und therapeutische Techniken im Bereiche der Wirbelsäulen- und Extremitätengelenke, die zur Auffindung und Behebung sowie Verhütung dieser Funktionsstörungen dienen. Sie besteht aus manueller Diagnostik und manueller Therapie.

In der Bundesrepublik Deutschland ist der Begriff Chirotherapie Synonym der internationalen Bezeichnung Manuelle Medizin und in der Weiterbildung der Ärzte verankert. In der Schweiz ist der Begriff Manuelle Medizin in der Weiterbildungsordnung für orthopädische Chirurgie und in der physikalischen Medizin integriert. In der jetzigen Form wird die Manuelle Medizin in den deutschsprachigen Ländern durch ausgebildete Ärzte ausgeübt (Dvořák et al. 1990, 1991; Tilscher et al. 1991).

Manuelle Diagnostik

Grundbegriffe der Gelenkmechanik (Schneider et al. 1989, Dvořák u. Dvořák 1991; Baumgartner et al. 1992)

Hypomobilität: Eingeschränkte Beweglichkeit durch strukturelle und/oder funktionelle Veränderungen an den Gelenken oder im Weichteilmantel.

Hypermobilität: Vermehrte Beweglichkeit durch angeborene, konstitutionelle, erworbene strukturelle oder funktionelle Abweichungen an den Gelenken oder im Weichteilmantel. Sie kann lokal, regional oder generalisiert sein.

Ruhestellung: Mittelstellung in der physiologischen oder pathologisch veränderten (aktuelle Ruhestellung) Bewegungsbahn eines Gelenkes mit größtmöglicher Entspannung des Weichteilmantels bei minimaler Rezeptorenaktivität und größtem Gelenkinhalt.

Gelenkspiel: Passiv überprüfbares Verhalten des Gelenks im Sinne der Traktion, des translatorischen Verschiebens der Gelenkfläche und der Beurteilung der Endbeweglichkeit (Abb. 1).

Translatorisches Gleiten: Das Parallelverschieben eines Gelenkpartners gegenüber dem anderen entlang einer der möglichen Achsen.

Gekoppelte Bewegungen („*coupled pattern*"): In einzelnen Bewegungssegmenten der Wirbelsäule sind jeweils die axiale Rotation, die Lateralflexion und Flexion/Extension miteinander gekoppelt. Die gekoppelten Bewegungen sind bereichsspezifisch (Abb. 2).

Bewegungsrichtung: Werden die Bewegungen zweier Wirbel in einem Bewegungssegment zueinander beschrieben, so wird immer die Bewegung des kranialen Wirbels in Relation zum kaudalen beschrieben.

Die Bewegung im Bewegungssegment wird auf die kraniale (Lateralflexion, Flexion/Extension) oder ventrale (Rotation) Fläche des Wirbels definiert.

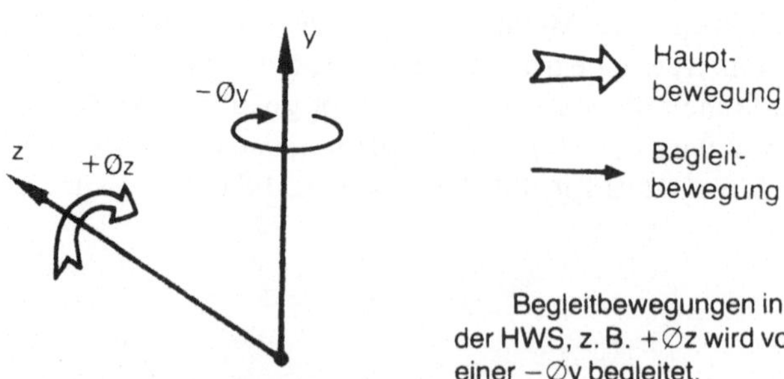

Abb. 1. Begleitbewegungen in der HWS (Aus Dvořák u. Dvořák 1991)

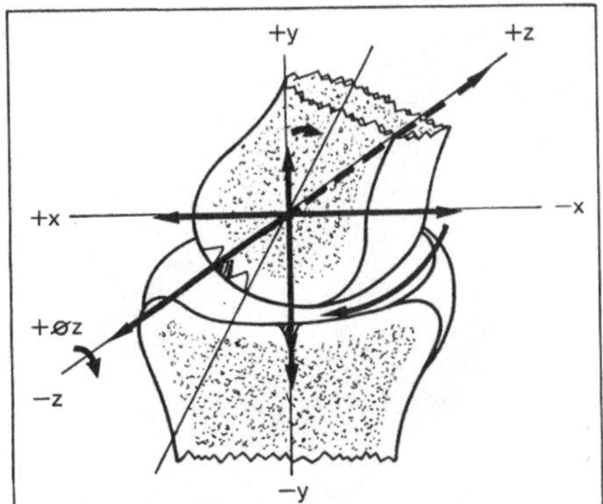

Abb. 2. Gelenkspiel („joint-play") $+x$, $-x$ laterales Gleiten; $+z$, $-z$ ventrodorsales Gleiten; $+y$ Traktion; $-y$ Kompression; $+Oz$ Rollen (Rotation um z-Achse)

Endgefühl: Strukturabhängiges Ende der passiven Bewegung (Abb. 3, 4).
weich-elastisch = Muskelstopp, Sehne
fest-elastisch = Bänderstopp
hart-elastisch = Knorpelstopp
hart-unelastisch = Knochenstopp

Artikuläre Dysfunktion: Die artikuläre Dysfunktion ist eine Abweichung von der normalen Gelenkfunktion im Sinne der Hypo- oder Hypermobilität. Gegenstand der Manuellen Medizin ist die reversible segmentale oder peripher-artikuläre Dysfunktion.

Blockierung: Bisher gebräuchliche Bezeichnung für eine reversible hypomobile artikuläre Dysfunktion innerhalb des Bewegungsraumes mit eingeschränktem oder fehlendem Gelenkspiel („joint-play"). Die Blockierung kann eine oder mehrere Bewegungsrichtungen betreffen (z. B. Konvergenz oder Divergenz im Bereich der Wirbelsäule).

Sich überschneidende Bezeichnung für die artikuläre Dysfunktion und/oder ihre reflektorischen Auswirkungen:
- somatomotorischer Blockierungseffekt (Brügger),
- spondylogenes Reflexsyndrom (Sutter),
- „derangement intervertebral mineur" (Maigne),
- „somatic dysfunction",
- reflektorisch-algetische Krankheitszeichen,
- Nozireaktion.

Fehlinterpretationen der artikulären Dysfunktion:
- Subluxation eines Wirbels (früher von Chiropraktoren gebraucht),
- Wirbelverrenkung,
- herausgesprungener Wirbel,
- Wirbelfehlstellung.

Reflektorische Phänomene bei der artikulären Dysfunktion (Nozireaktion): In variierender Intensität können Befunde im Gelenk, an der Muskulatur, in den vegetativen Funktionen und in der Hautsensibilität gefunden werden.

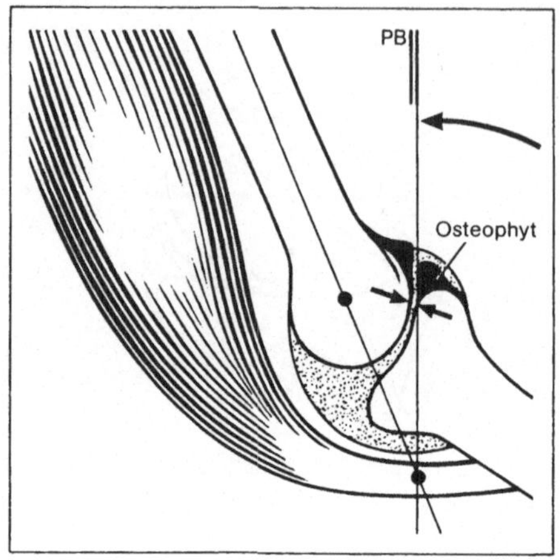

Abb. 3. Harter Stopp an der pathologischen Bewegungsgrenze. (Aus Schneider et al. 1989)

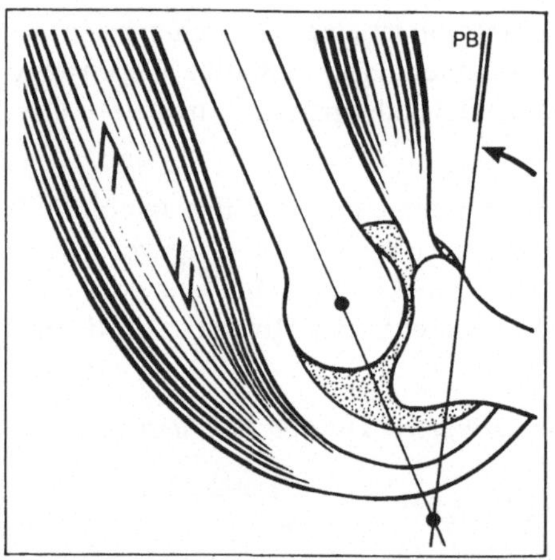

Abb. 4. Weicher Stopp an der pathologischen Bewegungsgrenze. (Aus Schneider et al. 1989)

Muskelbefunde:
- vermehrte Ruhespannung (Muskelverspannung, Hypertonus, Hartspann),
- Muskelverkürzung,
- verminderte Ruhespannung (Hypotonus),
- gestörte Muskelaktivierung,
- Kraftminderung.

Muskuläre Dysbalance: Relationsstörung von verschieden wirkenden Muskeln bezüglich Spannung, Aktivierung und Kraftentwicklung.

Klinische Untersuchung

Die manuell-medizinische Diagnostik umfaßt Maßnahmen zur Erkennung von reversiblen Funktionsstörungen am Haltungs- und Bewegungsapparat (Züricher Konvention 1983).

Hierzu dienen:

- die üblichen ärztlichen Untersuchungsverfahren;
- die statische und dynamische Untersuchung des Haltungs- und Bewegungsapparates;
- die palpatorische und funktionelle Prüfung der peripheren Gelenksmechanik und der Wirbelsäule;
- die Beurteilung der Muskelfunktion, Koordination und Ausdauer;
- die palpatorische Untersuchung der reflektorischen Reaktionen und der Konsistenzveränderungen an Muskeln, Ligamenten, subkutanem Gewebe und der Haut;
- die besondere Beurteilung der neurologischen und vaskulären Befunde, vornehmlich im Hinblick auf segmentale Veränderungen.

Die Kenntnis der funktionellen Anatomie, der klinischen Biomechanik und der Neurophysiologie sind die wichtigsten Voraussetzungen zur Ausübung der manuellen Diagnostik (Dvořák u. Dvořák 1991). Das Verständnis der Biomechanik der Wirbelsäule ist sowohl für den Untersuchungsgang, die Beurteilung der Röntgenbilder wie auch für die Therapie unerläßlich (Dvořák u. Panjabi 1987; Dvořák et al. 1988a, b; Panjabi et al. 1988; Panjabi et al. 1991).

Die manuell-medizinische Untersuchung wird in 4 Verfahren eingeteilt (Dvořák u. Dvořák 1991):

1. Beurteilung der aktiven Beweglichkeit entsprechend der Rotationsmöglichkeiten im dreidimensionalen Bewegungssystem (Flexion/Extension, Seitneigung

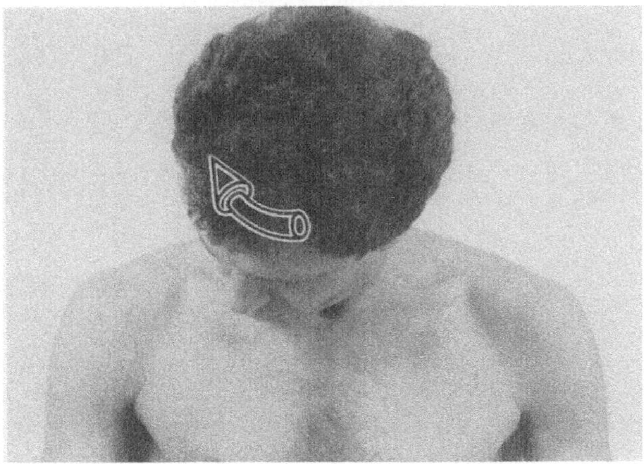

Abb. 5. Beurteilung der aktiven HWS-Flexion. (Aus Dvořák u. Dvořák 1991)

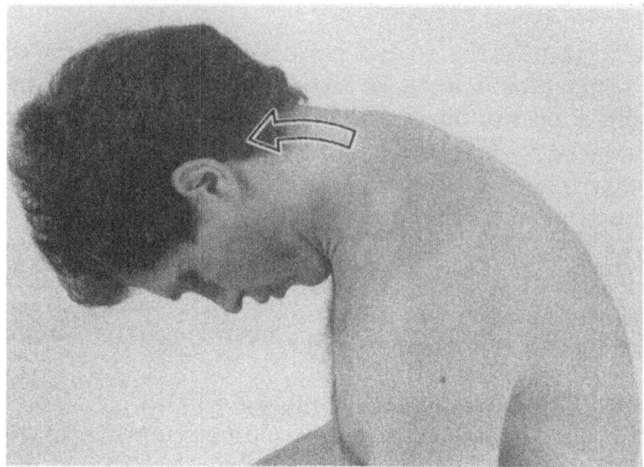

Abb. 6. Beurteilung der aktiven Rotation C1/C2 bei maximaler HWS-Flexion. (Aus Dvořák u. Dvořák 1991)

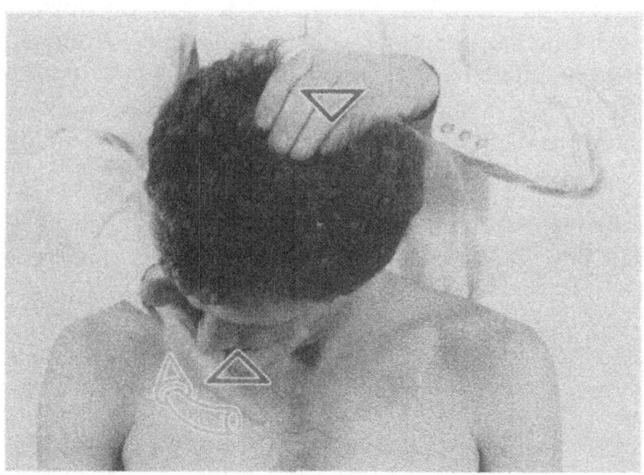

Abb. 7. Beurteilung der passiven Rotation C1/C2 während maximaler HWS-Flexion. (Aus Dvořák u. Dvořák 1991)

zu beiden Seiten, axiale Rotation). Es wird somit eine globale Beweglichkeit der HWS-, BWS- und LWS-Abschnitte beurteilt (Abb. 5, 6).

2. Beurteilung der passiv durchgeführten Bewegungen in einzelnen Abschnitten der Wirbelsäule (Abb. 7). Gemessen wird der Bewegungsausschlag regional oder segmental in Graden der Rotation um die jeweilige Achse des dreidimen-

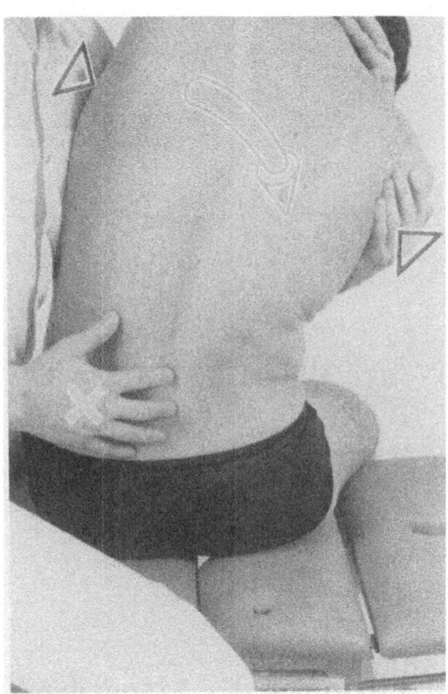

Abb. 8. Beurteilung der passiven Seitneigung und Rotation der LWS. (Aus Dvořák u. Dvořák 1991)

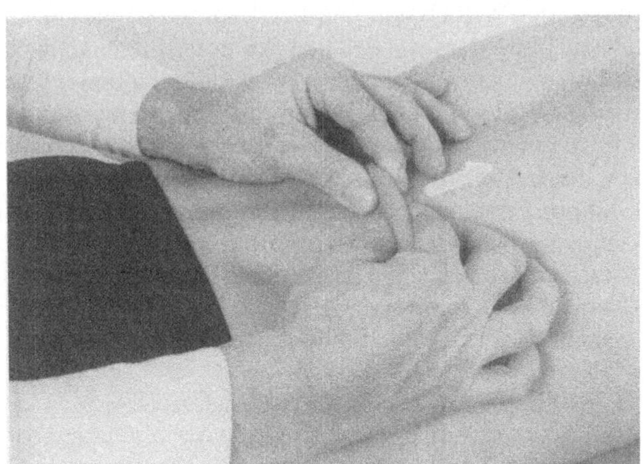

Abb. 9. Palpation der Haut

sionalen Bewegungssystems. Gleichzeitig kann die Qualität des Bewegungsstopps beurteilt werden (Abb. 7, 8).

3. Palpation der Weichteile (Haut, Muskulatur) Provokationsteste der reflektorischen Veränderungen (Irritationszonen) (Abb. 9, 10).
4. Funktionelle Testung der Muskulatur (Abb. 11, 12).

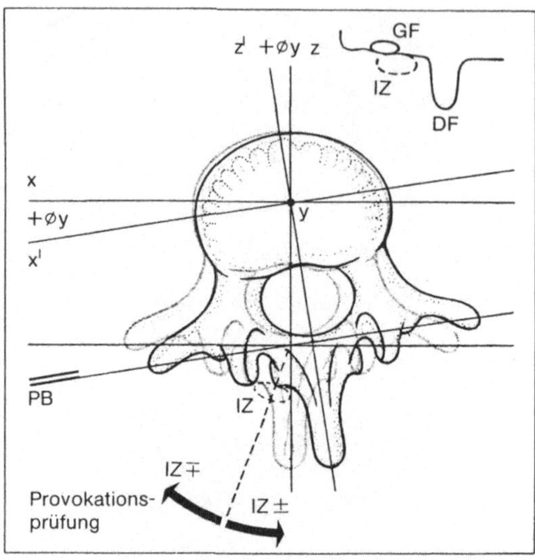

Abb. 10. Provokationstest: quantitative Änderung der Irritationszone: *IZ* Irritationszone, *DF* Dornfortsatz, *GF* Gelenkfortsatz, *PB* pathologische Bewegungsgrenze, $z\text{-}z' = +Oy$, $x\text{-}x' = +Oy$. (Aus Dvořák u. Dvořák 1991)

Indikationen der Manuellen Therapie

Als allgemeine Indikationskriterien für manuelle Therapie gelten funktionelle Störungen der Wirbelsäule und der Extremitätengelenke, welche sich in Form vom lokalen und/oder fortgeleiteten Schmerz, der lokalen Weichteilveränderungen, der pathologischen segmentalen bzw. regionalen Bewegungseinschränkungen manifestieren. Wird eine segmentale, peripher-artikuläre oder myofasziale Dysfunktion infolge reversibler Funktionsstörungen eines vertebralen oder peripheren Gelenkes diagnostiziert, kann durch manuelle Therapie eine Wiederherstellung der Funktion erwartet werden. Die funktionelle Pathologie der Muskulatur, die muskuläre Dysbalance, stellt ein wichtiges und festes Indikationsgebiet der manuellen Medizin dar (Schneider et al. 1989; Baumgartner 1990; Neumann 1989; Lewit 1984).

Akute, funktionelle Vertebralsyndrome

- *akutes Zervikovertebralsyndrom;*
- *akutes Thorakovertebralsyndrom, akute Rippengelenkshypomobilität;*
- *akutes Lumbovertebralsyndrom, akute nicht radikuläre Lumbalgien;*
- *akute Dysfunktion im Iliosakralgelenk.*

Die akuten schmerzhaften Wirbelsäulensyndrome sind dankbare Indikationen für gezielte manuelle Behandlungen. Beispiele sind: akutes Zervikovertebralsyndrom (Torticollis), akutes Thorakovertebralsyndrom (akute kostovertebrale Hypomobilität), akute nichtradikuläre Lumbalgien, akute Dysfunktion im Iliosakralgelenk (Dvořák u. Dvořák 1990; Schneider et al. 1989; Hadler et al. 1987).

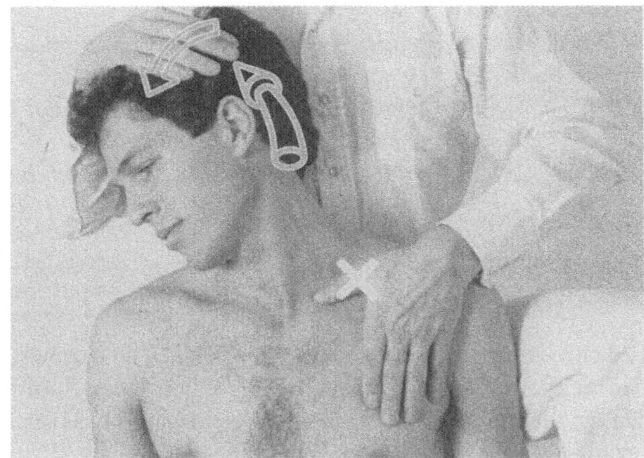

Abb. 11. Längetestung des M. sternocleidomastoideus. (Aus Dvořák u. Dvořák 1991)

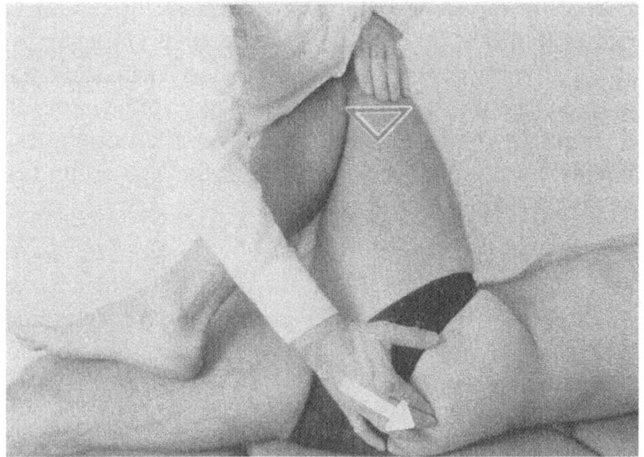

Abb. 12. Längetestung des M. piriformis. (Aus Dvořák u. Dvořák 1991)

Zwar ist bekannt, daß diese Syndrome eine hohe Spontanheilung aufweisen, doch hat sich gezeigt, daß die manuelle Therapie einem lediglichen Zuwarten mit Ruhigstellung, reinen analgetischen wie auch physiotherapeutischen Behandlungen deutlich überlegen ist, wie sie durch neue kontrollierte Studien untermauert sind (Patijn 1991; Koes et al. 1992a, b).

Subakut chronische Vertebralsyndrome

- *Zervikookzipitalsyndrom, Zervikobrachialsyndrom,*
- *mittleres Zervikalsyndrom (unspezifischer Decrescendoschwindel),*

- *Globusgefühl,*
- *Zervikothorakalsyndrom (Hypomobilität des zervikothorakalen Überganges),*
- *muskuläre Dysbalance im Nacken/Schultergürtel,*
- *Thorakovertebralsyndrom (chronische Interkostalgien),*
- *Hypomobilität im Kostovertebralgelenk,*
- *Lumbovertebralsyndrom (segmentale Hypomobilität),*
- *Iliosakralgelenksyndrom,*
- *Kokzygodynie,*
- *chronische Lumboischialgie,*
- *muskuläre Dysbalance im Beckengürtel.*

Bei chronisch rezidivierenden Wirbelsäulensyndromen, meist auf der Basis von degenerativen Veränderungen im Sinne von Osteochondrosen und Spondylarthrosen, ist die manuelle Therapie zwar indiziert, hinsichtlich des Behandlungsresultates aber weniger spektakulär (Dvořák u. Dvořák 1990).

Beim Management der chronischen Rückenschmerzenpatienten, die in der Regel eine ausgesprochene muskuläre Dysbalance mit Verkürzung der posturalen und Abschwächung der phasischen Muskulatur aufweisen, werden die Mobilisation ohne Impuls oder die muskulären Techniken im Vordergrund stehen (Schneider et al. 1989; Dvořák u. Dvořák 1990; Tilscher et al. 1985). Sowohl bei den Extremitätengelenken wie auch bei der Wirbelsäule hat die manuelle Behandlung als eine eigentliche Schmerzbehandlung (präsynaptische Hemmung der Schmerzüberleitung auf der Höhe des Rückenmarkes durch Reizung der Mechanorezeptoren in der Peripherie) einen wichtigen Stellenwert und erlaubt häufig die Durchführung einer adäquaten Physiotherapie im Rahmen der muskulären Rehabilitation.

Funktionelle Dysfunktion der peripheren Extremitätengelenke

Fakultative Indikation

Nach Ausschluß der bekannten Kontraindikationen kann der Untersucher aufgrund des objektiven Befundes ein therapeutisches Konzept aufstellen, dessen Richtigkeit durch eine erfolgreiche Probebehandlung unterstrichen werden kann. Dieser Probebehandlung wird ein großer Stellenwert beigemessen und sie gilt als fakultative Indikation. Ist die Veränderung der subjektiven Symptomatik und des objektiven Befundes nach der Probebehandlung ausgeblieben, muß die gesamte Beurteilung neu erarbeitet werden. Durch dieses Vorgehen kann beim Patienten nicht selten eine ausgedehnte und kostspielige diagnostische Maßnahme vermieden werden (Schneider et al. 1989; Neumann 1989; Dvořák u. Dvořák 1990).

Zusammenfassend können die Formenkreise der Erkrankungen und Verletzungen des Bewegungsapparates, welche in der Regel durch manuelle Therapie günstig beeinflußt werden können, wie folgt umschrieben werden:

1. *akute schmerzhafte Funktionsstörungen der Wirbelsäulensegmente ohne radikuläre Symptomatik;*

2. *chronische und chronisch rezidivierende Wirbelsäulensyndrome, von sekundärem, muskulärem Hartspann begleitet sowie von muskulärer Dysbalance;*
3. *symptomatische Schmerzbehandlung bei degenerativen Wirbelsäulen- und peripheren Gelenksleiden.*

Die Indikationsstellung für manuelle Therapie soll immer die manual-diagnostischen Richtlinien befolgen und diese durch klassische neuroorthopädische und internistische Untersuchungen ergänzen, um mögliche Komplikationen zu vermeiden (Dvořák u. Dvořák 1990).

Kontraindikationen der Manuellen Therapie

Als absolute Kontraindikation gelten:

- *akute lumbale Diskushernie begleitet von radikulärer Symptomatik mit motorischen oder Sensibilitätsausfällen;*
- *akute zervikale Diskushernie mit und ohne radikuläre Symptomatik;*
- *frische Weichteilverletzungen der HWS (4–8 Wochen nach dem Unfall);*
- *vaskulär bedingter Schwindel im Sinne einer Vertebralis-basilaris-Insuffizienz;*
- *ossäre Mißbildungen im Bereich der Wirbelsäule;*
- *Rückenmarkmißbildungen;*
- *ausgedehnte Osteoporose, metabolische Osteopathien mit Neigung zu pathologischen Frakturen;*
- *Spondylitis ankylosans im Stadium der akuten Entzündung;*
- *Entzündlicher Befall der Wirbelsäule bei rheumatischer Arthritis;*
- *posttraumatische segmentale Hypermobilität;*
- *Tumoren und Metastasen.*

Die absoluten Kontraindikationen betreffen in erster Linie die Anwendung mobilisierender Techniken mit Impuls (Manipulation). Die Vielfalt der in der Manuellen Medizin zur Verfügung stehenden Techniken verlangt eine differenzierte Stellungnahme auch im Falle von Kontraindikationen.

Manuelle Therapie

Die manuelle Therapie machte in den letzten Jahren eine grundlegende, strukturelle und konzeptionelle Entwicklung durch. Die immer noch herrschende Vorstellung einer reinen Manipulation der Wirbelsäule als einzige Behandlungsstrategie gehört zumindest bei manuell-medizinisch tätigen Ärzten endgültig der Vergangenheit an.

Die Manipulation der Wirbelsäule wird zunächst den entsprechend ausgebildeten Ärzten, Osteopathen und Chiropraktoren vorbehalten. Hingegen sind mobilisierende Techniken eine nennenswerte Bereicherung der physiotherapeutischen

Anwendungen (Schneider et al. 1989). Die manuell-medizinische Therapie umfaßt die manuellen Behandlungstechniken, die der Behebung von reversiblen hypomobilen Funktionsstörungen an Wirbelsäule und Extremitäten dienen, sowie deren lokalen regionalen und reflektorischen Auswirkungen (Züricher Konvention 1983).

Wirkungsmechanismen

Seit Beginn der 80er Jahre versucht die Manuelle Medizin eigene Erfolge, aber auch Mißerfolge zu analysieren und nach neurophysiologischen Mechanismen der Therapiewirkung zu suchen.

- Durch die manuelle Behandlung wird eine Reizung der entsprechenden Mechanorezeptoren angenommen (Wyke u. Polacek 1975; Wyke 1979).
- Reizung der Mechanorezeptoren, vorwiegend Typ II, rasch adaptierend bei kurzer Reizung oder Spannungsänderung der fibrösen Gelenkkapsel, bewirkt eine entsprechende präsynaptische Hemmung der Schmerzüberleitung („gate control") in der Substantia gelatinosa des Rückenmarkes (Sato 1975; Wyke 1979; Wolf 1988; Duořyák u. Dvořák 1991) (Abb. 13, 14). Die Rolle der freigesetzten Enkephaline als Neurotransmitter ist noch nicht definitiv geklärt (Benett et al. 1982).
- Schmerzbeeinflussung durch eine Manipulation als Folge eines eingeklemmten Meniskoides (Bogduk 1985) kann noch nicht abschließend beantwortet werden.
- Offen bleibt auch die Frage, ob durch gezielte Mobilisation oder Manipulation der Nucleus pulposus von schmerzempfindlichen, nervösen Strukturen wegverlagert wird und dadurch eine Entlastung der Wirbelbogengelenke und der Nervenwurzel erreicht werden kann.
- In welchem Ausmaß der intradiskale Druck während der Manipulation anzusteigen vermag, ist ebenfalls unbekannt.

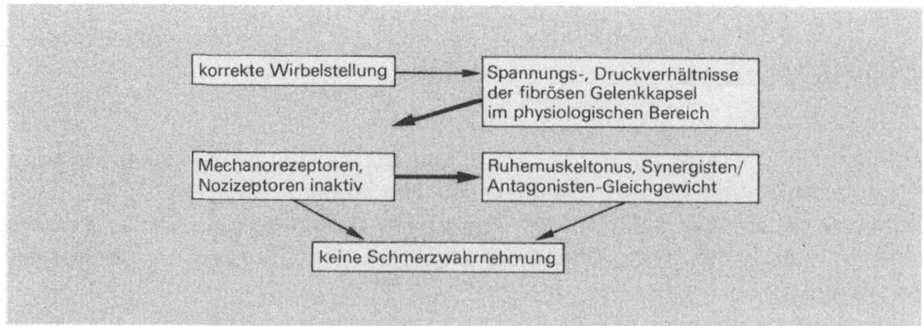

Abb. 13. Denkmodell der Rezeptorenaktivität bei korrekter Wirbelstellung. (Aus Dvořák u. Dvořák 1991)

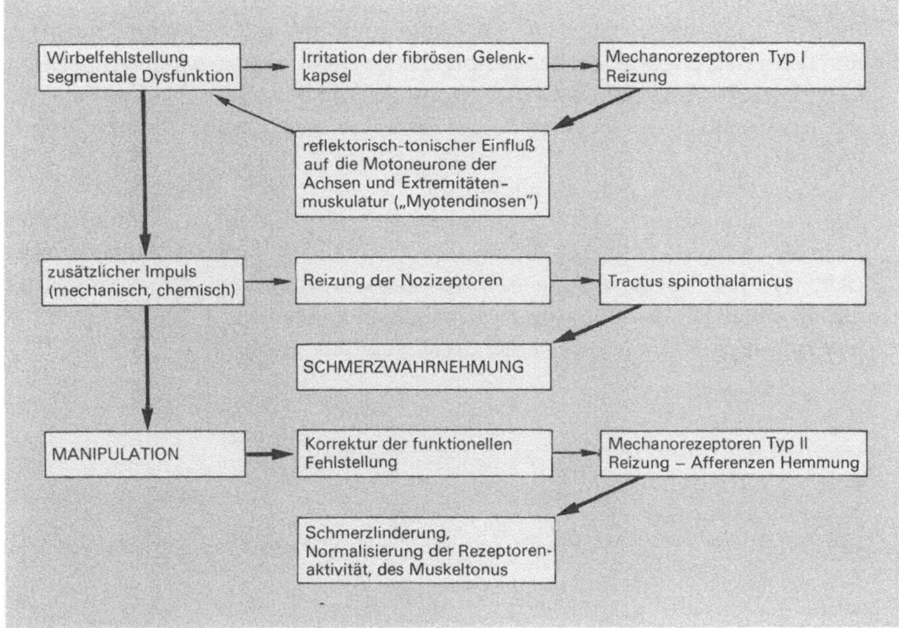

Abb. 14. Denkmodell der Rezeptorenaktivität bei segmentaler Dysfunktion im Bewegungssegment. (Aus Dvořák u. Dvořák 1991)

Der Trend, den Bewegungsapparat als neuromuskuloskelettales System anzusehen, beeinflußte das Konzept der manuellen Therapie. Die neuromuskuläre Therapie, welche die reflektorischen Mechanismen der postisometrischen Relaxation und der reziproken Hemmung der Antagonisten ausnützt und bei welcher der Patient zum aktiven Partner der Behandlung wird, hat ihren festen Platz in der modernen manuellen Therapie gefunden (Schneider et al. 1989; Schneider 1985; Dvořák u. Dvořák 1990). Die neuen Erkenntnisse aus der Pathophysiologie der Muskulatur, die Erfahrungen der Sportmedizin und Rehabilitation schlugen sich ebenfalls im Gesamtkonzept nieder. Eine Wiederherstellung der muskulären Balance spielt eine wichtige Rolle während der Behandlung und bei der Verhütung der Rezidive. Die Dehnung der verkürzten tonischen sowie die Kräftigung der abgeschwächten phasischen Muskelgruppen beeinflußt maßgebend den Therapieerfolg (Spring et al. 1988; Janda 1979; Howald 1984; Weber et al. 1985).

Behandlungstechniken

- Weichteiltechniken
  Friktionsmassage über tiefliegenden Strukturen (z. B. Sehne-Muskel-Übergang), passive Inhibitionstechniken mittels digitaler Kompression eines muskulären Maximalpunktes („trigger point", Travel u. Simons 1983).

- Mobilisation ohne Impuls
  Passive, schrittweise, langsame Gleitbewegung mit evtl. Traktion des hypomobilen intervertebralen oder peripheren Gelenkes in die schmerzfreie Richtung. Diese Mobilisation wird meistens gezielt segmental durchgeführt und soll die Beweglichkeit im Segment nicht über die anatomische Grenze fördern (Abb. 15, 16).
- Mobilisation mit Impuls/Manipulation
  Die Bewegungseinschränkung im intervertebralen Gelenk wird mittels eines Impulses mit relativ hoher Geschwindigkeit und kurzem Weg überwunden (Abb. 17, 18). Voraussetzung ist eine exakte Verriegelung der benachbarten Gelenke und Vorspannung im zu behandelnden Segment.
  Der Impuls soll nur in die schmerzfreie Richtung erfolgen.

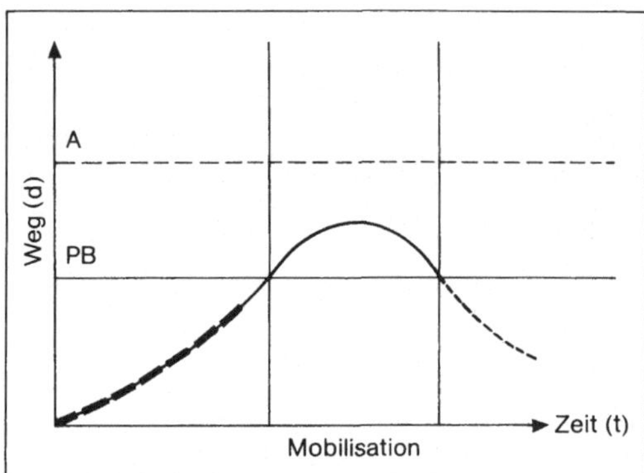

Abb. 15. Weg/Zeit-Diagramm der Mobilisation ohne Impuls; *A* anatomische Grenze, *PB* pathologische Grenze. (Aus Schneider et al. 1989)

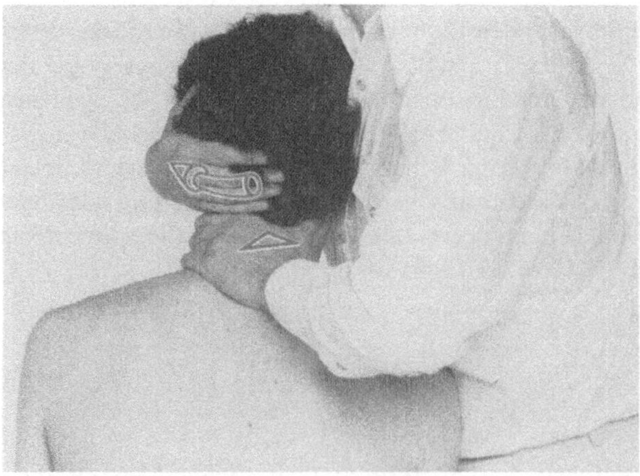

Abb. 16. Mobilisation der oberen HWS ohne Impuls. (Aus Schneider et al. 1989)

- Neuromuskuläre Therapien (NMT)
  Behandlung der Muskulatur und/oder Mobilisation der Wirbelsäule und der Gelenke unter Ausnützung der neurophysiologischen Mechanismen.
  NMT 1: Mobilisation unter Ausnützung der direkten Muskelkraft der Agonisten.
  NMT 2: Mobilisation unter Ausnützung der postisometrischen Relaxation der Antagonisten (Abb. 19).
  NMT 3: Mobilisation unter Ausnützung der reziproken Hemmung der Antagonisten (Abb. 20) (Schneider et al. 1989; Dvořák u. Dvořák 1990).

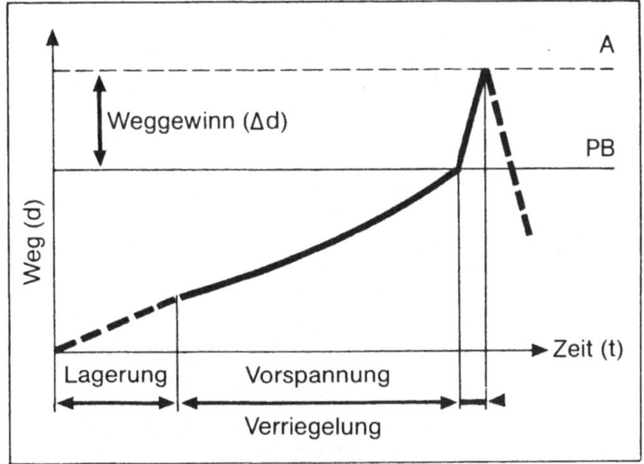

Abb. 17. Weg/Zeit-Diagramm der Manipulation (Mobilisation mit Impuls); *A* anatomische Grenze, *PB* pathologische Grenze. (Aus Schneider et al. 1989)

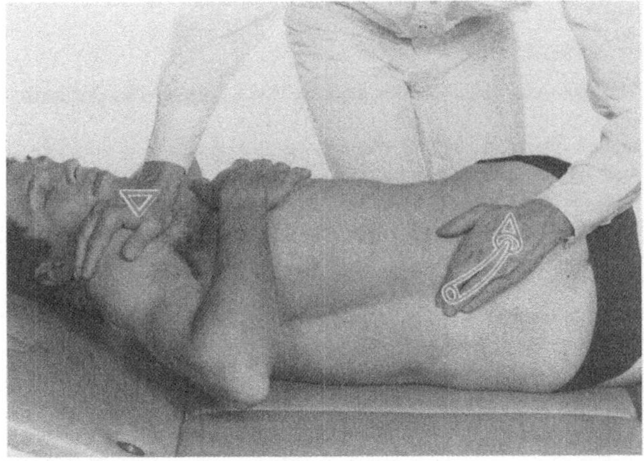

Abb. 18. Gezielte Manipulation (Mobilisation mit Impuls) der LWS. (Aus Schneider et al. 1989)

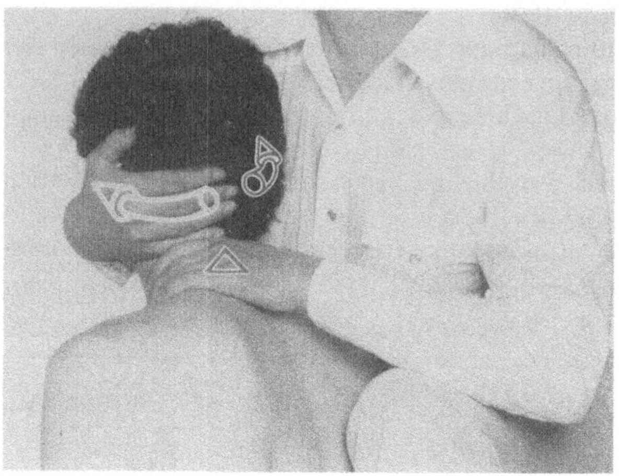

Abb. 19. Mobilisation der oberen HWS mit NMT2 Technik. (Aus Schneider et al. 1989)

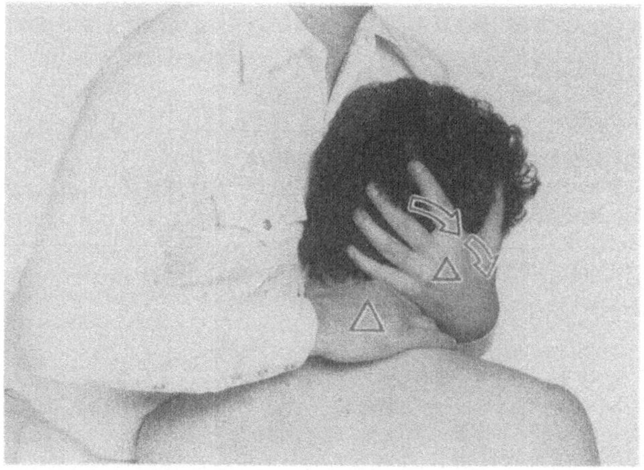

Abb. 20. Mobilisation der oberen HWS mit NMT3 Technik. (Aus Schneider et al. 1989)

Mögliche Reaktionen der Patienten auf die Manuelle Therapie

Gelegentlich kann, nach der Mobilisation mit Impuls, einige wenige Minuten bis Stunden anhaltende Verschlechterung der lokalen Schmerzen entstehen. Nachfolgend wird vom Patienten meistens über eine Besserung der Symptomatik berichtet. In einer solchen Situation ist die Überprüfung der Untersuchungsbefunde und eine exakte Dokumentation wichtig, die Behandlung kann fortgesetzt werden.

Ruft die manuelle Behandlung eine längere, über Tage andauernde Verschlechterung hervor, ist vernünftigerweise von einer Fortsetzung abzusehen. Die Untersuchungsbefunde und deren Beurteilung müssen überprüft werden und falls nötig eine neurologische oder rheumatologische Beurteilung einleiten. Treten gar unmittelbar oder mit einer Latenz von Stunden oder Tagen neurologische Symptome auf, ist die Einweisung in ein medizinisches Zentrum, nach vorheriger Dokumentation des Vorganges und aller Befunde im Krankenbericht, angebracht. Verbesserung der subjektiven Symptomatik und des objektiven Befundes rechtfertigt die Fortsetzung der manuell-medizinischen Maßnahmen. Die Erfahrungen zeigen, daß die deutliche symptomatische Verbesserung innerhalb von 6 bis max. 12 manuellen Behandlungen erreicht werden sollen. Bleibt der subjektive und objektive Erfolg aus, muß die Indikationsstellung überprüft und neu erarbeitet werden (Schneider et al. 1989; Dvořák u. Dvořák 1990).

Komplikationen der Manuellen Therapie

Wird eine sorgfältige Differentialdiagnose wie auch eine manualmedizinische Untersuchung durchgeführt, sind die Kontraindikationen ausgeschlossen, dann ist die manuelle Therapie in der Hand eines geübten Arztes als eine ungefährliche Methode zu betrachten. Zwar werden immer wieder Komplikationen der manuellen Behandlung in der Literatur beschrieben (Schmitt 1991; Martienssen u. Nilsson 1989; Heffner 1985; Wolf 1989; Kehr et al. 1989; Frumkin u. Baloh 1989), doch sind diese, wie eine Umfrage bei der schweizerischen Ärztegesellschaft für Manuelle Medizin zeigte (Dvořák 1982), sehr selten. Eine ernsthafte neurologische Komplikation tritt auf etwa 400000 Manipulationen der HWS einmal auf, eine durch die Manipulation verursachte Schmerzzunahme oder Auftreten eines intermittierenden Schwindel tritt einmal pro 40000 Behandlungen auf. Am häufigsten liegt den neurologischen Komplikationen möglicherweise eine mechanische Läsion oder ein reflektorisch entstandener Spasmus der A. vertebralis zugrunde. Treten bei der Untersuchung bzw. bei der Probebehandlung Symptome wie Schwindel, Nausea oder gar Nystagmus auf, so soll von weiteren Behandlungen abgesehen werden.

Im Jahre 1990 wurde eine erneute Umfrage bei Mitgliedern der SAMM (Schweizerische Ärztegesellschaft für Manuelle Medizin) im Hinblick auf die Morbidität der manuellen Therapie der HWS vorgenommen. Es konnte keine irreversible neurologische Komplikation festgestellt werden. Auf Grund der Analyse der Komplikationsrate und Manipulationsfrequenz kann errechnet werden, daß ein manuellmedizinisch tätiger Arzt nur mit einem Fall von leichten neurologischen Komplikationen in 42 Jahren seiner Praxis konfrontiert wird.

Die manuelle Behandlung der Brust- und Lendenwirbelsäule führt nur selten zu Komplikationen, doch wird immer wieder von durch Manipulationen bedingten Diskusprotrusionen mit daraus resultierender radikulärer Symptomatik berichtet (Dvořák 1982). Ein operationsbedürftiges radikuläres Syndrom tritt bei 34000 Manipulationen auf. Es sei allerdings zu berücksichtigen, daß manuell-medizinisch tätigen Ärzte eine negative Selektion an Patienten mit Rückenschmerzen und dies über Jahre hinweg zu betreuen haben.

Wirksamkeit und Stellenwert der Manuellen Medizin

Die Entwicklung jeder medizinischen diagnostischen oder therapeutischen Methode ist zwangsläufig dem Vergleich mit den etablierten und akzeptierten Methoden unterzogen. Somit ist der Stellenwert der Manuellen Medizin im Management der Rückenproblematik, verglichen mit anerkannten diagnostischen und therapeutischen Verfahren und im Zusammenhang mit derem Anwendungsbereich, zu beantworten. Die therapeutische Effizienz steht im Vordergrund.

Die methodisch gut durchgeführten Arbeiten belegen den positiven Effekt bei akuten, aber auch bei chronisch rezidivierenden Wirbelsäulenschmerzen (Brunarski 1984; Hadler et al. 1987; Postacchini et al. 1988; Meade et al. 1990).

In der neuesten Studie (Koes et al. 1992) konnte nach 3 und 6 Wochen eine signifikante Verbesserung der subjektiven Rückenschmerzen bei Patienten festgestellt werden, welche manuell-medizinisch (Mobilisation und Manipulation) behandelt worden sind im Vergleich mit Patienten, bei welchen entweder physikalische Therapie oder Behandlung beim Hausarzt (Bettruhe, Analgetika) durchgeführt wurde.

In der Gruppe, welche manuell-therapeutisch behandelt wurde, zeigte sich auch, daß nach 3 Wochen deutliche und signifikante Verbesserung der objektiven Parameter (Flexion, Extension und Rotation der Wirbelsäule) verglichen mit konventionell behandelten Patienten erreicht werden konnte. Während der Gesamtdauer der Beobachtung von 12 Wochen wurden die Patienten signifikant weniger mit nur 5,4 Manipulationen gegenüber 14,7 physikalisch-therapeutischen Anwendungen behandelt.

Diese wichtige Feststellung bestätigt auch unsere Empfehlung (SAMM) von 6–12 manuell-medizinischen Therapien. Zeigt sich nach dieser Behandlungsperiode keine wesentliche Veränderung der Symptomatik oder des objektiven Befundes, so soll die Diagnose neu überprüft und die manuelle Therapie vorerst unterbrochen werden.

Nebst der Beurteilung der subjektiven und objektiven Wirksamkeit sind auch die sozioökonomischen Faktoren von Bedeutung. In einer Gruppe von 1700 Patienten wurden die Kosten der manuellen und physikalischen Therapie evaluiert (Patijn 1987). Durch die gezielte Manipulation konnten 67 % der primären Kosten erspart werden infolge der nur 3,4 gegenüber 24 Behandlungen in physikalischer Therapie. In einer Folgestudie (Patijn 1991) wurden 634 Patienten eingeteilt in Kontrollgruppen (keine spezifische Behandlung) und manuell-medizinisch behandelte. Eine signifikant kürzere Arbeitsunfähigkeit während den 12 Monaten konnte in der Gruppe der manuell-medizinisch behandelten Patienten festgestellt werden.

Es sind aber auch Studien publiziert worden, welche der manuellen Therapie keine positive Effizienz bescheinigen können (Sloop et al. 1982; Godfrey et al. 1984; Di Fabio 1986).

Gerade in bezug auf diese negativen Ergebnisse sei der Forschungsbedarf auf dem Gebiete der Manuellen Medizin neu zu definieren. Bei der Formulierung der Forschungsfragen ist dem Umstand Rechnung zu tragen, daß die Problemfragen aus der Praxis kommen sollen bzw. die Resultate wieder in der Praxis überprüft werden müssen (T. Graf-Baumann, persönliche Mitteilung). Die Mehrheit der Patienten mit akuten oder chronisch rezidivierenden Rückenbeschwerden werden primär von den Hausärzten und Allgemeinpraktikern behandelt. Wir sollen weiterhin nach Erklärungen der physiologischen Grundlagen, der biomechanischen Vorgänge und Wirkungsmechanismen suchen. Die gegenwärtige Priorität hat aber die diagnostische Aussage und die therapeutische Effizienz. Hier sind als Bewertungskriterien die Behandlungsdauer, die primären Behandlungskosten, die Dauer der Arbeitsunfähigkeit und damit verbundene sekundäre Kosten sowie die Stabilisierung der Lebensqualität zu berücksichtigen.

Literatur

Andersson GBJ, Pope MM, Frymoyer JW (1984) Epidemiology: occupational low back pain. Praeger, New York

Baumgartner H (1990) Manuelle Medizin. Ihre Rolle in der Rheumatologie. DIA-GM 16a:1647–1651

Baumgartner H, Bischoff HP, Dvořák J, Frisch H, Frölich E, Graf-Baumann T, Möhrle A, Pszolla M, Roex J, Sachse J, Schildt-Rudolf K, Sitzer G (1993) Grundbegriffe der Manuellen Medizin. Springer, Heidelberg New York Tokyo

Benett BJ, Rude MA, Gobel S, Dubner R (1982) Enkephalin immunoreactive stalked cells and lamine IIb islet cells in cat substantia gelatinosa. Brain Res 240:162–166

Biering-Sorensen F (1982) Low back trouble in a general population of 30–40-, 50- and 60-year old men and women. Study design, representations and basic results. Dan Med Bull 29:289–299

Bogduk N, Jull G (1985) Die Pathophysiologie der akuten LWS-Blockierung. Manuelle Medizin 23:77–81

Bonica JJ (1980) Pain research and therapy: past and current status and future needs. In: Ng L, Bonica JJ (eds) Pain, discomfort, and humanitarian care. Elsevier North Holland, New York, pp 1–46

Brunarski DJ (1984) Clinical trials of spinal manipulation: a cervical appraisal and review of the literature. JMPT 7(4):243–249

Cramer A, Doering J, Gutmann G (1990) Geschichte der manuellen Medizin. Springer, Berlin Heidelberg New York Tokyo

Deyo RA, Tsui-Wu YJ (1987) Descriptive epidemiology of low back pain and its related medical care in the United States. Spine 12(3):264–268

Di Fabio R (1986) Clinical assessment of manipulation and mobilisation of the lumbar spine. A critical review of the literature. JAPT 66(1):51–54

Dvořák J (1982) Manuelle Medizin in den USA im Jahre 1981. Manuelle Medizin 20:1–7

Dvořák J (1983) Manuelle Medizin: Ausbildung und Forschung in den USA. Schweiz Ärztezeitung 64:1789–1794

Dvořák J, Dvořák V (1990) Checkliste Manuelle Medizin. Thieme, Stuttgart New York

Dvořák J, Dvořák V (1991) Manuelle Medizin, Diagnostik, 4. überarb u erw Aufl. Thieme, Stuttgart New York

Dvořák J, Orelli F (1982) Wie gefährlich ist die Manipulation der Halswirbelsäule. Manuelle Medizin 20:44–48

Dvořák J, Panjabi MM (1987) The functional anatomy of the alar ligaments. Spine 12:183–189

Dvořák J, Dvořák V, Schneider W (1984) Manuelle Medizin 1984. Erfahrungen der internationalen Seminararbeitswoche in Fischingen/Schweiz. Springer, Berlin Heidelberg New York Tokyo

Dvořák J, Fröhlich R, Penning L, Baumgartner H, Panjabi M (1988) Functional radiographic diagnosis of the cervical spine: Flexion/Extension. Spine 13:748–755

Dvořák J, Gauchat MH, Valach L (1988a) The outcome of surgery for lumbar disc herniation. I. A 4–17 year follow-up with emphasis on somatic aspects. Spin 13:1418–1422

Dvořák J, Schneider E, Seldinger P, Rahn B (1988b) Biomechanics of the cranio-cervical regime, the alar and transvers ligaments. J Orthop Res 6:452–461

Dvořák J, Graf-Baumann T, Pszolla M, Sitzer G (1990) Manuelle Medizin Ärzteinformation über die Integration der Manuellen Medizin (Chirotherapie) im klinischen Alltag in Deutschland, der Schweiz und Österreich 1990. Bertelsmann Stiftung, Gütersloh

Dvořák J, Graf-Baumann T, Gilliar W, Sitzer G, Mohn L (1991) Manuelle Medizin in den USA 1991. Manuelle Medizin 29:73–76

Fröhlich R (1984) 25 Jahre SAMM 1959–1984. Springer, Berlin Heidelberg New York

Frumkin LR, Baloh RW (1990) Wallenbergs syndrome following neck manipulation. Neurology 40:611–615

Frymoyer JW, Pope MM, Clements JC et al. (1983) Risk factors in low-back pain. An epidemiological survey. J Bone Int Surg 65A:213–218

Godfrey MC, Morgan PP, Schatzker J (1984) Randomized trial of manipulation for low back pain in a medical setting. Spine 9(3):301–304

Hadler NM, Curtis P, Gillings DB, Stinnett S (1987) A benefit of spinal manipulation as adjunctive therapy for acute low back pain: A stratified controlled trial. Spine 12:703–706

Heffner JE (1985) Diaphragmatic paralysis following chiropractic manipulation of the cervical spine. Arch Intern Med 145:562–565

Howald H (1984) Morphologische und funktionelle Veränderungen der Muskelfasern durch Training. Schw Zeitsch Sportmedizin 31:5–14

Hsieh CHJ, Phillips RB, Adams AH, Pope MH (1992) Functional outcome of low back pain: comparison of four treatment groups in a randomized controlled trial. J Manip and Psychiol Therap 15(1):4–9

Janda V (1979) Muskelfunktionsdiagnostik. Fischer, Leueren

Kehr P, Mitteau M, Steib JP, Sengler J (1989) Rotationsluxation C1/C2 nach chiropraktischer Manipulation bei einer jungen Patientin. Manuelle Medizin 27:11–13

Koes BW, Bounter LM, Mameren M, Essers HM, Verstegen GM, Hofhuizen M, Houben JP, Knipschild PG (1992a) The effectiveness of manual therapy, physiotherapy, and treatment by the general practitioner for nonspecific back and neck complaints. Spine 17:28–35

Koes BW, Bounter LM, Mameren M, Essers HM, Verstegen GM, Hofhuizen M, Houben JP, Knipschild PG (1992b) A blinded randomized clinical trial of manual therapy and physiotherapy for chronic back and neck complaints: physical outcome measures. J Manip and Physiol Therap 15:16–23

Levit K (1992) Manuelle Medizin. Johann Ambrosius Barth, Leipzig Heidelberg

Martienssen J, Nilsson N (1989) Cerebrovascular accidents following upper cervical manipulation: The importance of age, gender and technique. AJCM 2(4):160–163

Meade TW, Dyer S, Browne W, Towsend J, Frank AO (1990) Low back pain of mechanical origin: randomised comparison of chiropractic and hospital outpatient treatment. Br Med J 300:1431–1437

Nachemson AL (1991) Spinal disorders. Overall impact on society and the need for orthopedic resources. Acta Orthop Scand 62 (Suppl 241):17–22

National Center for Health Statistic (1981) Prevalence of Selected Impairment, United States 1977 DMMS Publication (P.M.S.), Hyattsville, Maryland Series 10, No 134, 1981

National Center for Health Statistics (1986) Physiotherapy office visits: National Ambulatory Medical Care Survey: United States 1980–81. Advance Data from vital and health Statistics, No 120, Hyattsville, MD July 11, 1986

Neumann HD (1989) Manuelle Medizin. Eine Einführung in Theorie, Diagnostik und Therapie, 3. überarb u erg Aufl. Springer, Berlin Heidelberg New York

Panjabi M, Dvořák J, Duranceau J, Gerber M, Yamamoto I (1988) Threedimensional movements of the upper cervical spine. Spine 13:717–726

Panjabi M, Tech D, Dvořák J, Cvisco III J, Oda T, Wang P, Grob D (1991) The role of alar ligaments in the three-dimensional stability of the upper cervical spine. Part I axial rotation. J Orthop Res 9:584–593

Patijn J (1987) Report registration system, I. evaluation, treatment and carts in manual medicine. Fondation for Manual Medicine, Eindhoven

Patijn J (1991) Effects of manual medicine on absenteeism. J Manual Med 6:49–53

Postacchini F, Facchini M, Palieri P (1988) Efficacy of various forms of conservative treatment in low back pain. Neuro-Orthopedics 6:353–406

Sato A (1975) The Somato-sympathetic reflexes: their physiological and clinical significance. 1975 National Inst of Neurological and Communicative Disorders and Stroke. Monograph no 15:163–172

Sloop PR, Smith DS, Goldenberg E, Dore C (1982) Manipulation for chronic neck pain. A double blind controlled study. Spine 7(6):532–535

Spengler D, Bigos S, Marlin A (1986) Back injuries in industry: A retrospective study. Spine 11:241–245

Spring H, Illi U, Kunz HR, Röthlin K, Schneider W, Tritschler T (1988) Dehn- und Kräftigungsgymnastik. Thieme, Stuttgart New York

Schmitt HP (1991) Zur Morphologie und Pathomechanik der Komplikation der Manualtherapie unter besonderer Berücksichtigung der anatomischen Struktur der Halswirbelsäule. Manuelle Medizin 29:57–66

Schneider E (1985) Grundlagen, Möglichkeiten und Grenzen der Manuellen Medizin. Manuelle Medizin: Wertigkeit für die Rheumatologie. Akt Rheumatol 10:183–185

Schneider W, Dvořák J, Dvořák V, Tritschler Th (1989) Manuelle Medizin, Therapie, 2. überarb Aufl. Thieme, Stuttgart New York

Tilscher M, Eder M (1985) Manuelle Therapie. Akt Rheumatol 10:73–77

Tilscher H, Graf-Baumann T (1991) Bertelsmann-Stiftung, Projekt „Manuelle Medizin". Manuelle Medizin 28:105–106

Travel JG, Simons DG (1983) Myofascial pain and dysfunction. The trigger point manual. Williams & Wilkins, Baltimore

Weber J, Berthold F, Brenke H, Dietrich L (1985) Die Bedeutung muskulärer Dysbalancen für die Störung der arthromuskulären Beziehungen. Med u Sport 25:149–151

Wolf HD (1988) Neurophysiologische Aspekte der manuellen Medizin, 2. Aufl. Springer, Berlin Heidelberg New York Tokyo

Wolf HD (1989) Akute Wurzelkompression durch zervikale Bandscheibensequester und gezielte Handgrifftherapie. Manuelle Medizin 145:562–565

Wyke BD (1979) Neurology of the cervical spine joints. Physiotherapy 65:72–78

Wyke BD, Polacek P (1975) Articular neurology – the present position. J Bone Jt-Surg 57-B:401

Aktuelle Aspekte medikamentöser Therapie in der Neuroorthopädie

TH. W. KALLERT

Einleitung

Unter den Behandlungsverfahren neuroorthopädischer Erkrankungen und Syndrome hat die medikamentöse Therapie gegenüber operativen, krankengymnastischen, manualmedizinischen und physikalisch-therapeutischen Maßnahmen einen eher geringen Stellenwert inne. Verdeutlicht wird dies beispielsweise durch entsprechende Beiträge in neurologischen Therapie-Lehrbüchern (Brandt et al. 1987; Flügel 1987a; Mertens u. Rohkamm 1990), die diese Thematik jeweils mittels einer knappen, klar gegliederten Darstellung weniger ausgewählter Arzneimittelgruppen abhandeln. Hervorgehoben wird dabei insbesondere der überwiegend auf klinischer Erfahrung und weniger auf wissenschaftlichen Erkenntnissen basierende (Grobe 1989), symptomgerichtete Einsatz von Medikamenten, der rasch verfügbar und mit klar erkennbaren Problemen behaftet erscheint. Auf dem Hintergrund der hohen klinisch-praktischen Relevanz wird diese Einschätzung gerade der möglichen Komplexität medikamentöser Therapie in der Neuroorthopädie nicht hinreichend gerecht, was folgende Ausführungen aus nervenärztlicher Sicht zu zeigen versuchen.

Indikationsstellung zur medikamentösen Therapie

Vor Einleitung einer medikamentösen Therapie ist eine sorgfältige Abklärung mehrerer patientenbezogener und -immanenter Variablen geboten, die – jede für sich genommen – verschiedene Modalitäten dieser Behandlung entscheidend beeinflussen können. Eine dem Rechnung tragende systematische Aufgliederung dient der generellen Entscheidungstransparenz ebenso wie der Berücksichtigung individueller Besonderheiten des einzelnen Patienten.

Neuroorthopädische Befunderhebung und Klärung der Ätiopathogenese

Diagnostik und Differentialdiagnostik neuroorthopädischer Syndrome (Kügelgen 1989; Mumenthaler 1990; Paal 1985; Stöhr u. Riffel 1988, 1989) mittels klinischer Untersuchung und apparativ-diagnostischer Methoden (s. Beiträge von Ludin u. Wackenheim in diesem Band) sind unerläßliche Voraussetzung der Behandlung des

B. Kügelgen (Hrsg.)
Neuroorthopädie 5

Kranken. Gerade die Klärung der Ätiopathogenese ist für die Wertigkeit der medikamentösen Therapie sehr bedeutsam. Beantwortet werden können hierdurch die Fragen, ob ein kausaler (Bsp. Radikulitiden bei Neuroborreliose) oder symptomatischer Angriffspunkt von Medikamenten gegeben ist und ob der Einsatz derselben als zentrales oder unterstützendes Therapieelement – wichtig z. B. für Aufklärung und Mitarbeit des Patienten – angesehen werden muß.

Beurteilung von Erkrankungsdauer, -stadium und allgemeinen Therapiebedingungen

Insbesondere für die lumbale Bandscheibenerkrankung sind hohe Raten über Jahre hin chronifizierter Beschwerden – bei konservativ wie operativ behandelten (Dvořák et al. 1988a; Nykvist et al. 1989) Patienten – in Follow-up-Studien gut belegt. Sicherlich ist das Ausmaß variabel, kann aber z. B. beim Postdiskektomiesyndrom Grad III (Krämer J. u. Fett 1991) starke Dauerschmerzen bedeuten und Erwerbsunfähigkeit wie einen Grad der Behinderung von 100 % bedingen. Hieraus ergeben sich natürlich für die medikamentöse Therapie – zumal unter Berücksichtigung bisheriger Maßnahmen – hinsichtlich Präparatewahl, Dosierung und Dauer des Einsatzes andere Konsequenzen als bei der Behandlung einer erstmals aufgetretenen akuten Lumbago. – Bei stationärer Behandlung und engmaschiger klinischer Überwachung speziell möglicher Nebenwirkungen sind – auch initial – vor allem bei Analgetika und Psychopharmaka (Linden u. Geiselmann 1984; Benkert u. Hippius 1992) höhere Dosierungsbereiche verfügbar als unter ambulanten Bedingungen.

Frühere Erkrankungen und Begleiterkrankungen

Zur Beurteilung von Kontraindikationen verschiedener Medikamente und Gefährlichkeit etwaiger unerwünschter Arzneimittelwirkungen sind eine gezielte Anamneseerhebung dieser beiden Bereiche und gegebenenfalls die Durchführung einer internistischen Untersuchung unverzichtbar. Zur Illustration seien an dieser Stelle nur die Beurteilung des venösen Thromboembolierisikos vor Immobilisation und die Abschätzung der Floridität einer Ulkuserkrankung vor dem Einsatz nichtsteroidaler und steroidaler Antiphlogistika genannt. Häufigere klinische und laborchemische Kontrolluntersuchungen können aus den erhaltenen Erkenntnissen ebenso folgen wie die Notwendigkeit einer Monotherapie und oraler Applikationsform sowie die besondere Beachtung möglicher Interferenzen zwischen Medikamenten.

Medikamentenanamnese und vegetative Anamnese

Einerseits muß sichergestellt sein, daß die zu wählende Medikation mit der – vorwiegend wegen Begleiterkrankungen – bereits durchgeführten (Bsp. Antikoagulation, Phasenprophylaxe affektiver Psychosen mit Lithium, orale Antidiabetika) nicht derart interferiert, daß sich nachteilige Wirkungen für den Patienten ergeben könnten. Dies rechtfertigt detailliertes Nachfragen ebenso wie andererseits die Feststellung eines Abusus oder einer Abhängigkeit (Feuerlein 1987) von Analgetika, Benzodiazepinen oder Alkohol. Wegen der Konsequenzen für diagnostische Beurteilung und verschiedene Modalitäten der medikamentösen Therapie kann bei unverkennbaren Verheimlichungstendenzen seitens des Patienten eine Befragung von Angehörigen oder früher konsultierten Kollegen zu dieser Thematik sehr nützlich sein. – Einfluß auf die Präparatewahl haben insbesondere der vegetativen Anamnese zuzurechnende Angaben über allergische Reaktionen, Schlafstörungen und gastrointestinale Beschwerden.

Psychischer Befund

Die Erhebung eines ausführlichen psychischen Befundes ist im Hinblick auf die Einleitung einer medikamentösen Therapie aus mehreren Gründen dringlich anzuraten. Am wichtigsten scheint die Erkennung von Grundkrankheiten, die gemeinsam Gehirn, Rückenmark und Wirbelsäule befallen (Kügelgen 1984, 1985). Diagnostisch wegweisend kann hier eine hirnorganische Beeinträchtigung sein, die – so bei der kausal medikamentös behandelbaren funikulären Spinalerkrankung (Wieck u. Herklotz 1972) – der Manifestation anderer Krankheitssymptome vorauslaufen kann. Für den Patienten in gleicher Weise – z. B. unter Berücksichtung der erheblichen Suizidgefährdung – bedeutsam ist die Diagnose im engeren Sinn psychiatrischer Krankheitsbilder, vor allem sog. endogener Psychosen, bei denen durchaus körperliche, dem neuroorthopädischen Spektrum zuzurechnende Beschwerden als hervorstechende Symptome berichtet werden können (Huber 1987; Kröber 1985; Kügelgen 1984). Der Behandlungsschwerpunkt liegt hier auf der differenzierten Gabe von Psychopharmaka (Benkert u. Hippius 1992), ergänzt durch verschiedene andere psychiatrische und psychotherapeutische Behandlungsansätze.

Aus der Würdigung des psychischen Befundes bei Schmerzpatienten ergeben sich ebenfalls entscheidende therapeutische Weichenstellungen. Bedeutsam ist zum einen eine frühe Differenzierung psychogener und organischer Schmerzpatienten. Hierfür erwiesen sich die Resultate von Untersuchungen mit Persönlichkeitsfragebögen als nicht hinreichend befriedigend. Erfolgversprechender erscheinen auch für den psychosomatisch nicht geschulten Arzt Anamneseparameter, die durch zwei jüngst publizierte einfache Fragebogenverfahren (Egle et al. 1991) Erweiterung finden können. Folgende Kriterien sprechen nach Adler (1981) und Radvila (1986) für ein psychogenes Schmerzsyndrom: Fehlende Abhängigkeit von der Willkürmotorik, Fehlen schmerzverstärkender bzw. schmerzlindernder Faktoren, Fehlen schmerzfreier Intervalle, vage Lokalisation, inadäquate Affekte, atypische Reaktion auf Medikamente. Ohne psychosomatischen Rückenbeschwerden (vgl. Isermann 1984) das Wort reden zu wollen – spezifische Konfliktätiologien wurden auch kürzlich (Franz 1992) wieder als unwahrscheinlich erachtet –, sei an dieser Stelle noch der Hinweis gestattet, daß nach Franz (1992) speziell zwei Fragen oft einen ersten Rückschluß auf die Psychogenese eines chronischen Schmerzsyndroms erlauben: 1. In welcher biographischen Situation traten die Beschwerden erstmalig auf? 2. Mit welchen Personen bestehen aufgrund der Krankheitssymptome Spannungen oder Schwierigkeiten?

Immer neue diagnostische und therapeutische Maßnahmen auch eingreifenden Charakters könnten durch die Beachtung der aufgeführten Aspekte in der Frequenz deutlich reduziert werden; medikamentöser Therapie – speziell mit Psychopharmaka – kommt dann nur unterstützender Stellenwert zu.

Zum anderen dürfen Auswirkungen chronischer heftiger Schmerzen auf den psychischen Befund des Patienten nicht vernachlässigt werden. Denn bei dieser Konstellation kann sich die „normale" Schmerzwahrnehmung zu einem intensiven und quälenden Schmerzerleben ausweiten, welches den Betroffenen völlig ausfüllen und in seiner Persönlichkeit deformieren, depressive Verstimmungszustände hervorrufen, ja bis in die Suizidalität treiben kann. Der Einsatz von Psychopharmaka ist hier auch aus forensischen Gründen unentbehrlich.

Beachtung psychosozialer Faktoren

Der Behandlungserfolg von Patienten mit Rückenbeschwerden ist unstrittig nicht nur von der konservativen Therapie oder von der Operationstechnik abhängig (Stauffer 1990), sondern auch von psychosozialen Faktoren. Als Einfluß nehmend können Persönlichkeitsmerkmale (Dvořák et al. 1988 b; Stauffer 1990), Krankheitsbewältigungsstrategien, Konfliktverarbeitungsmuster (Brücher u. Longinus 1991; Stauffer 1990; Valach et al. 1988) und die aktuelle Lebenssituation (Dvořák et al. 1988 b; Stauffer 1990; Valach et al. 1988) angesehen werden. Auf die Darstellung einzelner bisheriger Forschungsergebnisse zu den genannten Bereichen muß an dieser Stelle zwar aus Platzgründen verzichtet werden. Übertragen auf die medikamentöse Therapie läßt sich aber feststellen, daß deren Akzeptanz beispielsweise sowohl von Vorerfahrungen des Patienten oder seiner Angehörigen/Bekannten mit verschiedenen Arzneimitteln, verbreiteten Vorurteilen, z. B. gegenüber Psychopharmaka, sowie der Bereitschaft und Offenheit des Patienten gegenüber fachkompetenten Erklärungsansätzen und Empfehlungen abhängt.

Beurteilung von Compliance, Erwartungen und Ansprüchen des Patienten

Speziell die orale Applikation von Medikamenten setzt eine durchaus auch längerfristige, aktive und eigenverantwortliche Mitarbeit des Patienten voraus. Bei niedrig einzuschätzender Compliance (Peters 1990) und hoher Dringlichkeit der Medikamenteneinnahme muß einerseits in jedem Fall vom Arzt verstärkte Aufklärungsarbeit betreffend Indikation und Nebenwirkungen der medikamentösen Therapie geleistet werden; andererseits kann hierdurch auch die Entscheidung für eine andere Applikationsform oder für eine Einbeziehung von Angehörigen in die Therapieüberwachung mitbegründet werden.

Erwartungen und Ansprüche der Patienten, die oft auf eine rasche Beschwerdefreiheit oder -linderung gerichtet sind, verdienen ebenso wie deren Krankheitskonzepte eine unvoreingenommene, ernstnehmende und nüchtern-sachliche Würdigung und Erwiderung. Auf diesem Hintergrund muß beispielsweise beim Einsatz von Antidepressiva und Neuroleptika auf den verzögerten Wirkungseintritt und die anfänglichen somatischen Nebenwirkungen (Benkert u. Hippius 1992) hingewiesen werden; generell bedarf die Wirkungsweise jeder vorgeschlagenen Medikation einer kurzen verständlichen Erläuterung.

Abschließende Bemerkungen zur Indikationsstellung

Selbstverständlich sind nicht alle aufgeführten Aspekte bei jedem Patienten von gleicher Wichtigkeit. Manches wird auch nicht ausdrücklich exploriert, schwingt aber in der Einschätzung des Kranken und der Begründung von Therapieempfehlungen sehr wohl mit, hat durchaus auch Auswirkungen auf Gesamtbehandlungskonzept und längerfristigen Behandlungsverlauf. Insgesamt erscheint die Indikationsstellung zur medikamentösen Therapie in der Neuroorthopädie eher schwierig, erfordert kritisch-differenzierende Abwägung und mahnt aufgrund möglicher Komplexität, die durch die Vielfalt verfügbarer Medikamente noch erhöht wird, zu besonderer Sorgfalt.

Aspekte der Therapie mit ausgewählten Arzneimittelgruppen

Nachfolgende Ausführungen erheben keinen Anspruch auf vollständige Berücksichtigung aller bei neuroorthopädischen Syndromen anwendbaren Pharmaka. Im Vordergrund steht die symptomatische, vor allem Schmerz- und Muskelverspannungen beeinflussende pharmakologische Behandlung. Diese erfolgt überwiegend nebenwirkungsgeleitet (Brune GG 1987; Klieser 1990), woraus sich ein Schwerpunkt der Darstellungen ergibt. Angestrebt wird auch nicht, allgemeingültige Therapieempfehlungen zu geben; vielmehr soll die Notwendigkeit einer auf die individuellen Besonderheiten des einzelnen Patienten abgestimmten Entscheidung betont werden.

Analgetika

Unter der Vielfalt am Schmerzgeschehen beteiligter neuronaler Systeme läßt sich eine grobe Differenzierung vornehmen in Nozizeptoren und periphere nozizeptive Afferenzen sowie spinale und zerebrale schmerzleitende, -kontrollierende und -verarbeitende Systeme (Struppler 1987). Während auf spinaler Ebene die Wirkung verschiedener Neurotransmitter (Aschoff 1987; Zieglgänsberger 1987) auf die Schmerzleitung (Bsp. Glutamat exzitatorisch; Serotonin, Dopamin und GABA inhibitorisch) bekannt ist, liegen über zerebrale Einflüsse wenige Erkenntnisse vor. Die Komplexität vergrößert haben Ergebnisse der Rezeptorforschung, die zunehmend selektive, funktionell unterschiedliche Wirkungsweisen von Neurotransmittern deutlich werden lassen.

Die derzeit praktikable analgetische medikamentöse Therapie ist an Resultaten neurowissenschaftlicher Grundlagenforschung nur teilweise orientiert; ein neuerer, dementsprechender Angriffspunkt sind spezielle Antagonisten nozizeptiver Transmission (Bsp. Baclofen als GABA-B-Rezeptor-Agonist). Für die klinische Entscheidung nicht unerheblich ist zwar die Höhenlokalisation der Schädigung im neuronalen schmerzleitenden und -verarbeitenden System (Bsp. Wurzelschädigung vs. Thalamusläsion), dominierend sind aber Fragen nach Dauer, Intensität und Fluktuationen des Schmerzes.

Insofern ist die aufgrund unterschiedlicher pharmakodynamischer Wirkungsprofile und Wirkprinzipien erklärte Einteilung in antipyretische (schwach wirksame) und Opioidanalgetika auch als klinische Leitlinie unverändert hilfreich und berechtigt. Unstrittiger Indikationsschwerpunkt von Substanzen aus beiden pharmakologischen Gruppen sind akute Schmerzzustände. An einzelnen Substanzen werden bei neuroorthopädischen – vor allem akuten radikulären – Syndromen (Christiani 1985; Dittmann u. Rohkamm 1990; Grobe 1989; Witt u. Mayr-Pfister 1987) insbesondere Paracetamol und Azetylsalizylsäure (ASS) sowie Pentazozin, Tramadol, Tilidin und Naloxon empfohlen. Bezüglich der Anwendung ist auf die Erfordernis einer ausreichenden, z. B. anhand eines Zeitschemas durchzuführenden Dosistitrierung und zeitlichen Limitierung ebenso hinzuweisen wie auf die Suffizienz oraler Verabreichung. Die genannten antipyretischen Analgetika werden gastrointestinal schnell und nahezu vollständig resorbiert, die orale Opiatgabe birgt im Vergleich zur intravenösen Gabe ein geringeres Risiko der Toleranzentwicklung (Walsh 1984).

Beachtung von Kontraindikationen, Kenntnis des Nebenwirkungsspektrums der verschiedenen Analgetika sowie der Wechselwirkungen mit anderen Pharmaka sind selbstverständliche Voraussetzungen klinischer Pharmakotherapie (vgl. Rote Liste 1992). Bei den antipyretischen Analgetika treten unerwünschte Wirkungen, z. B. bei ASS, im analgetischen Dosierungsbereich in einer Häufigkeit von bis zu 10 % (Hackenthal 1985) auf. Im Vordergrund stehen gastrointestinale Störungen wie Übelkeit, Erbrechen, Magenschmerzen, Mikroblutungen der Magenschleimhaut, Verlängerungen der Blutungszeit, reversible Nierenfunktionsstörungen sowie – zwar seltener, aber bedrohlicher – Intoleranz- bzw. Überempfindlichkeitsreaktionen, worunter auch Blutbildveränderungen und Thrombozytopenien gefaßt werden können. Eine bekannte Analgetikaintoleranz gilt ebenso als Kontraindikation wie – unschwer aus den Nebenwirkungen abzuleiten – Asthma bronchiale, floride Ulkuserkrankung, hämorrhagische Diathese, Niereninsuffizienz, Gicht und Leberfunktionsstörungen. Wegen erhöhter Blutungsgefahr sind Wechselwirkungen mit Antikoagulantien und Kortikosteroiden zu berücksichtigen. Bei Kombination mit nichtsteroidalen Antiphlogistika sind zumindest für ASS Wirkungs- und Nebenwirkungsverstärkungen beschrieben; weniger bekannt ist die verstärkte hypoglykämische Wirkung von Sulfonylharnstoffen und die verstärkte diuretische Wirkung von Furosemid bei gleichzeitiger Gabe von ASS. Bei Kombination mit „zentral dämpfenden" Substanzen (Alkohol ausdrücklich einzuschließen) sind Wirkungsverstärkungen möglich, die z. B. auf die Fahrtüchtigkeit erhebliche Auswirkungen haben könen. Vermehrt Leberschäden treten bei Kombination von Paracetamol mit leberenzyminduzierenden Arzneimitteln (neurologisch bedeutsam: Antiepileptika) auf.

Als wesentliche Nebenwirkungen von Opioidanalgetika sind aufzuführen: Übelkeit, Erbrechen, Obstipation, Sedation, Atemdepression, orthostatische Regulationsstörungen und Veränderungen der kognitiven und sensorischen Leistungsfähigkeit. Kontraindikationen sind erhöhter Hirndruck, Ateminsuffizienz, Colitis ulcerosa, akute Pankreatitis und Opioidabhängigkeit. Bei bestehender Abhängigkeit können beim Einsatz gemischt agonistisch-antagonischer Stoffe Entzugserscheinungen auftreten. Bei gleichzeitigem Einsatz zentral dämpfender Pharmaka und Alkohol sind Wirkungsverstärkungen dieser Substanzen bekannt, während z. B. für Phenytoin ein Wirkungsverlust berichtet wird.

Bei langfristigem Gebrauch von Analgetika treten spezielle Probleme auf, denen immer noch zu wenig Aufmerksamkeit geschenkt wird – trotz einer Zahl von mehr als 70 Mio. verkaufter Packungen Schmerzmittel pro Jahr in der BRD (Quelle: Deutsche Hauptstelle gegen die Suchtgefahren e. V., Jahresstatistik 1990). Die unter dem Begriff des (antipyretischen) Analgetikasyndroms (Duggan 1977) aufgeführten somatischen Folgen reichen von der bekannten Nephropathie (5% Risiko bereits ab ca. 5 Tabletten Analgetikapräparationen pro die) über gastrointestinale (Bsp. Magenulzera, -blutungen, Pankreatitis) und hämatologische (Bsp. verschiedene Anämieformen, Splenomegalie) Manifestationen bis zu kardiovaskulären Komplikationen (Bsp. Hypertonie), Beeinflussung von Schwangerschaft, Pigmentierung und vorzeitigem Altern (Hackenthal u. Wörz 1985). Aus neurologischer Sicht haben medikamentös induzierte Kopfschmerzen (Wallasch 1992), die bei 10–15% der Kopfschmerzpatienten bestehen, besondere Bedeutung. Ursächlich hierfür ist meist die mißbräuchliche, oft als Selbstmedikation ohne ärztliche Verordnung betriebene Einnahme analgetischer Mischpräparate, wobei peripher wirksame Analgetika mit psychotrop wirksamen Substanzen (Kodein, Koffein, Benzodiazepine, Barbiturate) kombiniert sind.

Psychiatrischerseits ist eine Abhängigkeit von Mischanalgetika – jedoch nicht von Reinsubstanzen mit Ausnahme des auch psychotrop wirksamen Phenacetin – bekannt, der chronische Schmerzzustände als ein Risikofaktor zugrundeliegen können. Die Diagnose einer Medikamentenabhängigkeit ist wegen der wenig eindeutigen Symptomatologie und der Verheimlichungstendenz der Patienten anerkanntermaßen schwierig. Neben eher objektiven und vom Patienten kaum manipulierbaren Kriterien wie Auffälligkeiten bei der körperlichen Untersuchung und im EEG, Suchtstoffnachweisen in Körperflüssigkeiten sowie der Erhebung einer „Fremd"-Anamnese ist die Exploration des Kranken selbst von hohem Wert. Als beinahe pathognomonisch gilt dabei, wenn der Patient mehrere Arzneimittel einer Suchtstoffklasse genau kennt, eventuell sogar Packungsgröße, Herstellerfirma, Tablettenform und -größe angeben kann (Poser 1987). Für den Arzt wesentlich ist zudem die Kenntnis typischer Entzugssymptome: psychomotorische Unruhe, Aggressivität, Schlafstörungen, vermehrtes Schwitzen, Übelkeit, Tachykardie, Fingertremor und Schmerzverstärkung (Dichgans 1987; Hackenthal u. Wörz 1985).

Während für sog. schwache Analgetika das Risiko einer Abhängigkeit noch unterschätzt wird, trifft für Opioidanalgetika bei Schmerzpatienten das Gegenteil zu, was sich für den Patienten als unzureichende Analgesie negativ auswirken kann. Speziell bei kombinierten Agonisten/Antagonisten kann zwar nicht von einem fehlenden Abhängigkeitspotential ausgegangen werden, dieses ist aber im

Vergleich zu Morphin jeweils deutlich niedriger (Hackenthal u. Wörz 1985), als Ersatzdrogen bei bestehender Abhängigkeit vom Morphintyp werden diese Substanzen – im Gegensatz zu Kodein (Frießem u. Täschner 1991) – kaum verwendet. Auch hier ist das Erkennen von Abhängigkeitsfällen schwierig, Miosis und oft schon aus der Verhaltensbeobachtung erkennbare psychische Abhängigkeit gelten als klinische Leitsymptomatik. Nur nach extrem hohen Dosen und selten treten bedrohliche Entzugserscheinungen auf: Hyperalgesie, Schlaflosigkeit, Mydriasis, Diarrhö, Piloerektion, Hyperventilation und allgemeines Unwohlsein (Poser 1987).

Wegen der nicht unbeträchtlichen Risiken bedarf die Therapie mit Analgetika insgesamt sicherlich einer intensiven ärztlichen Überwachung. Keinesfalls ist deshalb aber der Schluß zulässig, Patienten diese hochwirksamen Substanzen vorzuenthalten und z. B. vermehrt Plazebos (Definitionen s. Blanz 1991) zu verordnen. Diese stellen zwar einerseits eine sehr alte, in 30–40 % erfolgreiche und durch die Erhöhung endogener Endorphine in ihrem Wirkmechanismus biochemisch belegte (Fields u. Levine 1981; Henn 1984) Schmerzbehandlung dar. Andererseits sind Nebenwirkungen der Plazebotherapie von 30–40 % bekannt (Berndt u. Rohkamm 1990; Blanz 1990). Zudem besteht ärztlicherseits die Verpflichtung zu vollständiger Aufklärung über Chancen und Risiken einer Behandlung, die für die Plazebotherapie wissenschaftlich noch nicht hinreichend geklärt sind. Daher halten derzeit die meisten Autoren den Einsatz von Plazebo im klinischen Einzelfall lediglich als „Notintervention" – nicht als breit verwendbare oder längerfristige Maßnahme! – für legitim und ethisch vertretbar, insofern das Risiko der Behandlung ungleich niedriger ausfällt als das Risiko der Krankheit und wenn das Eintreffen positiver Plazeboreaktionen als „wahrscheinlich" angesehen werden kann (Blanz 1990).

Nichtsteroidale Antiphlogistika und Kortikosteroide

Bei Betrachtung des Ursachenspektrums neuroorthopädischer Syndrome (vgl. Neuroorthopädie 1–4) fällt eine geringe Häufigkeit entzündlicher Prozesse auf, die im wesentlichen auf rheumatische Erkrankungen und Radikulitiden mit identifizierbaren Erregern beschränkt sind. Letztere sind zum Teil kausal medikamentös therapierbar, bei ersteren ist die Indikation von Antiphlogistika nicht umstritten. Pharmakologisch handelt es sich bei Substanzen wie Phenylbutazon, Ibuprofen, Diclofenac und Indometazin um Säuren ohne spezifischen, bislang molekular definierbaren Rezeptor, die sich in Geweben mit erhöhter Kapillarpermeabilität anreichern und hohe Konzentrationen in bestimmten Organen (Blut, Knochenmark, Leber, Niere) aufweisen. Während die Halbwertszeiten differieren, ist die Resorption aller Substanzen bei oraler Applikation rasch und vollständig. Obwohl der Angriffspunkt der Antiphlogistika in den komplexen Interaktionen zwischen den verschiedenen Zelltypen im entzündeten Gewebe weiterer Erforschung bedarf (Brune K 1984, 1985), ist ihre analgetische Wirksamkeit unbestritten. Hierin gründet wohl auch die breite Indikationspalette bei akuten Schmerzsyndromen in der Neuroorthopädie. Dabei dürfte im Sinne eines gestuften Vorgehens der Einsatz erst in Betracht kommen, wenn sich übliche Analgetika in ausreichender Dosierung als unzureichend wirksam erwiesen haben.

Das Gebot des zurückhaltenden und zeitlich limitierten Einsatzes nichtsteroidaler Antiphlogistika, wobei Substanzen mit kurzer Verweildauer im Organismus zu bevorzugen sind, ergibt sich neben der fehlenden ätiopathogenetischen Begründung in erster Linie aus dem Nebenwirkungsspektrum dieser Substanzen (Brune K 1984; vgl. Rote Liste 1992). Dieses reicht von durch die Gabe von Suppositorien oder Einnahme von Antazida reduzierbaren gastrointestinalen (bis ca. 40%) und hämatopoetischen Störungen über Beeinträchtigungen von Leber- und Nierenfunktion, Hautreaktionen bis zu Kreislaufregulationsstörungen, Reizbarkeit, Müdigkeit, Schwindel und Kopfschmerzen. Bei Magen-Darm-Ulzera, bekannten hämatopoetischen Störungen, Schwangerschaft, Stillzeit und Intoleranzreaktionen auf Analgetika bestehen Kontraindikationen. Anwendungsbeschränkungen ergeben sich u. a. bei Herzinsuffizienz, schwerer Hypertonie, Lupus erythematodes und Niereninsuffizienz. Wesentliche Medikamenteninteraktionen bestehen in der verstärkten Wirkung von oralen Antikoagulantien und – klinisch weniger bedeutsam – oralen Antidiabetika, der Spiegelerhöhung von Lithium (Schou 1986) und Phenytoin, der verminderten Wirkung von Diuretika (Stumpe u. Overlack 1992) und Antihypertensiva sowie in Resorptionsveränderungen von Digitalispräparaten.

Auch bei nichtsteroidalen (analgetischen) Antiphlogistika macht die Vielzahl möglicher Komplikationen und Interaktionen engmaschigere klinische Kontrollen erforderlich. Zudem kann eine laborchemische Therapieüberwachung mittels Untersuchungen von Blutbild, Blutgerinnung, Elektrolyen, Leber- und Nierenfunktionswerten sowie mittels Spiegelbestimmungen von Blutzucker und verschiedenen Medikamenten erforderlich sein.

Die Gabe von Kortikosteroiden ist selbst bei rheumatischen Schmerzen nur als kurzfristige Strategie und bei strenger Indikationsstellung (hochaktive klinische Verlaufsform, vitale Komplikationen) gerechtfertigt. Eine 14tägige orale zirkadiane Applikation in absteigender Dosierung wird bei der akuten Bandscheibenerkrankung nur vereinzelt (Silby 1988) empfohlen. Wegen der systemischen Wirkung wird einer solchen Therapie überwiegend kein belangvoller Stellenwert im Rahmen der Schmerzbehandlung neuroorthopädischer Syndrome eingeräumt (Grobe 1989), so daß Nebenwirkungen, Kontraindikationen und Arzneimittelinteraktionen hier nicht ausführlich besprochen werden müssen. Hingewiesen sei lediglich auf die Gefahr einer Entzündungsausbreitung (bei Radikulitiden) und der Verschlechterung metabolischer, z. B. diabetisch bedingter Radikulopathien.

Trotz der schnellen und eindrucksvoll schmerzlindernden Wirkung parenteral applizierter Mischpräparate aus nichtsteroidalen Antiphlogistika und Kortikosteroiden muß erneut (s. z. B. Lemmel 1985) nachdrücklich festgestellt werden, daß es für die parenterale Injektion einer solchen fixen Kombination keine pharmakologische oder pharmakokinetische Begründung gibt. Zudem muß in die Aufklärung des Patienten – so die aktuelle oberste Rechtsprechung – auch die Unterrichtung über verschiedene Darreichungsmöglichkeiten eines Medikamentes einbezogen sein.

Hinsichtlich der lokalen Injektionsbehandlung (epidural, intradiskal, in kleine Wirbelgelenke) von Kortikosteroiden sind die Ergebnisse klinischer Studien widersprüchlich. Bei chronischen Schmerzen im HWS- und LWS-Bereich mit oder ohne radikuläre Syndrome sind – auch unter ambulanten Bedingungen (Hickey 1987) – Besserungen der Symptomatik (Stav et al. 1991) durch epidurale Kortikosteroidinjektionen ebenso beschrieben wie ein unzureichender Effekt dieses Behandlungsverfahrens (Andersen u. Mosdal 1987). Der intraartikulären Injektion in Facettengelenke wird bislang allenfalls der Rang einer unspezifischen Therapiemethode (Carette et al. 1991; Lilius et al. 1989) zugeschrieben, während für die intradiskale Injektion bei verschiedenen Schmerzsyndromen im LWS-Bereich in einer Studie (Ito et al. 1991) ein positiver Effekt berichtet wird. – Derzeit muß konstatiert werden, daß eine abschließende fundierte Würdigung dieser Therapieverfahren noch nicht vorgenommen werden kann.

Benzodiazepine

Unter den vielfältigen pharmakologischen Wirkungen der Benzodiazepine (Benkert u. Hippius 1992; Pöldinger 1987) stehen folgende für den Einsatz in der Neuroorthopädie im Vordergrund: Muskelrelaxation, Anxiolyse, Schlafanstoß und Sedierung. Hauptindikation sind somit schmerzhafte Muskelverspannungen und – durch die beruhigende und affektiv entspannende Wirkung – die einhergehende psychische Begleit- oder Folgesymptomatik. Wegen des weit besseren schmerzlindernden Effektes wird von vielen Autoren eine Kombination mit Analgetika oder nichtsteroidalen Antiphlogistika empfohlen (Dittmann u. Rohkamm 1990; Flügel 1987b; Larget-Piet 1986; Witt u. Mayr-Pfister 1987).

Die Klassifikation der Benzodiazepine erfolgt bislang nach ihrer Halbwertszeit (Benkert u. Hippius 1992; Oelschläger 1986), was intra- und interindividuelle Variabilitäten der Eliminationshalbwertszeit gerade auch der Metaboliten unberücksichtigt läßt. Eine Unterscheidung nach Wirkungs- und Nebenwirkungsprofilen ist erst in Ansätzen zu erkennen. Als wesentliche Nebenwirkungen aller Benzodiazepine müssen somit vor allem zu Beginn der Therapie und gehäuft bei älteren Menschen Müdigkeit, Schläfrigkeit, Konzentrationsschwäche und Einschränkungen der Aufmerksamkeit genannt werden. Durch Verlängerung der Reaktionszeit und Beeinträchtigung der visuomotorischen Koordination kann die Fahrtüchtigkeit herabgesetzt sein (Benkert u. Hippius 1992; Krämer G 1988). Allergische und paradoxe Reaktionen sind ebenso bekannt wie – vor allem bei höherer Dosierung – dysarthrische und ataktische Störungen sowie eine als unangenehm empfundene muskuläre Schwäche (Benkert u. Hippius 1992; Krämer G 1988). Als absolute Kontraindikation für Benzodiazepine gilt demnach die Myasthenia gravis, weitere Kontraindikationen sind das akute Engwinkelglaukom sowie eine bekannte Benzodiazepinabhängigkeit und -überempfindlichkeit. An medikamentösen Interaktionen ist die Potenzierung der Wirkungen von Alkohol (Klotz 1986), Opiaten, Barbituraten, Neuroleptika und Antidepressiva bedeutsam. [Speziell für die Neurotoxizität von Benzodiazepinen gibt eine jüngst publizierte Arbeit von Karkos (1991) einen ausgezeichneten Überblick.]

Bei Anwendung von Benzodiazepinen – vor allem mit relativ kurzer Halbwertszeit von ca. 12 h – über einen Zeitraum von mehr als 4 Wochen sind auch bei

Dosen im therapeutischen Bereich in einer Häufigkeit von ca. 10% – vor allem bei plötzlichem Absetzen – Entzugssymptome beobachtet worden (Schöpf 1985), deren Auftreten sich bei einer deutlich längeren Einnahme als 8 Wochen auf eine Häufigkeit von über 40% (Steinberg 1988) erhöht. Unklar ist jedoch noch, inwieweit alle Benzodiazepine in vergleichbaren therapeutischen Dosen mit dem gleichen Risiko von Absetzsymptomen (Salzman 1991) behaftet sind. Zu rechnen ist mit einem Spektrum von Symptomen, die kaum unmittelbar bedrohlich sind, aber dennoch eine – auch über viele Wochen anhaltende – erhebliche oder schwere Beeinträchtigung der Funktionstüchtigkeit des Patienten darstellen: 1. Schlafstörungen, 2. innere Unruhe, Angst, Spannung, Konzentrationsstörungen, 3. Depressivität und Gedächtnisstörungen, 4. perzeptuelle Störungen verschiedener Sinnesmodalitäten (Bsp. Hyperakusis, Makropsie, Überempfindlichkeit gegen taktile Wahrnehmungen), 5. Zittern, Schwitzen, Myalgien, Abdominalkrämpfe, 6. Depersonalisations- und Derealisationsphänomene, 7. Delirien, 8. zerebrale Krampfanfälle, vor allem nach hohen Behandlungsdosen und sehr langer Behandlungszeit (Benkert u. Hippius 1992; Harrer u. Goergen 1987; Schöpf 1985; Soyka et al. 1988). Das Auftreten von Absetzsymptomen, die sich in kurzzeitig auftretende Rebound- (1./2.), Rückfallsymptome (2./3., nach Art und Intensität ursprünglichen Krankheitsbeschwerden sehr ähnlich) und Entzugssymptome im eigentlichen Sinn (4.–8.) aufteilen lassen, ist zudem das definitorische Kriterium für die körperliche Abhängigkeit von Benzodiazepinen, die sich bei therapeutischen Dosen – man spricht von „low-dose-dependency“ (Poser 1987) – etwa nach 4 Monaten entwickelt (Salzman 1991). Zu erkennen ist diese nicht während der Behandlung, sondern einzig und allein durch probeweises Absetzen (Schöpf 1985). Eine Arbeitsgruppe der Amerikanischen Psychiatrischen Gesellschaft identifizierte kürzlich vier Personengruppen, die chronisch Benzodiazepine einnehmen (Salzman 1991). Dabei konnten klinisch kaum Patienten gefunden werden, die Benzodiazepine primär als Suchtmittel mißbrauchen, ohne gleichzeitig zur Gruppe der Polytoxikomanen zu gehören. Insbesondere betreiben über 50jährige Patienten mit körperlichen Erkrankungen, die oft mit chronischen Schmerzen und depressiven Symptomen einhergehen, keinen Medikamentenmißbrauch. – Die Identifizierung von Personengruppen, die eindeutig auch von einer längeren Benzodiazepin-Einnahme profitieren, ist ein gewichtiges Argument gegen eine pauschale Verurteilung dieser Medikamente. Pharmakologischerseits bestehen zudem Hinweise, daß insbesondere kurz wirksame Benzodiazepinderivate mit ausgeprägter Anxiolyse und hoher Rezeptoraffinität mißbräuchlich verwendet werden (Apelt et al. 1992).

Eine weitere Differenzierung – auch für die Beurteilung dieser Substanzen – erbrachte die für den Einsatz gerade in der Neuroorthopädie bedeutsame Etablierung von Substanzen wie Tetrazepam, das in vivo beim Menschen eine den bislang von Diazepam bekannten Effekten entsprechende, peripher am Muskel angreifende Wirkung besitzt, dabei aber nur eine relativ schwache zentral-sedierende Wirkung aufweist (Krämer G 1986, 1988). Während dieses Wirkprofil durch Benzodiazepin-Rezeptor-Bindungsstudien bislang (Keane et al. 1988; Simiand et al. 1989) nicht überzeugend erklärt werden kann, sind klinisch-neurophysiologische Parameter eindeutig. Gefunden wurden mehrere Effekte, die sich als dosisabhängig (ab 100 mg Tetrazepam pro die) und reversibel erwiesen: Verlangsamung motorischer und sensibler Nervenleitgeschwindigkeiten (Hopf 1973; Krämer G 1988); signifikante Verbreiterung der negativen Phase des Muskelantwortpotentials (Hopf u. Billmann 1973; Krämer G 1988); Verlängerungen der mechanischen und elektromechanischen Latenz sowie von Kontraktions- und Halbrelaxationszeit (Krämer G 1988); Abnahme des „Staircase"- oder Treppenphänomens (Krämer G 1988; Ludin u. Robert 1974); Zunahme der Muskelkraft, der zum Zeitpunkt der maximalen Kraftentfaltung einer ersten Kontraktion „aufgesetzten" zweiten Kontraktion (Krämer G 1988); die maximale isometrische Kraftentfaltung nimmt allenfalls gering ab (Krämer G 1988; Ludin u. Robert 1974). Als unklar muß angesehen werden, ob diese Wirkung dabei ganz oder teilweise über periphere Rezeptorstrukturen oder aber über eine unspezifische Beeinflussung von Membranen bzw. Änderung von Ionenpermeabilitäten zustande kommt (Krämer G 1988).

Tetrazepam ist seit mehr als 20 Jahren an verschiedenen neurologischen und orthopädischen Patientenkollektiven (Migeon 1970; Moise 1969; Tridon et al. 1969) erprobt, hat sich insbesondere bei Schmerzsyndromen im LWS-Bereich als rasch und hochwirksam (Arbus et al. 1990; Weber 1986) erwiesen. Über mißbräuchliche Verwendung gibt es – so der WHO-Report 1991 zum Thema Abhängigkeits- und Mißbrauchspotential von Benzodiazepinen – bislang kaum Mitteilungen.

Die heutzutage mögliche differenzierte Beurteilung von Benzodiazepinen rechtfertigt aber keinesfalls, generelle Anwendungsrichtlinien für diese Substanzen außer Kraft zu setzen. Zu empfehlen ist eine ausreichende, aber möglichst niedrige Dosierung mit abendlichem Schwerpunkt, der sich vor allem wegen der schlafanstoßenden Wirkung anbietet. Die Dosierung sollte zum frühestmöglichen Zeitpunkt – und zwar nicht abrupt! – reduziert und z. B. auf eine diskontinuierliche bedarfsweise Einnahme umgestellt werden (Harrer u. Goergen 1987). Während der Behandlung ist neben der Einnahmedisziplin zu überprüfen, ob sich Verhaltensauffälligkeiten, die den Verdacht einer Abhängigkeitsentwicklung begründen, manifestieren. Zudem ist auf eine Verschiebung des Indikationsschwerpunktes z. B. auf dysphorische oder subdepressive Verstimmungen zu achten, denen mit anderen Maßnahmen begegnet werden kann.

Antidepressiva

Die Therapie chronischer Schmerzen mit Psychopharmaka, insbesondere mit Antidepressiva und Neuroleptika, ist erst seit einigen Jahren fest etabliert. In dem weltweit ersten Workshop zu diesem Thema (1987) zeigte Kocher einleitend die unverändert gültigen Vorteile klar auf: Wirkungen auch bei Patienten, die auf übliche Analgetika nicht ansprechen; keine Gefahr der Abhängigkeit; Analgetikapotenzierung; Analgetikaeinsparung; Verhinderung von Analgetikamißbrauch. Die Indikation stellt sich – weitgehend unabhängig von der Ätiologie (Benkert u. Hippius 1992) – bei chronischen Schmerzzuständen gerade dann, wenn diese auf bisherige pharmakologische Behandlungen nicht angesprochen haben. Für den vorwiegenden Einsatz von Antidepressiva spricht deren Eingriffsmöglichkeit in den Circulus vitiosus, daß nämlich chronische Schmerzen zu Depression und Angst führen können, die ihrerseits wieder Schmerzen verstärken oder bedingen können. Durch Angriffspunkte an der serotonergen und noradrenergen Neurotransmission sowie an Opiatsystemen (Waldmeier 1987) kann auf neurochemischer Ebene die analgetische Potenz von Antidepressiva als ansatzweise befriedigend erklärt angesehen werden. Klinisch ist die analgetische Wirksamkeit mit einer Rate von über 80% bei vielen Krankheitsbildern gut belegt, wobei aus dem Bereich der Neuroorthopädie insbesondere Patienten mit Bandscheibenerkrankungen (Ladurner et al. 1983), lumbalen Rückenschmerzen und schmerzhaften Schultersyndromen (Kocher u. Müller 1987) untersucht wurden. Trizyklische Antidepressiva wie Amitriptylin, Clomipramin (Langohr et al. 1987), Imipramin und Doxepin wurden bislang bevorzugt empfohlen (Benkert u. Hippius 1992); unter Berücksichtigung spezieller Angriffspunkte am serotonergen und noradrenergen System scheint auch der Einsatz neuerer nebenwirkungsärmerer Substanzen (Serotonin-reuptake-Hemmer und reversible MAO-A-Hemmer) denkbar, aber klinisch noch nicht ausreichend belegt.

Für trizyklische Antidepressiva wird ein Dosierungsbereich von durchschnittlich 75 mg täglich für die orale Applikation angegeben (Benkert u. Hippius 1992; Kocher u. Müller 1987), der in Abhängigkeit von der Verträglichkeit mittels einer allmählichen Dosissteigerung über einige Tage hinweg erreicht werden sollte. Neben der im Vergleich zur antidepressiven Therapie etwa halbierten Dosierung ist bemerkenswert, daß die analgetische Wirkung von Antidepressiva schon nach wenigen Tagen – also nicht mit der bei der antidepressiven Therapie typischen Wirkungslatenz von 2–3 Wochen – beginnt (Benkert u. Hippius 1992; Kocher u. Müller 1987). Zur Gesamtdauer der Behandlung mit Antidepressiva sind keine verallgemeinernden Aussagen möglich. Schlagartiges Absetzen längerfristig gegebener Antidepressiva sollte wegen des möglichen Auftretens von Absetzerscheinungen (innere Unruhe, Schweißausbrüche, Nausea, Schlafstörungen) aber vermieden werden (Benkert u. Hippius 1992; Schmidt et al. 1988).

Trotz des eher niedrigen Dosierungsbereiches ist es in Anbetracht hoher individueller Unterschiede der Verträglichkeit geboten, Kontraindikationen strikt zu beachten. Für Antidepressiva mit anticholinerger Begleitwirkung (vor allem trizyklische Antidepressiva) sind dies: Störungen der Harnentleerung, Engwinkelglaukom, Pylorusstenose und Prostatahypertrophie. Selbst bei eher niedrig dosierten ambulanten Behandlungen mit Antidepressiva ist in knapp 5% vor allem im ersten Behandlungsmonat das Absetzen wegen unerwünschter Arzneimittelwirkungen erforderlich (Schmidt et al. 1988). Etwa ¼ der Patienten einer solchen Behandlungsgruppe klagte über Beschwerden aufgrund des eingenommenen Antidepressivums, wobei „Mundtrockenheit", „Müdigkeit", „Hautausschlag", „Schwindelgefühl", „Durstgefühle", „Verstopfung" und „Zittern" im Vordergrund stehen. An gravierenden Nebenwirkungen von Antidepressiva sind zu nennen: kardiovaskuläre Störungen (orthostatische Hypotonie, Erregungsleitungsstörungen), paralytischer Ileus, Harnsperren, Agranulozytose, zerebrale Krampfanfälle und delirante Syndrome (Benkert u. Hippius 1992; Rudolf u. Kuhs 1986). Unter den Interferenzen von trizyklischen Antidpressiva mit anderen Medikamenten (Kopera 1986) ist neben der Wirkungsverstärkung anderer zentral dämpfender Substanzen auf die Enzymhemmung für den Abbau von Cumarinen wie auf den synergistischen Effekt bei Kombination mit direkt oder indirekt wirkenden sympathomimetischen Stoffen hinzuweisen. Klinisch bedeutsam sind die Abschwächung der blutdrucksenkenden Wirkung von Clonidin, Guanethidin und Guanethidin-ähnlichen Präparaten sowie das Auftreten von Erregungszuständen bis hin zu deliranten Syndromen bei Kombination mit Anticholinergika (Benkert u. Hippius 1992; Kopera 1986). Interessant für eine gleichzeitige Gabe von Antidepressiva und Neuroleptika (s. folgenden Abschn.) ist eine Enzymhemmung durch das Neuroleptikum, was zu einem Anstieg der Plasmakonzentration des Antidepressivums führt (Benkert u. Hippius 1992).

Insgesamt erfordert die differenzierte Therapie mit Antidepressiva eine gute Kenntnis klinischer Psychopharmakologie, die auch notwendige Überwachungsmaßnahmen einschließt. Nicht nur für die Schmerzbehandlung ist dringend der Einsatz von jeweils nur *einem* Antidepressivum anzuraten, wobei ein bewährtes und dem Therapeuten aus seiner klinischen Praxis auch vertrautes Präparat den Vorzug erhalten sollte.

Neuroleptika

Ebenso wie bei den Antidepressiva ist für Neuroleptika in klinischen Studien, die verschiedene Krankheitsbilder mit überwiegend chronischen Schmerzen umfassen, ein analgetischer Effekt belegt (Kocher u. Müller 1987). Hingegen ist eine genaue Klärung der pathophysiologischen Mechanismen noch nicht erreicht. Neben einer opiatagonistischen Wirkung wurde vor allem eine aus der Dämpfung aktivierender Zentren in der Formatio reticularis resultierende Verminderung afferenter nozizeptiver Impulse diskutiert; zudem wurde über die dopaminantagonistische Aktivität von Neuroleptika eine Erhöhung der Endorphinspiegel festgestellt, die bereits auf spinalem Niveau eine Reduktion der Schmerztransmission bedingen könnte (Müller-Spahn u. Ackenheil 1987). Im Vordergrund des für chronische Schmerzzustände bedeutsamen klinischen Wirkprofils der Neuroleptika stehen sedativ-hypnotische, anxiolytische und möglicherweise antidepressive Effekte (Benkert u. Hippius 1982; Müller-Spahn u. Ackenheil 1987). Hierdurch kann eine Beseitigung der psychischen Fixierung auf das Schmerzerleben und eine Besserung begleitender ängstlich-depressiver Syndrome erreicht werden.

Für den klinischen Einsatz bei Patienten mit ausgeprägten, schwer beeinflußbaren chronischen Schmerzsyndromen sind daher die initial dämpfenden trizyklischen Neuroleptika – vor allem Phenothiazine – bedeutsam. Aufgrund der hohen Variabilität individueller Ansprechbarkeit sind keine Dosierungsempfehlungen möglich; die Dosierungen in den bislang zur Anwendung bei Schmerzpatienten publizierten Studien weichen kaum von den für die psychiatrische Pharmakotherapie gegebenen Empfehlungen ab (Benkert u. Hippius 1992). Bewährt ist ein abendlicher Schwerpunkt der Dosierung. Kombinationen eines trizyklischen Neuroleptikums mit einem Neuroleptikum anderen Wirkungsspektrums (z.B. Butyrophenonderivat) oder einem Antidepressivum (Franzek u. Beckmann 1990) haben gesamthaft betrachtet bei Schmerzpatienten keinen größeren Effekt als eine Monotherapie mit Antidepressiva oder Neuroleptika, führen aber zu einer Intensivierung psychotroper Effekte und erlauben den Einsatz niedrigerer Dosierungen für eine ausreichende Schmerzlinderung (Kocher u. Müller 1987). Kontraindikationen und Nebenwirkungen trizyklischer Neuroleptika (Benkert u. Hippius 1992; Feer 1987; Schmidt u. Grohmann 1990) sind denen trizyklischer Antidepressiva vergleichbar. Darüber hinaus kommen aber auch unter niedrig dosierten Neuroleptika (Benkert u. Hippius 1992; Lehmann et al. 1990; Schmidt u. Grohmann 1990) extrapyramidalmotorische Störungen, die natürlich muskuläre Verspannungen verstärken können, und Blutzellschäden vor. Dies macht eine entsprechende klinische Überwachung und Kontrollen des Blutbildes erforderlich (Benkert u. Hippius 1992). Zumindest erwähnt werden muß das maligne neuroleptische Syndrom, eine seltene, aber sehr gefährliche Komplikation, das in der Regel durch hochpotente Neuroleptika im mittleren bis oberen Standarddosierungsbereich ausgelöst wird (Pietzcker 1988; Spieß-Kiefer u. Hippius 1986). Unter den Interferenzen der Neuroleptika mit anderen Medikamenten (Kopera 1986) seien nur die für die Einnahmegewohnheiten wichtigen Komplexbildungen mit Fruchtsäften, Milch, Kaffee, Tee oder Antazida genannt. Es empfiehlt sich, mit der Einnahme des Psychopharmakons einen Abstand von wenigstens 2 h zu solch unverträglichen Stoffen einzuhalten.

Vitamin-B-Präparate

Unbestrittene Indikation für den Einsatz von Vitamin-B-Präparaten in der Neurologie sind Vitaminmangelzustände (vor allem B_1, B_6, B_{12}), die alle zu Polyneuropathien oder seltener zu Myelopathien (B_{12}) führen können und deshalb differentialdiagnostisch gegenüber neuroorthopädischen Syndromen in Erwägung zu ziehen sind. Empfohlen werden hierfür überwiegend parenterale Vitamingaben, wobei insbesondere bei schnellen i.v.-Injektionen auf das Auftreten von Überempfindlichkeitsreaktionen bis zum anaphylaktischen Schock geachtet werden muß. Weder zur Schmerzbehandlung noch zur Therapie radikulärer Syndrome wird in aktuellen neurologischen Therapie-Lehrbüchern (Brandt et al. 1987; Flügel 1987a; Mertens u. Rohkamm 1990) der Einsatz von Vitamin-B-Präparaten aufgeführt. Dem widersprechen die in der Roten Liste 1992 genannten Indikationen, die auch Lumbago, Zervikal- und Schulter-Arm-Syndrom einschließen, sowie die klinisch nachgewiesenen günstigen analgetischen Wirkungen bei Zervikobrachialgien (Dennert et al. 1976) und bei akuten lumbalen Schmerzsyndromen (Frommhold 1976), für die jüngst die analgetische Überlegenheit einer Kombination von niedrig dosiertem Diclofenac und Vitamin-B-Komplex gegenüber einer Monotherapie mit Diclofenac mitgeteilt wurde (Bruggemann et al. 1990). Aufgrund der nach wie vor strittigen Effektivität bleibt es m. E. bei der Empfehlung, allenfalls bei anhaltenden, starken Schmerzzuständen einen etwa auf 4 Wochen begrenzten Therapieversuch mit Vitamin-B-Komplex-Gaben – eventuell als Adjuvans – zu unternehmen. Eine unbedenkliche Vitamingabe begrenzt sich auch durch den Nachweis, daß Megadosen von Pyridoxin bei Menschen selbst Neuropathien verursachen können

(Schaumberg et al. 1983). Ob die derzeit in den USA propagierte, im Hinblick auf verschiedene Alterskrankheiten präventive Einnahme von Vitaminen zu einer veränderten Beurteilung der therapeutischen Wirksamkeit führen wird, muß abgewartet werden.

Carbamazepin

Bezogen auf Schmerzzustände ist Carbamazepin vor allem in der Neurologie (Hopf u. Krämer 1987) Mittel erster Wahl zur Behandlung von paroxysmalen Schmerzzuständen (Bsp. Trigeminusneuralgie), hat aber auch z. B. bei epikritischen Schmerzen im Rahmen einer Polyneuropathie (Wiethölter 1987) Bedeutung erlangt. Da es sich bei Erkrankungen der Wirbelsäule eher selten um echte Neuralgien handelt (vgl. Grobe 1989) und auch die Wirksamkeit bei radikulären Syndromen nicht eindeutig belegt ist, findet Carbamazepin – ebenso wie andere Antiepileptika – bei neuroorthopädischen Syndromen wenig Anwendung. Empfohlen wird der Einsatz allenfalls (Silby 1988) bei chronischen oder rezidivierenden Beschwerden von Bandscheibenpatienten, wobei hier unter den psychotropen Effekten (Blank 1990) insbesondere die affektiv stabilisierende und antidepressive Wirkung (Raptis et al. 1989) sowie das fehlende Abhängigkeitspotential die Indikationsstellung beeinflussen dürften. Wegen der beschränkten klinischen Relevanz in der Neuroorthopädie seien an Risiken der Carbamazepin-Behandlung nur häufige (ca. ⅓ der Fälle) akute dosisbezogene Nebenwirkungen, worunter neurotoxische Phänomene (Bsp. Schwindel, Müdigkeit, Verschwommensehen) dominieren, und schwerwiegende idiosynkratische Nebenwirkungen hämatologischer Art (Bsp. Agranulozytose) genannt (vgl. Sillanpää 1987). Bezüglich der Beeinflussung des Serumspiegels von Carbamazepin durch Medikamente oder deren Serumspiegel durch Carbamazepin sowie hinsichtlich der Veränderungen von Laborparametern durch Carbamazepin muß auf entsprechende Übersichten (Krämer G u. Hopf 1987) verwiesen werden.

Low-dose-Heparinisierung

Eine umfassende Beurteilung des individuellen venösen Thromboembolierisikos zugrunde gelegt, kann z. B. bei einer konsequenten 2–3wöchigen Stufenbettbehandlung die Reduktion der körperlichen Mobilität auf eine Gehstrecke von nur noch wenigen Metern die Indikation für eine Low-dose-Heparinisierung bedeuten. Neben der Durchführung diagnostischer Maßnahmen mit erhöhtem Blutungsrisiko (Bsp. Lumbalpunktion, EMG) vor Therapiebeginn sollte insbesondere auf eine individuelle Dosisanpassung geachtet werden, die am Körpergewicht (200 I.E. Heparin s.c/24 h/kg Körpergewicht), Thromboembolierisiko und pathologischen Gerinnungsparametern (Bsp. Antithrombin III) orientiert sein sollte. An Nebenwirkungen und Interaktionen (Bruhn 1989) scheint bedeutsam, daß die gleichzeitige Gabe von Azetylsalizylsäure zwar den antithrombotischen Effekt des Heparin steigert, aber auch zu häufigeren Blutungskomplikationen führt. – Neben der

Einleitung weiterer Maßnahmen zur Thromboembolieprophylaxe müssen die Grenzen der Low-dose-Heparinisierung, insbesondere die unzureichende Verhinderung thromboembolischer Komplikationen im arteriellen Bereich, berücksichtigt werden (Kallert 1992).

Schlußbemerkungen zu Behandlungskonzept und Patientenführung

Die medikamentöse Therapie in der Neuroorthopädie kann nur als Teil einer Gesamtbehandlung des einzelnen Patienten betrachtet werden. Auf diesen abgestimmt muß jeweils ein Behandlungskonzept erstellt werden, in dem die zeitliche Abfolge sowie die Kombination verschiedener therapeutischer Maßnahmen klar, aber keinesfalls schematisch festgelegt sein sollte. Neben der Beachtung bisher ausgeführter Gesichtspunkte läßt sich dieses Vorgehen für den Einsatz von Medikamenten noch an folgenden Beispielen verdeutlichen. Bei der analgetischen Therapie besteht die Möglichkeit zunächst in Abhängigkeit von der Schmerzintensität mit antipyretischen Analgetika oder Opioidanalgetika zu beginnen, bei mangelnder Schmerzlinderung dann Antiphlogistika einzusetzen und bei einer Chronifizierung der Beschwerden schließlich verstärkt auf Antidepressiva (oder Neuroleptika) zurückzugreifen. Insbesondere bei der Gabe von Analgetika, Antiphlogistika und Benzodiazepinderivaten ist neben der zeitlichen Limitierung auf die Notwendigkeit eines planvollen Reduzierens und Absetzens des Medikamentes hinzuweisen. An Kombinationen verschiedener genannter Pharmaka ist häufig die Anwendung eines Analgetikums/Antiphlogistikums und eines vor allem peripher angreifenden Benzodiazepinderivates (oder eines Vitamin-B-Präparates) erforderlich, wobei gleichzeitig noch eine Low-dose-Heparinisierung durchgeführt werden kann. Wie bei allen Kombinationen von Medikamenten gilt es auch hier, mögliche Dosiseinsparungen gegen erhöhte Nebenwirkungen abzuwägen.

Als erheblich bedeutsam für den Erfolg gerade auch der medikamentösen Therapie muß eine distanziert-einfühlsame Führung des Patienten (Kröber 1985) angesehen werden. Diese umfaßt neben einer transparenten Erläuterung der Gesamtbehandlung eine genaue Aufklärung über Notwendigkeit, Durchführung, Nebenwirkungen und Risiken einzelner therapeutischer Maßnahmen, wodurch der Patient eine positive kognitiv-emotionale Einstellung zu ihm vorgeschlagenen Therapieangeboten entwickeln kann. Soweit medizinisch vertretbar sollte der Patient bei einzelnen Modalitäten der Behandlung mitentscheiden können, was eine Betonung des eigenen Anteils an Verantwortlichkeit für die Genesung bedeutet (Brücher u. Longinus 1991). Generell sollte sich der Patient von einer Akzeptanz des Arztes getragen wissen, die auch seiner psychosozialen Situation und individuellen Krankheitsbewältigungsstrategien Raum gibt, was sich z. B. im Angebot einer begleitenden psychotherapeutischen Betreuung ausdrücken kann.

Zusammenfassung

Die Komplexität medikamentöser Therapie in der Neuroorthopädie wird anhand ausgewählter Aspekte aus nervenärztlicher Sicht verdeutlicht. Bereits die Indikationsstellung erfordert eine kritisch-differenzierende Abwägung mehrerer Variablen, worin auch psychosoziale Faktoren, Compliance, Erwartungen und Ansprüche des Patienten einzuschließen sind.

Bei der Darstellung verschiedener Arzneimittelgruppen liegt der Schwerpunkt auf den unerwünschten Wirkungen der Pharmaka, wobei auch bei längerfristigem Gebrauch sich manifestierende Probleme aufgezeigt werden. Neben dem Analgetikasyndrom werden beispielsweise Abhängigkeitsentwicklungen bei Mischanalgetika und die „low-dose-dependency" von Benzodiazepinen besprochen. Die zunehmend differenzierte Beurteilung und Einsatzmöglichkeit der letztgenannten Substanzgruppe wird unter Berücksichtigung neuer klinischer Forschungsergebnisse und derzeit verfügbarer Substanzen mit peripher am Muskel angreifender Wirkung nachgezeichnet. Diskutiert werden zudem Vor- und Nachteile der Therapie chronischer Schmerzsyndrome mit Antidepressiva und Neuroleptika. Kritisch wird zum Einsatz von Kortikosteroiden, Vitamin-B-Präparaten, Carbamazepin und Plazebos Stellung genommen. Ferner wird auf beachtenswerte Punkte bei der Low-dose-Heparinisierung hingewiesen.

Die Notwendigkeit der Einbettung medikamentöser Therapie in ein auf die individuellen Besonderheiten des einzelnen Patienten abgestimmtes Behandlungskonzept wird betont. Neben einer klaren Festlegung der zeitlichen Abfolge des Einsatzes von Medikamenten und möglicher Kombinationen verschiedener Pharmaka wird eine distanziert-einfühlsame Führung des Patienten als unverzichtbar erachtet.

Literatur

Adler R (1981) The differentiation of organic and psychogenic pain. Pain 10:249–252

Andersen KH, Mosdal C (1987) Epidural application of corticosteroids in low-back pain and sciatica. Acta Neurochir 87:52–53

Apelt S, Schmauss C, Emrich HM (1992) Psychopharmakologie und Klinik der Benzodiazepin-Abhängigkeit. Fortschr Neurol Pschiatr 60:104–109

Arbus L, Fajadet B, Aubert D, Morre M, Goldberger E (1990) Activity of Tetrazepam in low back pain. A double blind trial vs. placebo. Clin Tri J 27(4):258–267

Aschoff JC (1987) Neurotransmitter und Schmerz. In: Psychopharmaka bei chronischem Schmerz. Geigy Pharma, Basel

Benkert O, Hippius H (1992) Psychiatrische Pharmakotherapie, 5. vollständig überarb Aufl. Springer, Berlin Heidelberg New York Tokyo

Berndt S, Rohkamm R (1990) Behandlungsgrundlagen. In: Mertens HG, Rohkamm R (Hrsg) Therapie neurologischer Krankheiten und Syndrome. Thieme, Stuttgart New York, S 1–18

Blank R (1990) Antikonvulsiva und ihre psychischen Wirkungen – eine Übersicht. Fortschr Neurol Psychiatr 58:19–32

Blanz M (1990) Ethische und rechtliche Aspekte des Plazeboeinsatzes in Forschung und Praxis. Fortschr Neurol Psychiatr 58:167–174

Blanz M (1991) Plazebos: Medizinhistorische Aspekte und Definitionsansätze. Fortschr Neurol Psychiatr 59:361–370

Brandt Th, Dichgans J, Diener HC (Hrsg) (1987) Therapie und Verlauf neurologischer Erkrankungen. Kohlhammer, Stuttgart Berlin Köln Mainz

Brücher K, Longinus B (1991) Krankheitsbewältigung und Biographie bei bandscheibenoperierten Patienten – eine Typologie anhand von 30 Fallstudien. Fortschr Neurol Psychiatr 59:266–276

Bruggemann G, Koehler CO, Koch EM (1990) Results of a double-blind study of diclofenac and vitamin B1, B6, B12 versus diclofenac in patients with acute pain of the lumbar vertebrae. A multicenter study. Klin Wochenschr 68(2):116–120

Bruhn HD (1989) Niedrig dosiertes Heparin. Wirkungsweise und Indikationen, 6. neubearb Aufl. Schattauer, Stuttgart New York

Brune GG (1987) Therapie von Neuralgien mit Neuropsychopharmaka. In: Psychopharmaka bei chronischem Schmerz. Geigy Pharma, Basel

Brune K (1984) Wirkungen und Nebenwirkungen antiphlogistischer Analgetika: Pharmakologische und toxikologische Aspekte bei Bandscheibenerkrankungen. In: Hohmann D, Kügelgen B, Liebig K, Schirmer M (Hrsg) Neuroorthopädie 2. Springer, Berlin Heidelberg New York Tokyo, S 477–495

Brune K (1985) Toxikologische und pharmakologische Probleme bei der medikamentösen Behandlung der Bandscheibenerkrankung. In: Kügelgen B, Hillemacher A (Hrsg) Die lumbale Bandscheibenerkrankung in der ärztlichen Sprechstunde. Springer, Berlin Heidelberg New York Tokyo, S 98–115

Carette S, Marcoux S, Truchon R et al. (1991) A controlled trial of corticosteroid injections into facet joints for chronic low back pain. N Engl J Med 325(14):1002–1007

Christiani K (1985) Die medikamentöse Therapie der Bandscheibenerkrankung. In: Kügelgen B, Hillemacher A (Hrsg) Die lumbale Bandscheibenerkrankung in der ärztlichen Sprechstunde. Springer, Berlin Heidelberg New York Tokyo, S 116–120

Dennert R et al. (1976) Zur Therapie der Zerviko-Brachialgie. Fortschr Med 94:595

Dichgans J (1987) Analgetika-induzierter Kopfschmerz. In: Brandt Th, Dichgans J, Diener HC (Hrsg) Therapie und Verlauf neurologischer Erkrankungen. Kohlhammer, Stuttgart Berlin Köln Mainz, S 38–40

Dittmann W, Rohkamm R (1990) Radikuläre Syndrome. In: Mertens HG, Rohkamm R (Hrsg) Therapie neurologischer Krankheiten und Syndrome. Thieme, Stuttgart New York, S 470–478

Duggan JM (1974) The analgesic syndrome. Austr N Z J Med 4:365–372

Dvořák J, Gauchat MH, Valach L (1988a) The outcome of surgery for lumbar disc herniation. I. A 4–17 years' follow-up with emphasis on somatic aspects. Spine 13(12):1418–1422

Dvořák J, Valach L, Fuhrimann P, Heim E (1988b) The outcome of surgery for lumbar disc herniation. II. A 4–17 years' follow-up with emphasis on psychosocial aspects. Spine 13(12):1423–1427

Egle UT, Schwab R, Porsch U, Hoffmann SO (1991) Ist eine frühe Differenzierung psychogener von organischen Schmerzpatienten möglich? Literaturübersicht und Ergebnisse einer Screeningstudie. Nervenarzt 62:148–157

Feer H (1987) Nebenwirkungen der Neuroleptika und Antidepressiva. In: Psychopharmaka bei chronischem Schmerz. Geigy Pharma, Basel

Feuerlein W (1987) Definition und Diagnose der Suchtkrankheiten. In: Kisker KP, Lauter H, Meyer J-E, Müller C, Strömgren E (Hrsg) Psychiatrie der Gegenwart, 3. Aufl, Bd 3: Abhängigkeit und Sucht. Springer, Berlin Heidelberg New York Tokyo, S 1–18

Fields HL, Levine JD (1981) Biology of placebo analgesia. Am J Med 70:745–746

Flügel KA (Hrsg) (1987a) Neurologische und psychiatrische Therapie. 2. neubearb Aufl. Perimed, Erlangen

Flügel KA (1987b) Konservative Therapie der Bandscheibenerkrankungen. In: Flügel KA (Hrsg) Neurologische und psychiatrische Therapie, 2. neubearb Aufl. Perimed, Erlangen, S 121–128

Franz M (1992) Das chronische lumbale Schmerzsyndrom als symptomatische Endstrecke eines psychogenen Konflikts. Nervenarzt 63:21–27

Franzek E, Beckmann H (1990) Kombinationsbehandlung bei Therapie mit Neuroleptika. In: Heinrich K (Hrsg) Leitlinien neuroleptischer Therapie. Springer, Berlin Heidelberg New York Tokyo, S 135–146

Frießem DH, Täschner K-L (1991) Codein und Dihydrocodein als Ausweich- und Ersatzdrogen. Fortschr Neurol Psychiatr 59:164–169

Frommhold H (1976) Neurotrope Vitamine in der orthopädischen Praxis. Mat Med Nordm 28:120

Grobe T (1989) Medikamentöse Behandlung bei Halswirbelsäulenerkrankungen. In: Kügelgen B, Hillemacher A (Hrsg) Problem Halswirbelsäule. Aktuelle Diagnostik und Therapie. Springer, Berlin Heidelberg New York London Paris Tokyo, S 215–225

Hackenthal E (1985) Pharmakologie der antipyretischen Analgetika. In: Hackenthal E, Wörz R (Hrsg) Medikamentöse Schmerzbehandlung in der Praxis. Fischer, Stuttgart, S 31–97

Hackenthal E, Wörz R (1985) Analgetika: Irrationale Anwendung, Mißbrauch und Abhängigkeit. In: Hackenthal E, Wörz R (Hrsg) Medikamentöse Schmerzbehandlung in der Praxis. Fischer, Stuttgart, S 325–373

Harrer G, Goergen K (1987) Sachgerechte Therapie mit Benzodiazepin-Tranquillantien. Psycho 13:153–160

Henn V (1984) Placebo. Akt Neurol 11:97–98

Hickey RF (1987) Outpatient epidural steroid injections for low back pain and lumbosacral radiculopathy. N Z Med J 100:594–596

Hopf HC (1973) Anticonvulsant drugs and spike propagation of motor nerves and skeletal muscle. J Neurol Neurosurg Psychiatr 36:574–580

Hopf HC, Billmann F (1973) The effect of diazepam on motor nerves and skeletal muscle. Z Neurol 204:255–262

Hopf HC, Krämer G (1987) Carbamazepin bei Neuralgien. In: Krämer G, Hopf HC (Hrsg) Carbamazepin in der Neurologie. Thieme, Stuttgart New York, S 183–189

Huber G (1987) Psychiatrie, 4. neubearb u erweiterte Aufl. Schattauer, Stuttgart New York

Isermann H (1984) Zur Psychosomatik des Lumbalsyndroms. In: Hohmann D, Kügelgen B, Liebig K, Schirmer M (Hrsg) Neuroorthopädie 2. Springer, Berlin Heidelberg New York Tokyo, S 342–347

Ito S, Yamada Y, Kamata H et al. (1991) Intradiscal injection of corticosteroids for the treatment of low back pain in middle-aged and aged patients. Neuro Orthopedics 12(2):85–91

Kallert TW (1992) Probleme der low-dose-Heparinisierung bei neurologischen Krankheitsbildern. Psycho 18:338–346

Karkos J (1991) Neurotoxizität von Benzodiazepinen. Fortschr Neurol Psychiatr 59:498–520

Keane PE, Bachy A, Morre M, Biziere K (1988) Tetrazepam: A Benzodiazepine which dissociates sedation from other Benzodiazepine activities. II. In vitro and in vivo interactions with Benzodiazepine binding sites. J Pharmacol Exp Ther 245:699–705

Klieser E (1990) Psychopharmakologische Differentialtherapie endogener Psychosen. Thieme, Stuttgart New York

Klotz U (1986) Klinische Pharmakologie der Benzodiazepine. In: Hippius H, Engel RR, Laakmann G (Hrsg) Benzodiazepine. Rückblick und Ausblick. Springer, Berlin Heidelberg New York Tokyo, S 32–40

Kocher R, Müller O (1987) Analgetische Wirkungen von Psychopharmaka – Eine Literaturübersicht. In: Psychopharmaka bei chronischem Schmerz. Geigy Pharma, Basel

Kopera H (1986) Interferenzen und Störwirkungen von Psychopharmaka und anderen Medikamenten. In: Hinterhuber H, Schubert H, Kulhanek F (Hrsg) Seiteneffekte und Störwirkungen der Psychopharmaka. Schattauer, Stuttgart New York, S 29–42

Krämer G (1986) Benzodiazepine als Antikonvulsiva und Muskelrelaxantien. In: Friedberg KD, Rüfer R (Hrsg) Benzodiazepine. 1. Mannheimer Therapiegespräch. Urban & Schwarzenberg, München Wien Baltimore, S 71–100

Krämer G, Hopf HC (Hrsg) (1987) Carbamazepin in der Neurologie. Thieme, Stuttgart New York

Krämer G (1988) Tetrazepam. Klinisch-neurophysiologisches Profil eines Benzodiazepins. Wirkung auf EEG, Blinkreflex, Nervenleitung und Muskelkontraktion bei gesunden Probanden. Thieme, Stuttgart New York

Krämer J, Fett H (1991) Bandscheiben-Operation – was dann? Dtsch Ärztebl 88:B-1646–B1653

Kröber HL (1985) Zur Klinik und Entstehung psychogener Schmerzsyndrome. Nervenarzt 56:237–244

Kügelgen B (1984) Wirbelsäule und Psyche. In: Hohmann D, Kügelgen B, Liebig K, Schirmer M (Hrsg) Neuroorthopädie 2. Springer, Berlin Heidelberg New York Tokyo, S 331–342

Kügelgen B (1985) Psychologisch-psychiatrische Aspekte der lumbalen Bandscheibenerkrankung. In: Kügelgen B, Hillemacher A (Hrsg) Die lumbale Bandscheibenerkrankung in der ärztlichen Sprechstunde. Springer, Berlin Heidelberg New York Tokyo, S 79–97

Kügelgen B (1989) Klinik, Diagnose, Differentialdiagnose und Therapie zervikaler Bandscheibenerkrankungen. In: Kügelgen B, Hillemacher A (Hrsg) Problem Halswirbelsäule. Aktuelle Diagnostik und Therapie. Springer, Berlin Heidelberg New York London Paris Tokyo, S 19–44

Ladurner G, Jeindl E, Clarici G (1983) Therapie des Bandscheibenvorfalles und Thymoleptika. Neurol Psychiatr 6 (Suppl 1):48–50

Langohr HD, Klotz JM (1987) Die Wirksamkeit von Clomipramin (Anafranil®) bei Patienten mit schmerzhaften Mono- und Polyneuropathien. In: Psychopharmaka bei chronischem Schmerz. Geigy Pharma, Basel

Larget-Piet B (1986) Musaril® und nichtsteroidale entzündungshemmende Medikamente bei degenerativen Wirbelsäulenerkrankungen. Le Quotidien du Médecin 16:45–52

Lehmann E, Heinrich K, Wurthmann C (1990) Niedrigdosierte Neuroleptanxiolyse. In: Heinrich K (Hrsg) Leitlinien neuroleptischer Therapie. Springer, Berlin Heidelberg New York Tokyo, S 155–165

Lemmel EM (1985) Schmerzbehandlung in der Rheumatologie. In: Hackenthal E, Wörz R (Hrsg) Medikamentöse Schmerzbehandlung in der Praxis. Fischer, Stuttgart, S 183–200

Lilius G, Laasonen EM, Myllynen P et al. (1989) Lumbar facet joint syndrome. A randomised clinical trial. J Bone Joint Surg 71(4):681–684

Linden M, Geiselmann B (1984) Antidepressiva in der ambulanten Praxis im Vergleich zur stationären Behandlung. In: Wolfersdorf M, Straub R, Hole G (Hrsg) Depressiv Kranke in der Psychiatrischen Klinik. Roderer, Regensburg, S 220–235

Ludin HP, Robert F (1974) The action of diazepam on human skeletal muscle. Europ Neurol 11:345–352

Mertens HG, Rohkamm R (Hrsg) (1990) Therapie neurologischer Krankheiten und Syndrome. Thieme, Stuttgart New York

Migeon L (1970) Untersuchung eines Muskelrelaxans bei Muskel-Bänder-Läsionen und bei Operationsfolgen im Bereich der Orthopädie und Traumatologie. Revue de Medicine de Toulouse 8:1139–1142

Moise R (1969) Klinische Erprobung eines synthetischen Muskelrelaxans in der Rheumatologie. Extrait de Strasbourg Medical 1:34–38

Müller-Spahn F, Ackenheil M (1987) Pharmakologie der Neuroleptika und deren Relevanz zur Schmerztherapie. In: Psychopharmaka bei chronischem Schmerz. Geigy Pharma, Basel

Mumenthaler M (1990) Neurologie. 9. neubearb Aufl. Thieme, Stuttgart New York

Nykvist F, Hurme M, Alaranta H, Einola S (1989) A prospective 5-year follow-up study of 276 patients hospitalized because of suspected lumbar disc herniation. Int Disabil Stud 11(2):61–67

Oelschläger H (1986) Pharmakokinetik alter und neuer Benzodiazepine. In: Hippius H, Engel RR, Laakmann G (Hrsg) Benzodiazepine. Rückblick und Ausblick. Springer, Berlin Heidelberg New York Tokyo, S 19–31

Paal G (1985) Klinik und Differentialdiagnose der lumbalen Bandscheibenerkrankung aus neurologischer Sicht. In: Kügelgen B, Hillemacher A (Hrsg) Die lumbale Bandscheibenerkrankung in der ärztlichen Sprechstunde. Springer, Berlin Heidelberg New York Tokyo, S 28–37

Peters UH (1990) Wörterbuch der Psychiatrie und medizinischen Psychologie, 4. überarb u erw Aufl. Urban & Schwarzenberg, München Wien Baltimore

Pietzcker A (1988) Das maligne neuroleptische Syndrom. Nervenarzt 59:691–700

Pöldinger W (1987) Pharmakologische Wirkungen der Tranquilizer bei chronischen Schmerzen. In: Psychopharmaka bei chronischem Schmerz. Geigy Pharma, Basel

Poser W (1987) Klinik der Medikamentenabhängigkeit. In: Kisker KP, Lauter H, Meyer JE, Müller C, Strömgren E (Hrsg) Psychiatrie der Gegenwart, 3. Aufl, Bd 3: Abhängigkeit und Sucht. Springer, Berlin Heidelberg New York Tokyo, S 401–424

Radvila A (1986) Untersuchungsmerkmale psychogener und somatogener Schmerzen im Interview. In: Doenicke A (Hrsg) Schmerz – eine interdisziplinäre Herausforderung. Springer, Berlin Heidelberg New York, S 59–68

Raptis C, Emrich HM, Stoll K-D (1989) Antidepressive Wirkungen von Carbamazepin. In: Müller-Oerlinghausen B, Haas S, Stoll K-D (Hrsg) Carbamazepin in der Psychiatrie. Thieme, Stuttgart New York, S 188–197

Rote Liste 1992 (Hrsg: Bundesverband der pharmazeutischen Industrie e. V.). Editio Cantor, Aulendorf/Württ.

Rudolf GAE, Kuhs H (1986) Nebenwirkungen von Antidepressiva. In: Hinterhuber H, Schubert H, Kuhlhanek F (Hrsg) Seiteneffekte und Störwirkungen der Psychopharmaka. Schattauer, Stuttgart New York, S 11–16

Salzman C (1991) Benzodiazepine in der ärztlichen Praxis. Report der Arbeitsgruppe der Amerikanischen Psychiatrischen Gesellschaft (APA Task Force) zu Abhängigkeit, Toxizität und Mißbrauch von Benzodiazepinen. Nervenarzt 62:61–63

Schaumburg H, Kaplan J, Windebank A, Vick N et al. (1983) Sensory neuropathy from pyridoxine abuse. N Engl J Med 309:445–448

Schmidt LG, Schüssler G, Linden M, Müller-Oerlinghausen B (1988) Zur Häufigkeit und Therapierelevanz unerwünschter Wirkungen von Antidepressiva im Rahmen der ambulanten nervenärztlichen Behandlung. Fortschr Neurol Psychiatr 56:111–118

Schmidt LG, Grohmann R (1990) Neuroleptikanebenwirkungen – Ein Überblick. In: Heinrich K (Hrsg) Leitlinien neuroleptischer Therapie. Springer, Berlin Heidelberg New York Tokyo, S 195–207

Schöpf J (1985) Physische Abhängigkeit bei Benzodiazepin-Langzeitbehandlung. Nervenarzt 56:585–592

Schou M (1986) Lithium – Behandlung der manisch-depressiven Krankheit, 2. neubearb Aufl. Thieme, Stuttgart New York

Silby H (1988) Conservative management of lumbar disk herniation. Postgrad Med 84:157–162

Sillanpää M (1987) Das klinische Profil von Carbamazepin. Nutzen, Risiken und Optimierung der Therapie. In: Krämer G, Hopf HC (Hrsg) Carbamazepin in der Neurologie. Thieme, Stuttgart New York, S 90–106

Simiand J, Keane PE, Biziere K, Soubrie P (1989) Comparative study in mice of Tetrazepam and other centrally active skeletal muscle relaxants. Arch int Pharmacodyn 297:272–285

Soyka M, Steinberg R, Vollmer M (1988) Entzugsphänomene bei schrittweisem Benzodiazepinentzug. Nervenarzt 59:744–748

Spieß-Kiefer C, Hippius H (1986) Malignes Neuroleptisches Syndrom und Maligne Hyperthermie – ein Vergleich. Fortschr Neurol Psychiatr 54:158–170

Stauffer H (1990) Psychosoziale Aspekte von Patienten mit Rückenbeschwerden. Psycho 16:357–361

Stav A, Ovadia L, Landau M, Weksler N, Berman M (1991) Epidural steroid injection in the treatment of lumbar and cervical pain syndromes. A preliminary retrospective comparison. Pain Clin 4:95–102

Steinberg R (1988) Benzodiazepin-Abhängigkeit. Psycho 14:727–728

Stöhr M, Riffel B (1988) Nerven- und Nervenwurzelläsionen. Edition Medizin, Weinheim

Stöhr M, Riffel B (1989) Diagnostik der „Ischialgie". Dtsch Ärztbl 86:B-1146–B-1149
Struppler A (1987) Anatomie und Physiologie der am Schmerz beteiligten neuronalen Systeme. In: Psychopharmaka bei chronischem Schmerz. Geigy Pharma, Basel
Stumpe KO, Overlack A (1992) Diuretische Therapie bei Hypertonie und Herzinsuffizienz. Dtsch Ärztebl 89:A_1-1438–1447
Tridon P, Schneider J, Beis M, Toussain B (1969) Erprobung von Tetrazepam bei der Behandlung neurogener Kontrakturen. Annales médicales de Nancy 8:705–708
Valach L, Augustinsky KF, Dvorak J et al. (1988) Coping von rückenoperierten Patienten – psychosoziale Aspekte. Psychother med Psychol 38:28–36
Waldmeier PC (1987) Zur Pharmakologie der Antidepressiva bei chronischen Schmerzen. In: Psychopharmaka bei chronischem Schmerz. Geigy Pharma, Basel
Wallasch T-M (1992) Medikamentös induzierter Kopfschmerz. Fortschr Neurol Psychiatr 60:114–118
Walsh TD (1984) Oral morphine in chronic cancer pain. Pain 18:1–11
Weber W (1986) Lumbago. Meist genügt ein Muskelrelaxans. Ärztl Prax 11:264–267
Wieck HH, Herklotz B (1972) Vitamin-B_{12}-Mangelzustände aus neuropsychiatrischer Sicht. Med Monatsschr 26:7–10
Wiethölter H (1987) Polyneuropathien. In: Brandt Th, Dichgans J, Diener HC (Hrsg) Therapie und Verlauf neurologischer Erkrankungen. Kohlhammer, Stuttgart Berlin Köln Mainz, S 777–789
Witt ThN, Mayr-Pfister L (1987) Radikuläre Syndrome. In: Brandt Th, Dichgans J, Diener HC (Hrsg) Therapie und Verlauf neurologischer Erkrankungen. Kohlhammer, Stuttgart Berlin Köln Mainz, S 790–804
Zieglgänsberger W (1987) Opioide und Schmerzleitungssysteme. In: Psychopharmaka bei chronischem Schmerz. Geigy Pharma, Basel

Moderne Physiotherapie in der Neuroorthopädie (aktiv versus passiv, Isokinetik, Rückenschule)

H.-S. Reichel

Einführung

Aufgabe und Verpflichtung der Physiotherapie

Die Methoden und Techniken der Krankengymnasten, mit denen sie ihre Patienten behandeln, sind in den letzten Jahren sicherlich verfeinert worden, dennoch steht das Repertoire der Krankengymnasten im Grunde seit Jahren fest. Wenn man dennoch über moderne Aspekte in der Physiotherapie spricht, so sollten diese in der Art der Anwendung gesucht werden. Die klinische Untersuchung hat in der Orthopädie und Neurologie neben der apparativen einen sehr hohen Stellenwert. Sie erfordert differenzierte Kenntnis darüber, in welcher Form die verschiedenen Strukturen des Bewegungsapparates auf Überbelastung reagieren. Der verordnende Arzt kann vom Physiotherapeuten erwarten, daß er ebenfalls über exakte Kenntnisse hierüber verfügt und insbesondere die funktionelle Anatomie und die Anatomie in vivo beherrscht.

Untersuchungsschema (Tabelle 1)

Eine Verordnung ist mit einer Diagnose versehen und dann ausgerüstet mit dem Vermerk „Krankengymnastik". Dies verpflichtet den Behandler, den Patienten so gut zu untersuchen, daß er sein Behandlungsprogramm entwickeln kann. Dabei geht der Physiotherapeut nach derselben Reihenfolge vor wie der Arzt: er erhebt seine Anamnese, macht eine gründliche Inspektion. Der Hauptakzent muß in der

Tabelle 1

Untersuchungsschema
– Anamnese
– Inspektion
– Funktionsprüfung aktiv – passiv
– Gelenkspieltests
– Widerstandtests
– Detailpalpation
– Zusatztests

B. Kügelgen (Hrsg.)
Neuroorthopädie 5

aktiven und passiven Funktionsprüfung liegen. Alle Strukturen des Arthron werden dabei beurteilt. Liegt eine Bewegungseinschränkung vor, so wird die Reihenfolge der eingeschränkten Komponenten und das Endgefühl darüber Auskunft geben, ob es sich um ein Kapselmuster handelt.

Ein *Kapselmuster* bedeutet, daß das gesamte Gelenk betroffen ist und in der Folge auch vorrangig behandelt werden muß. So werden Arthrosen und Kapselirritationen, z. B. eine traumatische Arthritis, sich immer in einem Kapselmuster äußern. Für das Hüftgelenk bedeutet dies, daß die Innenrotation als erste Komponente eingeschränkt ist und sodann die Extension, Flexion und Abduktion.

Weist ein Patient z. B. nur eine Abduktionseinschränkung auf, aber keine Innenrotationseinschränkung, so ist keinesfalls das Gelenk betroffen, sondern die Bewegungseinschränkung könnte in einer Verkürzung der Adduktoren liegen.

Bewegungseinschränkungen können auch in einer *gestörten Arthrokinematik* zu suchen sein. Darüber müssen dann *gelenkspezifische Tests* Aufschluß geben.

Häufig sind nicht Bewegungseinschränkungen Ursache für die Beschwerden des Patienten, sondern genau das Gegenteil davon, nämlich eine *Hypermobilität*. Entscheidend ist immer: Was ist für diesen individuellen Patienten normal, um eine Abweichung in der einen oder anderen Richtung feststellen zu können? Es liegt auf der Hand, daß es wesentlichen Einfluß auf das Behandlungsprogramm hat, ob eine Hypo- oder Hypermobilität vorliegt.

Widerstandstests geben Auskunft darüber, ob kontraktile Strukturen betroffen sind. Da isometrische Tests meist eine ganze Synergie betreffen, muß hinterher differenziert werden, welcher Muskel innerhalb dieser Synergie die Beschwerden verursacht. Zuweilen kann hier nur die Detailpalpation weiterhelfen und dies bedeutet, exakte Lokalisierung und somit genaueste Kenntnisse der Anatomie in vivo.

Ergebnis der Untersuchung (Tabelle 2)

Der Physiotherapeut wird nach der Basisprüfung ein Ergebnis vorliegen haben und dann ggf. noch Zusatztests durchführen, um ein vorläufiges Ergebnis zu erhalten. Er führt danach seine Probebehandlung aus. Fällt sie positiv aus, wird im weiteren Verlauf die Therapie konsequent durchgeführt.

Einen immer bedeutsameren Stellenwert bekommt im Rahmen der Behandlung die Einbeziehung des Patienten. Dies erfolgt schon während der Therapie, er bekommt regelmäßig Hausaufgaben, die wesentlich zum Erfolg der Therapie bei-

Tabelle 2

- Vorläufiges Ergebnis der Untersuchung
- Probebehandlung
- Endgültiges Ergebnis
- Therapie
- Management

tragen. Zielsetzung jeder Therapie muß es sein, den Patienten wieder voll in den Alltag zu integrieren und ein Rezidiv zu vermeiden. In Amerika, wo das Gesundheitswesen anders organisiert ist und wo der Patient stark an den Kosten der Behandlung beteiligt ist, spricht man von Management. Dies bedeutet, daß in der physiotherapeutischen Praxis zusammen mit dem Patienten festgelegt wird, welche Übungen er für die nächste Zeit selbst zu Hause auszuführen hat. Je nach Krankheitsbild kommt er dann in bestimmten Abständen in die Praxis, wo dann die weitere Marschroute festgelegt wird. Die Abstände zwischen den einzelnen Sitzungen können immer größer werden. Wichtig ist es, die Anzahl der Übungen klein, die Übungen selbst einfach zu halten, die Anzahl der Wiederholungen aber hoch. Im allgemeinen sollen die Übungen stündlich durchgeführt werden.

Behandlungskonzept (Tabelle 3)

Aus dem vorher Gesagten ergibt sich für den Physiotherapeuten folgendes Konzept:

Schmerzlinderung

Zunächst ist festzustellen, ob die Schmerzlinderung im Vordergrund steht. Schmerz ist als Warnsignal zu werten und als Symptom. Schmerz muß zuerst beseitigt werden, bevor an eine kausale Therapie gedacht werden kann.

Schmerzlinderung erfolgt sowohl bei einer Hypomobilität wie auch bei einer Hypermobilität (Tabelle 4).

Tabelle 3

Behandlungskonzept

- Schmerzlinderung
- „warming up"
  - Allgemein
  - Spezifisch
- Mobilisation
  - Allgemein
  - Weichteiltechniken
  - Spezifische Gelenktechniken
- Schulung der Propriozeption
- Hausübungen
- Aktivitäten des täglichen Lebens (ATL)

Tabelle 4

Hypomobil	Hypermobil
↓	↓
Mobilisierende Maßnahmen ggf. vorher Schmerzlinderung	Stabilisierende Maßnahmen ggf. vorher Schmerzlinderung

Beweglichkeitsverbesserung

Weichteiltechniken

Soll sodann die *Beweglichkeit verbessert werden*, so erfolgen im Rahmen der mobilisierenden Maßnahmen: zunächst *Weichteiltechniken*, zu denen verschiedene Massagetechniken zählen, aber auch Muskeldehnungen.

Man tastet sich immer erst mit allgemeinen Maßnahmen an den betroffenen Bereich heran, um dann spezifische Techniken folgen zu lassen.

Gelenktechniken

Soll die *Gelenksbeweglichkeit verbessert* werden, so werden wiederum nach allgemeinen mobilisierenden Übungen gelenk*spezifische Techniken* zur Anwendung kommen.

Vor jeder gelenkspezifischen Behandlung erfolgt ein sog. „*warming up*", d.h. eine Vorbereitung der das Gelenk umgebenden Strukturen.

Schulung der Propriozeption

Entscheidende Bedeutung hat in der letzten Zeit die *Schulung der Propriozeption* gewonnen, ohne die keine Gelenkmobilisation aufhören darf. Das Gelenk muß die nötige Information erhalten, um mit dem neu gewonnenen Bewegungsspielraum umgehen zu können. Die Bewegungen erfolgen zunächst passiv, wobei der Therapeut mit einer Hand die arthrokinematischen Komponenten des gebogenen Gleitens unterhält. Der Patient wird dann aufgefordert, aktiv bei der Bewegung mitzumachen und zum Schluß die Endstellung isometrisch zu halten. Hierbei kommen sowohl die Agonisten wie auch die Antagonisten zur Anspannung, da alle das Gelenk umgebenden Muskeln die Information erhalten müssen, eine *neue Gelenkstellung zu kontrollieren.*

Heimübungen

Zum Schluß der Therapie wird zusammen mit dem Patienten das *Heimübungsprogramm* festgelegt.

Es liegt auf der Hand, daß eine Hypermobilität nur stabilisierend behandelt wird, nach einer möglichen vorangehenden Schmerzlinderung.

Stabilisierende Maßnahmen

Um eine realistische Stabilisierung zu erreichen, muß der Patient unbedingt bereit sein, selbst intensiv zu arbeiten. Die Zeit der einzelnen Behandlungen reicht keinesfalls aus, um wirkungsvoll zu sein. Der Therapeut muß den Patienten anweisen, selbst die Übungen mit der nötigen Anzahl von Wiederholungen durchzuführen.

Stabilisierung mit Geräten

Hier bekommt die *medizinische Trainingstherapie* einen hohen Stellenwert. Entscheidend ist die genaue Anleitung durch den Therapeuten, der den Widerstand, die Anzahl der Wiederholungen und der Serien festlegt.

Isokinetische Systeme

Isokinetische Systeme können hier miteingesetzt werden. Bei Isokinetik bleibt die Geschwindigkeit gleich, während alle anderen Parameter verändert werden können. Es kann der Behandlungsweg festgelegt werden. Alle Formen der Muskelarbeit können durchgeführt werden: konzentrisch und exzentrisch dynamisch. Die Bewegungen können auch nur passiv erfolgen.

Ein großer Vorteil liegt im Feedback durch den Bildschirm. Der Patient kann die Bewegungen dadurch allmählich so steuern, bis auf dem Bildschirm eine harmonische Linie erscheint. Somit erfolgt eine gute intramuskuläre Koordination.

Die Arbeit am isokinetischen Gerät kann nur zweidimensional erfolgen. Sie werden also im Therapiekonzept nur begrenzten Einsatz finden können.

Es muß kritisch beurteilt werden, wann der Einsatz von Isokinetik sinnvoll ist. Keinesfalls ersetzen sie die koordinativen Übungen und vor allem das Üben der Muskulatur unter realistischer Situation, d. h. unter Belastung und in der geschlossenen Kette.

Kausale Therapie

Wenn als Endziel einer Therapie die volle Integration in den Alltag steht, so gilt es, nach der eigentlichen Ursache für die Funktionsstörung zu suchen. Die Schmerzen und Bewegungseinschränkungen bzw. die Hypermobilität sind meist nur ein Symptom für eine Störung, die an ganz anderer Stelle zu suchen ist.

Schmerzen im lumbosakralen Übergang können verursacht sein durch eine muskuläre Dysbalance zwischen verkürzten Muskeln (Ischiokruralen, Iliopsoas, Adduktoren) und schwachen kleinen Glutaeen. Ein Tennisellbogen kann seine Ursache haben in einer Schwäche der humeroskapularen Gruppe. Die Beispiele ließen sich weiter fortführen. Es ist eine der vorrangigen Aufgaben des Physiotherapeuten, der geschult ist, das Bewegungsverhalten und die Statik des Patienten zu beurteilen, hier an der richtigen Stelle den Hebel anzusetzen. Wenn also die Symptome behoben sind, wird die eigentliche ursächliche Therapie betrieben und das „Management“ kommt voll zum Tragen.

Integration in den Alltag (Tabelle 5)

In den meisten Fällen wird es in der Behandlung von Wirbelsäulenproblemen um Verbesserung der Haltung gehen. Dabei ist es entscheidend, das Bewußtsein für die eigene Körperhaltung zu wecken.

Tabelle 5

Integration in den Alltag
– Verbesserung der Haltung
– Korrektur der Statik
– Rückenschule

Die Statik muß verbessert werden, wobei die Korrektur bei den Füßen beginnen muß.

Da die meisten Patienten wegen Rückenbeschwerden in die Praxen kommen, nimmt die *Rückenschule bei den ATL* (Aktivitäten des täglichen Lebens) einen hohen Stellenwert ein. Letztlich sollte jeder Patient der Rückenschule zugeführt werden, da nur eine stabilisierte Wirbelsäule nicht nur Rückenbeschwerden vermeiden hilft, sondern auch die Bewegungen von Kopf, Armen und Beinen richtig steuert.

Im folgenden sollen die besprochenen Prinzipien an einigen Beispielen näher erläutert werden.

Übungsprogramm

Schmerzlindernde Maßnahmen

Die Physikalische Therapie verfügt über die Möglichkeit der Thermotherapie und Elektrotherapie.

Lagerung

Wenn eine akute Bandscheibenproblematik besteht, so ist schon eine *Lagerung in schmerzfreier Position* (z.B. im Stufenbett) eine Möglichkeit der Schmerzlinderung, da der Patient besser entspannen kann.

Entspannungsübungen

Zusätzlich können *Entspannungsübungen* hilfreich sein. Hierzu bietet die PNF-Methode gute Möglichkeiten. Bilaterale Armmuster wie Lifting (Abb. 1, 2) und Chopping bringen abwechselnd die Rücken- und die Bauchmuskeln zur Anspannung. Die Entspannung erfolgt in der postisometrischen Relaxation. Es hat sich als günstig erwiesen, zunächst weit entfernt vom betroffenen Körperbereich zu beginnen und sich langsam an den Schmerzbereich heranzutasten.

Widerstände an den Schultern und dann am Becken kommen erst später, wenn der Patient genügend Zutrauen gewonnen hat (Abb. 3).

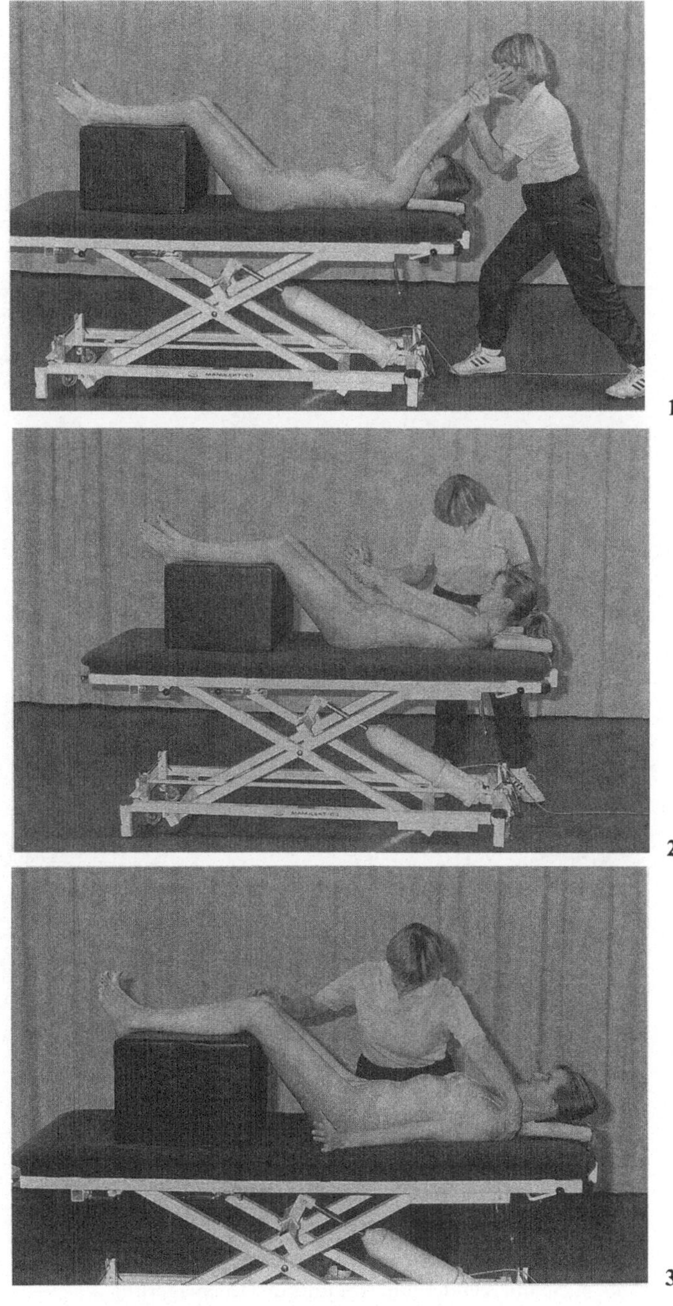

Abb. 1. Lifting in Stufenlagerung

Abb. 2. Chopping in Stufenlagerung

Abb. 3. Widerstand an Scapula und Knien in Stufenlagerung

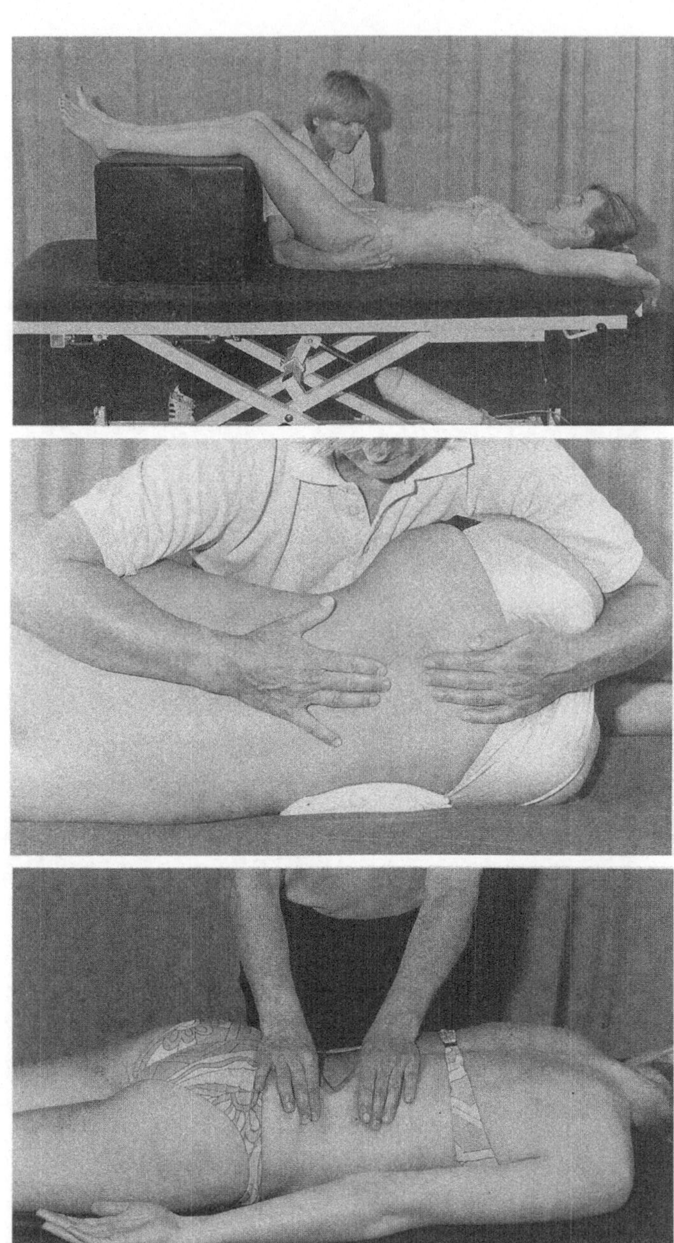

Abb. 4. Schmerzlindernde Traktion in Stufenlagerung

Abb. 5. Schmerzlindernde Traktion in Seitenlage

Abb. 6. Querdehnung des M. erector trunci als Weichteiltechnik

Schmerzlindernde Traktionen

Im weiteren Verlauf folgen *schmerzlindernde Traktionen*. Der Therapeut versucht, am Becken einen Längszug auszuüben. Dies kann mit rhythmischen Bewegungen, ggf. Vibrationen erfolgen, die den schmerzlindernden Effekt verstärken (Abb. 4). Wenn der Patient die Stufenlagerung aufgeben kann, kann eine gezielte schmerzlindernde Traktion in Seitenlage erfolgen (Abb. 5). Sie kann letztlich spezifisch auf *ein* Segment beschränkt werden.

Mobilisierende Maßnahmen

Weichteiltechniken

Schmerzlindernde Traktionen können auch eine vorsichtige Mobilisation einleiten. Hierbei stehen zunächst *Weichteiltechniken* im Vordergrund. Allerdings berücksichtigen sie die Anatomie, d.h. den genauen Verlauf der einzelnen Muskelzüge und die Gelenkmechanik der Wirbelgelenke. Die Weichteiltechniken erfolgen als Querdehnung z.B. des *M. erector trunci* und der *seitlichen Rumpfmuskulatur* (Abb. 6).

Auch die tiefen Schichten des *transversospinalen Systems* können quer zu ihrem Verlauf friktioniert werden (Abb. 7).

Mobilisierende Massage: Eine besonders wirkungsvolle Querdehnung des M. erector trunci erfolgt in Seitenlage. Der Massageeffekt entsteht weniger durch Massagegriffe als durch Bewegung von Schulter und Becken des Patienten (Abb. 8). Spezifischer wird die Mobilisierung, wenn die *Koppelung der Bewegungen* in der LWS berücksichtigt wird. Bei Extensionseinstellung der LWS erfolgen Seitneigung und Rotation gegensinnig. Diese Mechanik wird bei den Weichteiltechniken berücksichtigt. Dabei kann einmal das Becken festgehalten werden und der Oberkörper bewegt werden (Abb. 9) oder umgekehrt, der Oberkörper fixiert und das Becken entsprechend nach vorne bewegt werden (Abb. 10).

Im Bereich der HWS ist bei entsprechenden Weichteiltechniken unterhalb C2 eine andere Koppelung der Mechanik zu beachten. Rotation und Seitneigung erfolgen sowohl bei Flexion wie auch bei Extension homolateral. Dies findet auch bei entsprechenden Weichteiltechniken seinen Niederschlag (Abb. 11).

Muskeldehntechniken

Gelenkmobilisationen und Muskeldehnungen gehen Hand in Hand. Der Therapeut muß wissen, wann er Gelenke und wann er Muskeln beeinflussen will.

Die wichtigsten zu dehnenden Muskeln im lumbalen Bereich sind der M. iliopsoas (Abb. 12), der M. rectus femoris, die ischiokrurale Gruppe, die Adduktoren, der M. erector trunci und ggf. die seitliche Rumpfmuskulatur, insbesondere M. quadratus lumborum. Die Dehnung des M. erector trunci kann in Seitenlage, aber auch in Rückenlage erfolgen. Im Bereich der Hals-Schulter-Nackenregion sind es der M. trapezius, die Mm. scaleni, die Mm. pectoralis minor u. maior, der M. subscapularis, die erhöhte Aufmerksamkeit verdienen (Abb. 13).

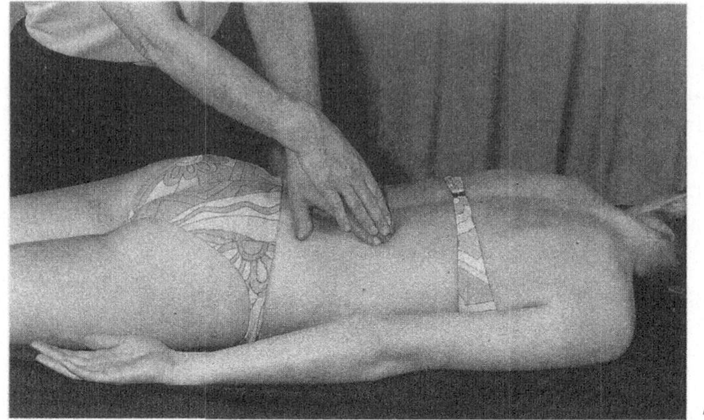

7

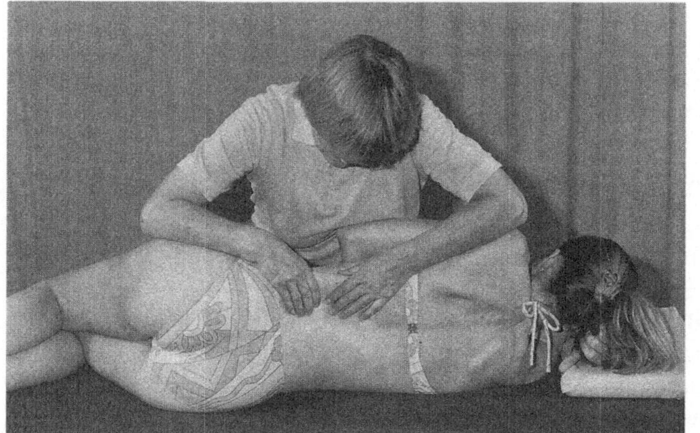

8

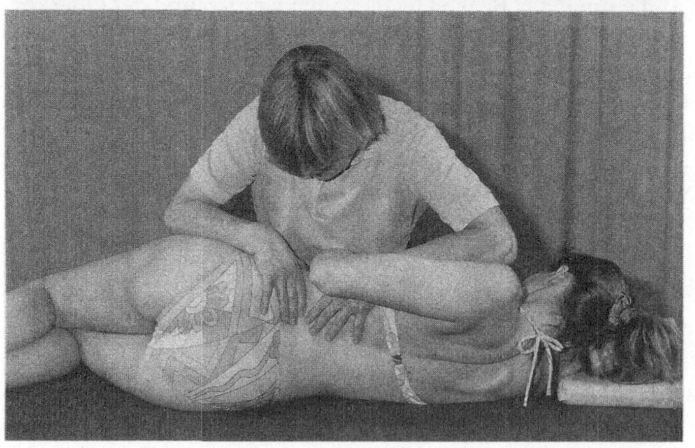

9

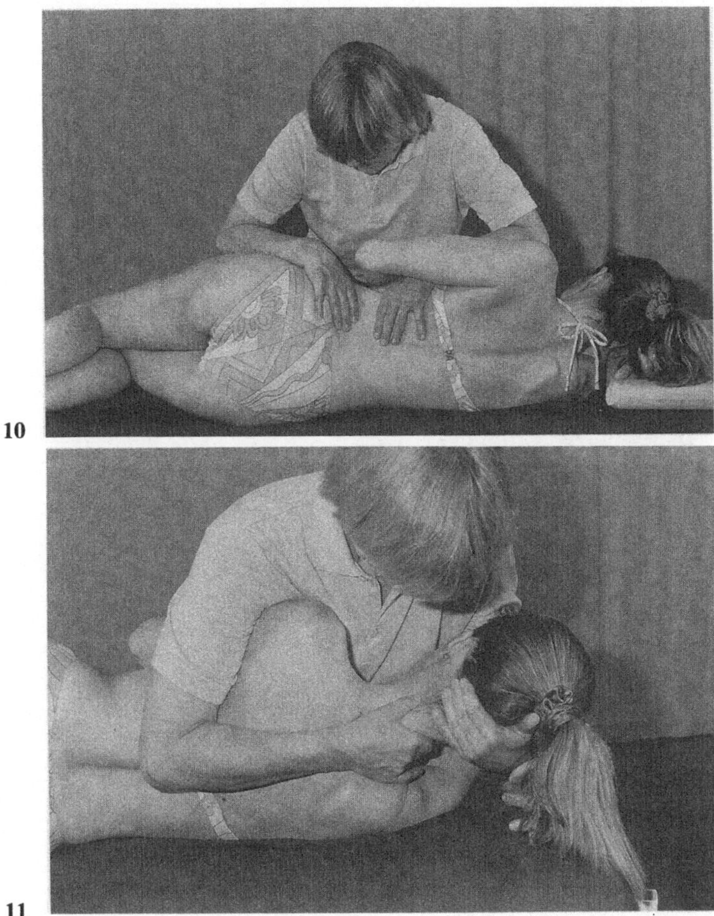

Abb. 7. Querfriktion der tiefsten Schicht der autochthonen Rückenmuskeln (transversospinales System)

Abb. 8. Manuelle Dehnung des M. erector trunci in Seitenlage

Abb. 9. Weichteiltechniken unter Berücksichtigung der Gelenkmechanik. Oberkörper wird nach hinten gedreht

Abb. 10. Wie Abb. 9, Becken wird nach vorne gedreht

Abb. 11. Weichteiltechnik im HWS-Bereich unter Berücksichtigung der Gelenkmechanik

12

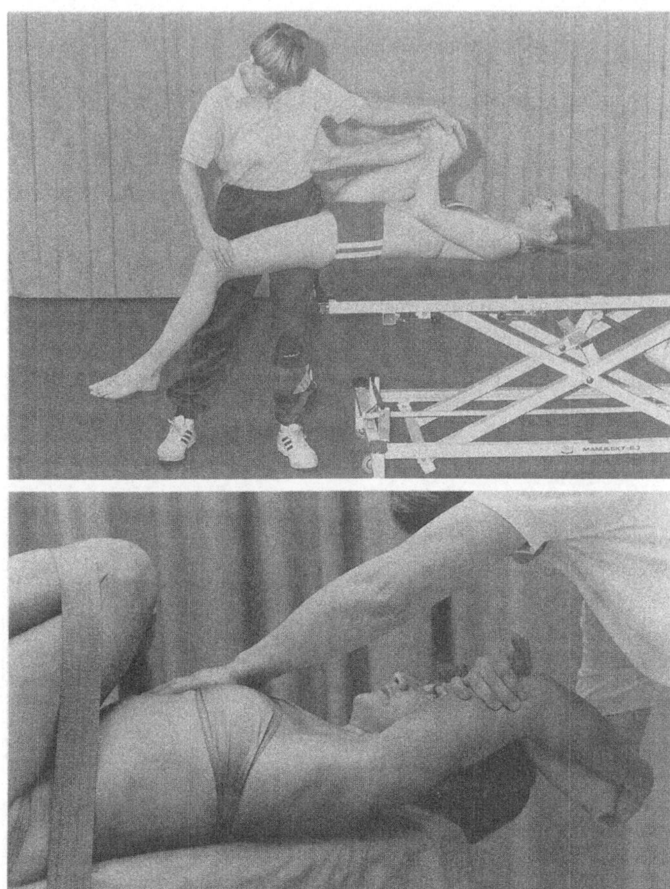

13

Abb. 12. Dehnung des M. iliopsoas

Abb. 13. Dehnung des M. pectoralis maior

Neben der manuellen Dehnung, die der Therapeut in der Praxis vornimmt, ist es vor allem die Eigendehnung, die der Patient erlernen muß, um sie zu Hause regelmäßig durchzuführen (Abb. 14–16).

Bei halswirbelsäulenabhängigen Kopfschmerzen ist häufig die verspannte subokzipitale Nackenmuskulatur als Ursache anzuschuldigen. Sie kann spezifisch gedehnt werden, wenn es gelingt, die HWS unterhalb C2 gut auf der Unterlage zu fixieren (Abb. 17). Der Widerstand für die isometrische Anspannung muß gering sein, meist genügt es, den Patienten aufzufordern, in Richtung seiner Augenbrauen zu sehen, um die Nackenmuskeln zur Anspannung zu bringen. Zusätzlich soll der Patient einatmen. In der Entspannungsphase soll der Patient ausatmen und nach unten sehen, während der Therapeut das Okziput nach hinten oben bewegt und

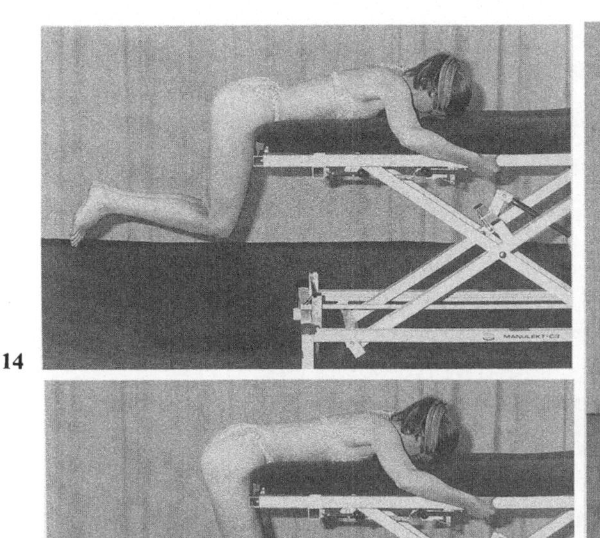

14

15

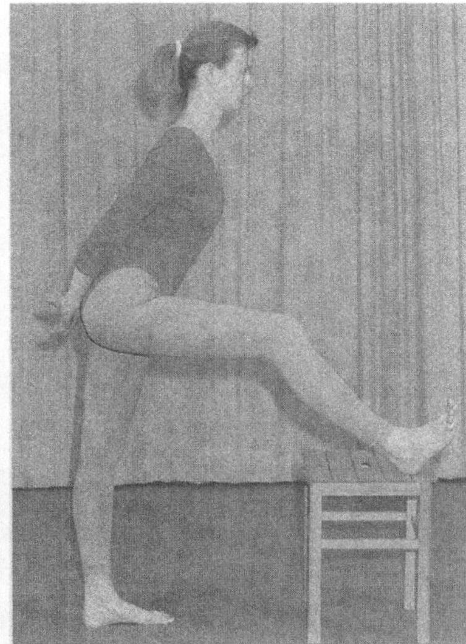

16

Abb. 14. Selbstdehnung des M. erector trunci. Ausgangsstellung: isometrische Anspannung

Abb. 15. Selbstdehnung des M. erector trunci. Endstellung: Dehnung durch das Eigengewicht

Abb. 16. Selbstdehnung der Ischiokruralen unter rückengerechten Aspekten

somit die Dehnung erreicht. Zum Schluß erfolgt das Stimulieren der Antagonisten, also das Anspannen der kurzen prävertebralen Kopfnicker.

Spezifische Mobilisationen von Gelenken und Wirbelsäulenabschnitten

Im Anschluß an diese vorbereitenden Techniken können *spezifische Mobilisationen* folgen. Soll im Bereich der LWS die Flexion verbessert werden, so kann man eine schmale Rolle so unter die betroffenen Segmente legen, daß das kraniale fixiert wird und das kaudale mobilisiert werden kann (Abb. 18). Im Bereich der mittleren BWS muß häufig die Streckung verbessert werden. Auch dies kann mit einer Rolle wirkungsvoll erreicht werden. Die LWS wird verriegelt durch Aufstellen des Fußes auf das andere Knie, die HWS wird durch die gefalteten Hände geschützt. Der Patient soll sich nun über die Rolle in die Extension sinken lassen. Es kann eine Anspannungsphase dazwischengeschaltet werden, indem der Patient aufgefordert wird, sich etwas von der Rolle abzuheben, d. h. das Brustbein zur Decke zu schieben und sich anschließend wieder über die Rolle sinken zu lassen (Abb. 19). Der

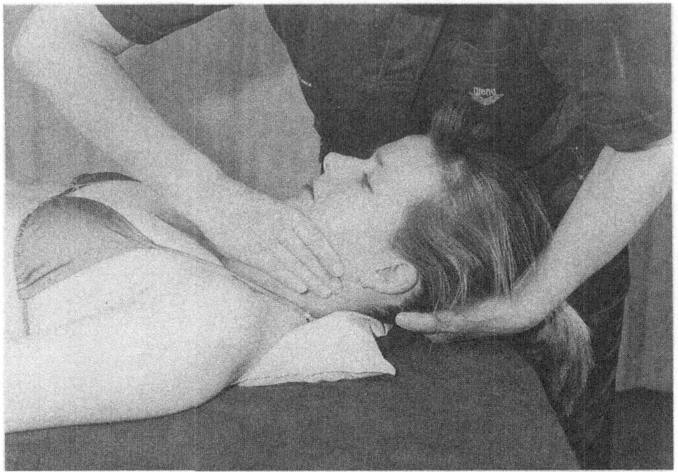

17

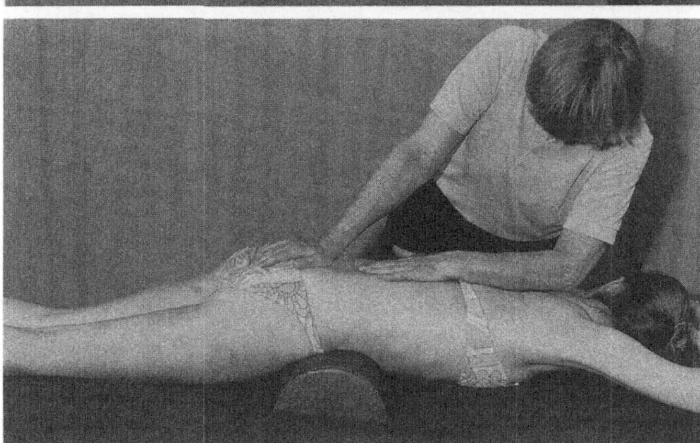

18

Abb. 17. Dehnung der kurzen Nackenstrecker

Abb. 18. Spezifische Mobilisation in die Flexion (LWS)

Durchmesser der Rolle kann variabel sein, so daß die Anzahl der erreichten Segmente größer oder kleiner ist. Da es ein wesentliches Ziel der Therapie ist, den Patienten zu Eigenübungen anzuleiten, wird er auch in *Automobilisationsübungen* eingewiesen (Abb. 20).

Hubfreie und hubarme Mobilisationen

Unter der heutigen, hochtechnifizierten Zeit hat unser kinästhetisches Wahrnehmungsvermögen schwer gelitten. Wir haben Probleme, mit unseren körpereigenen Punkten richtig umzugehen. Nach den Prinzipien der Funktionellen Bewegungslehre, wie sie von Frau Dr. h.c. S. Klein-Vogelbach entwickelt wurden, wird hierauf besonderer Wert gelegt.

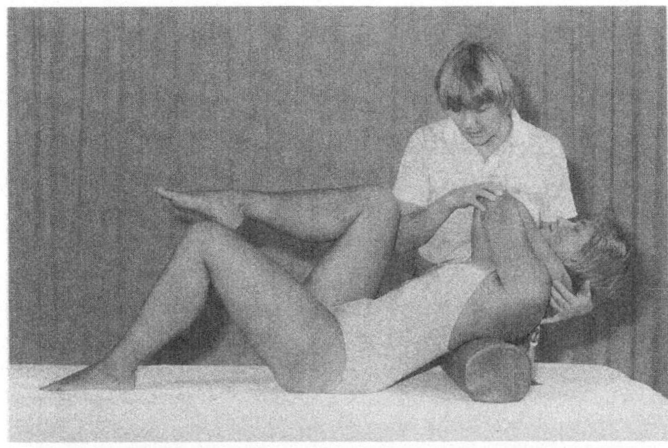

19

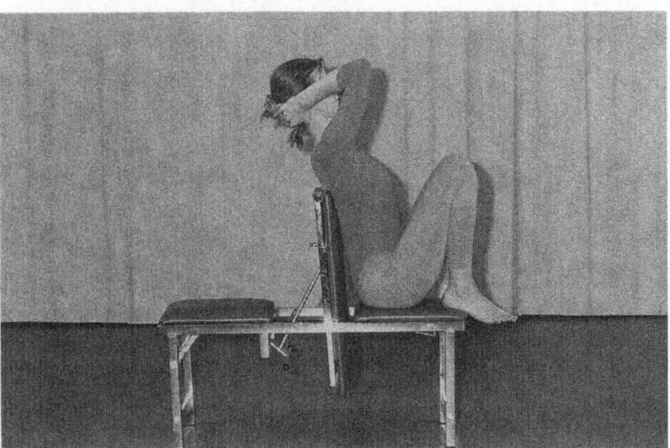

20

Abb. 19. Anleitung zur Mobilisation in die Streckung im BWS-Bereich über eine Rolle

Abb. 20. Automobilisation in der BWS zur Verbesserung der Streckung

Der große Vorteil liegt darin, daß nach entsprechender Anleitung der Patient die Übungen zu Hause alleine durchführen kann. Wird das Becken als zwischengeschaltetes Element der LBH-Region in Gang gesetzt, so wirkt sich dies sowohl im lumbosakralen Übergang wie auch in den Hüftgelenken aus. Um die Flexion und Extension zu schulen, übt der Patient aus der Seitenlage. (Anm.: Hubfrei Üben bedeutet, daß die Umdrehungsachse für die Bewegung vertikal steht.) Wird das Becken nach vorne gekippt, so reagiert die LWS extensorisch (Abb. 21), wird das Becken aufgerichtet, wird die Lordose aufgehoben. Diese Übungen erfolgen flüssig etwa im Sekundentakt. Dies hat sich als günstiges Übungstempo erwiesen, da es dem Gangtempo nahe kommt. In ähnlicher Weise läßt sich auch die Lateralflexion der LWS in Rückenlage oder im Vierfüßlerstand hubfrei üben (Abb. 22).

Der Pezziball als bewegliche Unterlage ist für hubarme Übungen ein ideales Übungsgerät. Auf ihm läßt sich schonend eine vertikale Stauchung der Wirbelsäule erreichen, aber auch im flüssigen Gangtempo eine Flexion und Extension der

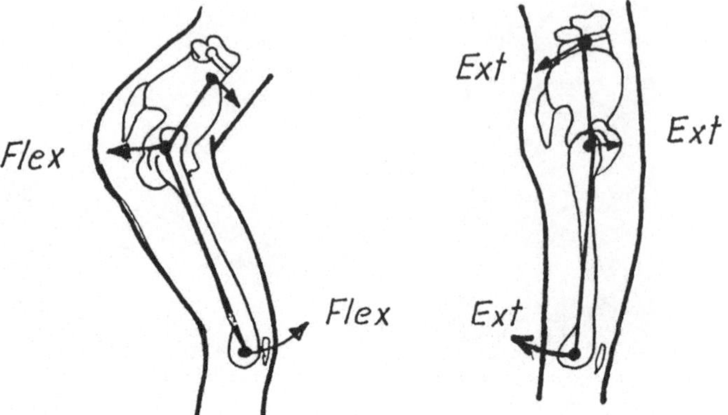

Abb. 21. Zusammenhang zwischen Beckenbewegung und Auswirkung in Hüftgelenken und LWS (Nach Klein-Vogelbach, 1990)

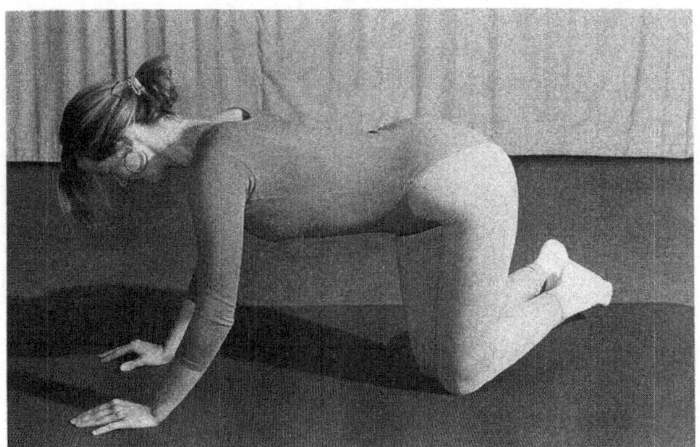

Abb. 22. Hubfreie Mobilisation der LWS in die Lateralflexion aus dem Vierfüßlerstand

LWS durch Vor- und Zurückrollen des Balles (Abb. 23, 24), wobei die LWS der Bewegung folgt und die BWS stabilisiert bleibt und ebenso eine Lateralflexion der LWS durch Hin- und Herrollen des Balles (Abb. 25, 26).

Muskeltraining

Nach jeder Dehnung und Mobilisierung erfolgt das Einschleifen der Bewegung, damit das neu gewonnene Bewegungsausmaß im ZNS verankert wird.

Spezifisches Muskeltraining: Muskeltraining erfolgt auch im Verlauf einer Übungsbehandlung, die mobilisierende Maßnahmen beinhaltet. Bei Hypermobilitäten bzw. Instabilitäten ist es von ausschlaggebender Bedeutung.

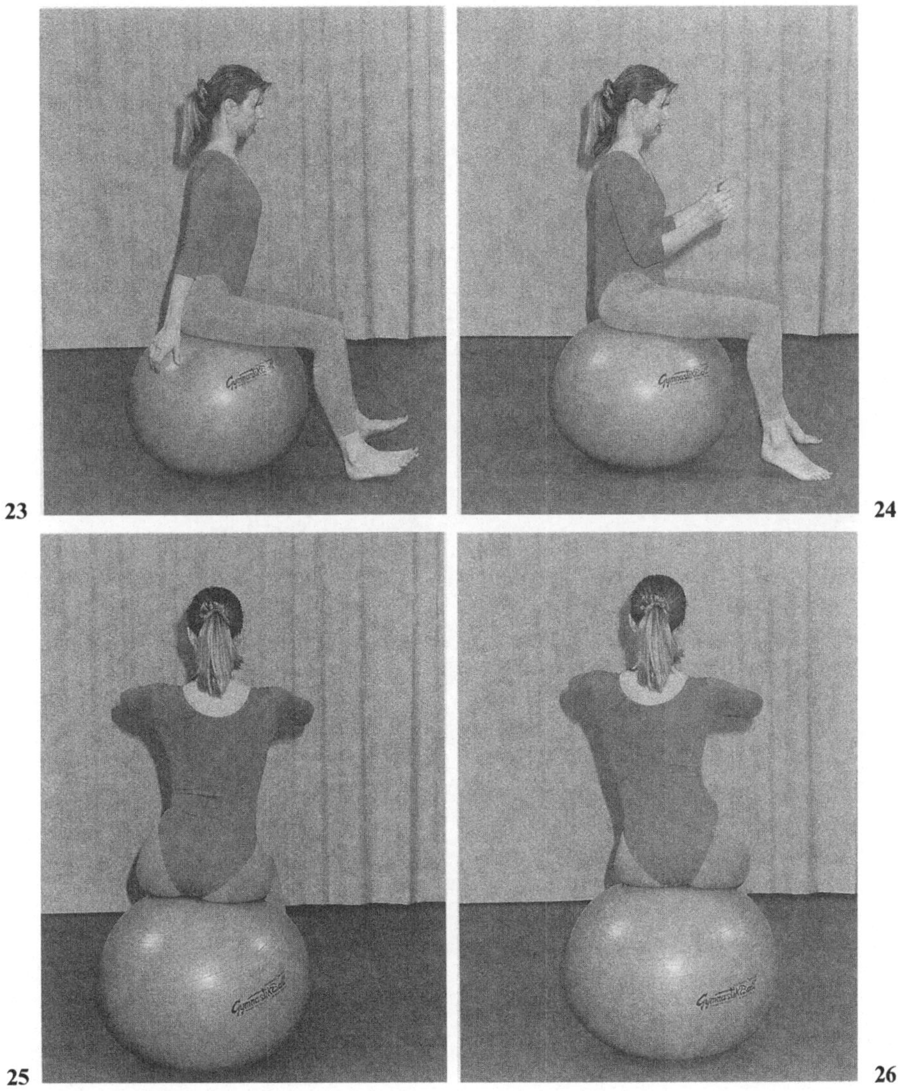

23 24 25 26

Abb. 23, 24. Hubarme Mobilisation der Flexion und Extension der LWS auf dem Pezziball

Abb. 25, 26. Hubarme Mobilisation der Lateralflexion der LWS mit dem Pezziball

Wenn ein instabil gewordenes Segment wieder stabilisiert werden soll, muß mit taktilen Reizen gearbeitet werden. Die tiefen autochthonen Rückenmuskeln sind nicht dem Willen unterworfen. Sie müssen also durch eine entsprechende Situation reaktiv zur Anspannung gebracht werden. Der Therapeut legt seine Zeigefinger gegen einen Querfortsatz der LWS und fordert den Patienten auf, dagegenzuhalten

27 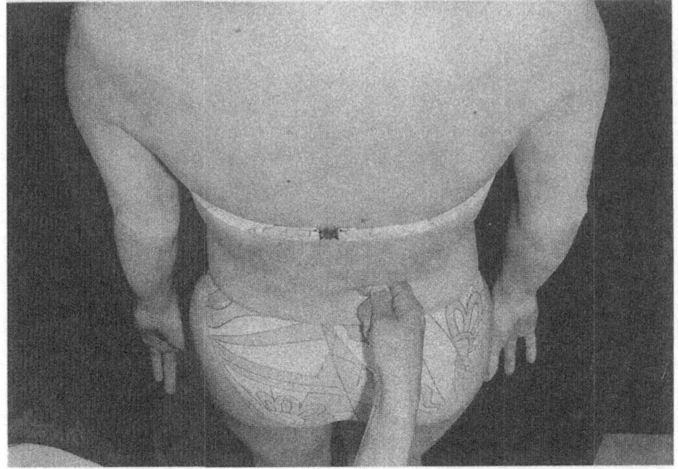

28 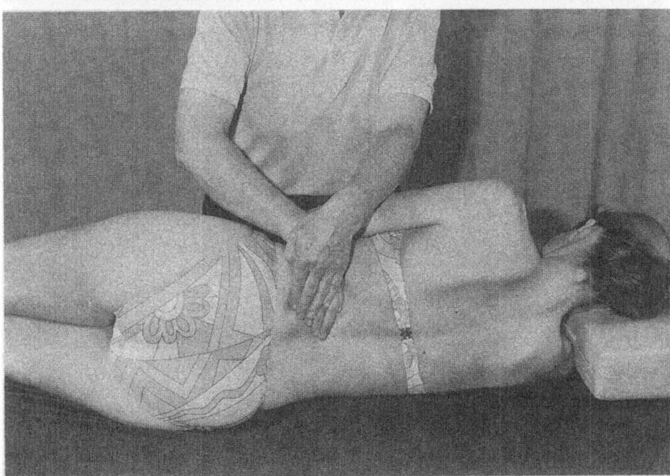

Abb. 27. Segmentale Stabilisation durch taktilen Reiz an einem Querfortsatz

Abb. 28. Wie Abb. 27: segmentale Stabilisation in Seitenlage. Der Patient muß gegen den Druck des Therapeuten halten

(Abb. 27, 28). Dabei soll man zunächst in den gesunden Segmenten beginnen und sich an das betroffene herantasten. Erst wenn der Patient gelernt hat, segmental anzuspannen, können die Anforderungen erhöht werden und die Hebel größer werden. Die Kontakte werden dann an der Scapula und am Becken gegeben (Abb. 29) und schließlich werden die längsten Hebel wie Arm und Bein benutzt (Abb. 30, 31). Dabei muß absolut sichergestellt sein, daß der Patient seine Wirbelsäule „im Griff" hat. Die Anzahl der Wiederholungen, um einen bleibenden Effekt zu erhalten, ist enorm hoch (10000–100000).

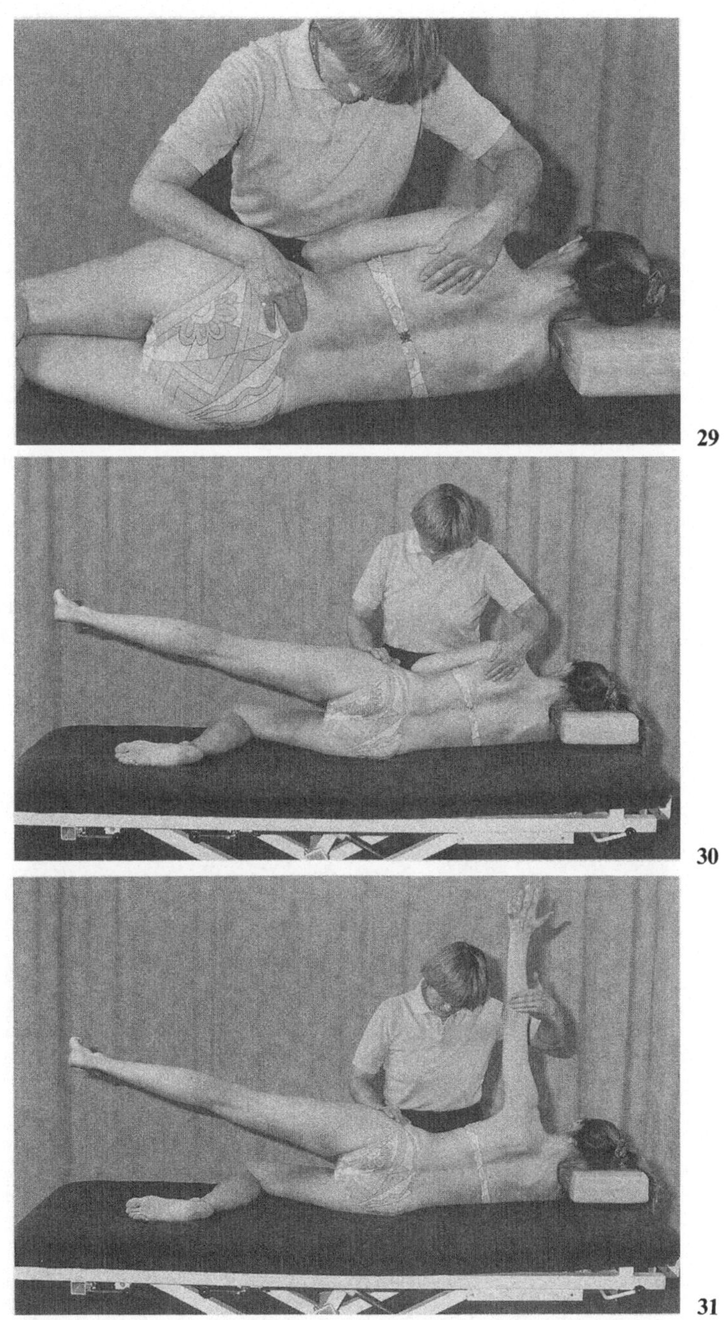

29

30

31

Abb. 29. Widerstände an Scapula und Pelvis zur Stabilisation

Abb. 30. Erhöhung der Anforderung durch Verlängerung der Hebel

Abb. 31. Steigerung der stabilisierenden Wirkung durch Widerstand am Arm

Bauchmuskeltraining: Es bestehen unterschiedliche Meinungen darüber, wie wichtig Bauchmuskeltraining ist. Einigkeit besteht heutzutage wohl darüber, daß es wichtig ist, die physiologischen Schwingungen der Wirbelsäule dabei beizubehalten. Eine rückengerechte Bauchmuskelübung soll die LWS nicht rund machen, die axiale Belastung der Bandscheibe soll gewährleistet sein, die BWS in Streckstellung stabilisiert sein. Hierzu dient eine Außenrotationsstellung der Arme.

Am besten bewährt hat sich folgende Übung: Der Patient ist in Rückenlage, die LWS ist mit einem Polster unterlagert. Die Gesäßmuskeln werden angespannt, die Fersen auf die Unterlage gepreßt. Damit wird eine reziproke Hemmung des M. iliopsoas erreicht. Der Patient kann die Arme nach vorne strecken oder hinter dem Kopf verschränken, um die prävertebralen Halsmuskeln zu entspannen und soll dann den Kopf schweben lassen und den Oberkörper so weit abheben, daß die Schulterblätter den Boden verlassen. Das Brustbein soll in Richtung der Zimmerdecke bewegt werden, der Oberkörper sollte also nicht rund werden. Diese Haltung wird ca. 10 s gehalten, der Atem geht dabei ruhig (Abb. 32).

Wiederholungszahl: 10. Diese Übung läßt sich auch diagonal ausführen.

Übung für die Rückenstrecker und schulterblattanliegenden Muskeln: Eine Variante erfolgt aus der Bauchlage.

Zuerst wird der Patient aufgefordert, das Kreuzbein etwas nach oben zu schieben, damit eine Anspannung des M. erector trunci erfolgt. Der M. glut. max. soll entspannt bleiben. Dabei wird der Oberkörper etwas von der Unterlage abgehoben, die Arme können unterschiedliche Stellungen einnehmen. Es ist darauf zu

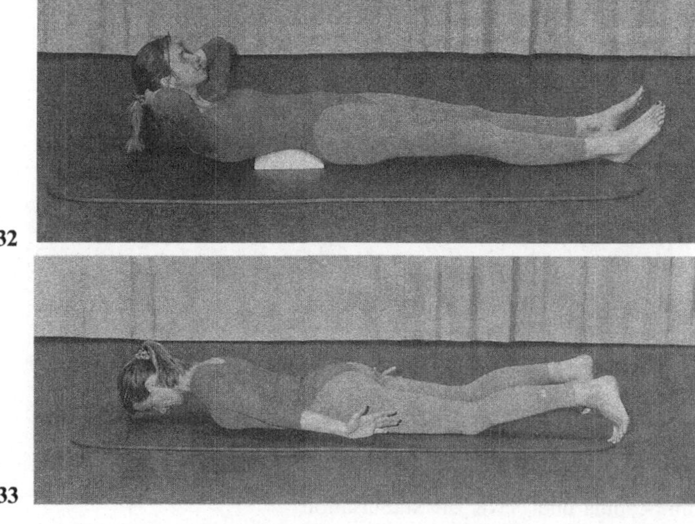

32

33

Abb. 32. Rücken- und bandscheibengerechte Bauchmuskelübung

Abb. 33. Rückengerechtes Training der Rückenstrecker aus Bauchlage

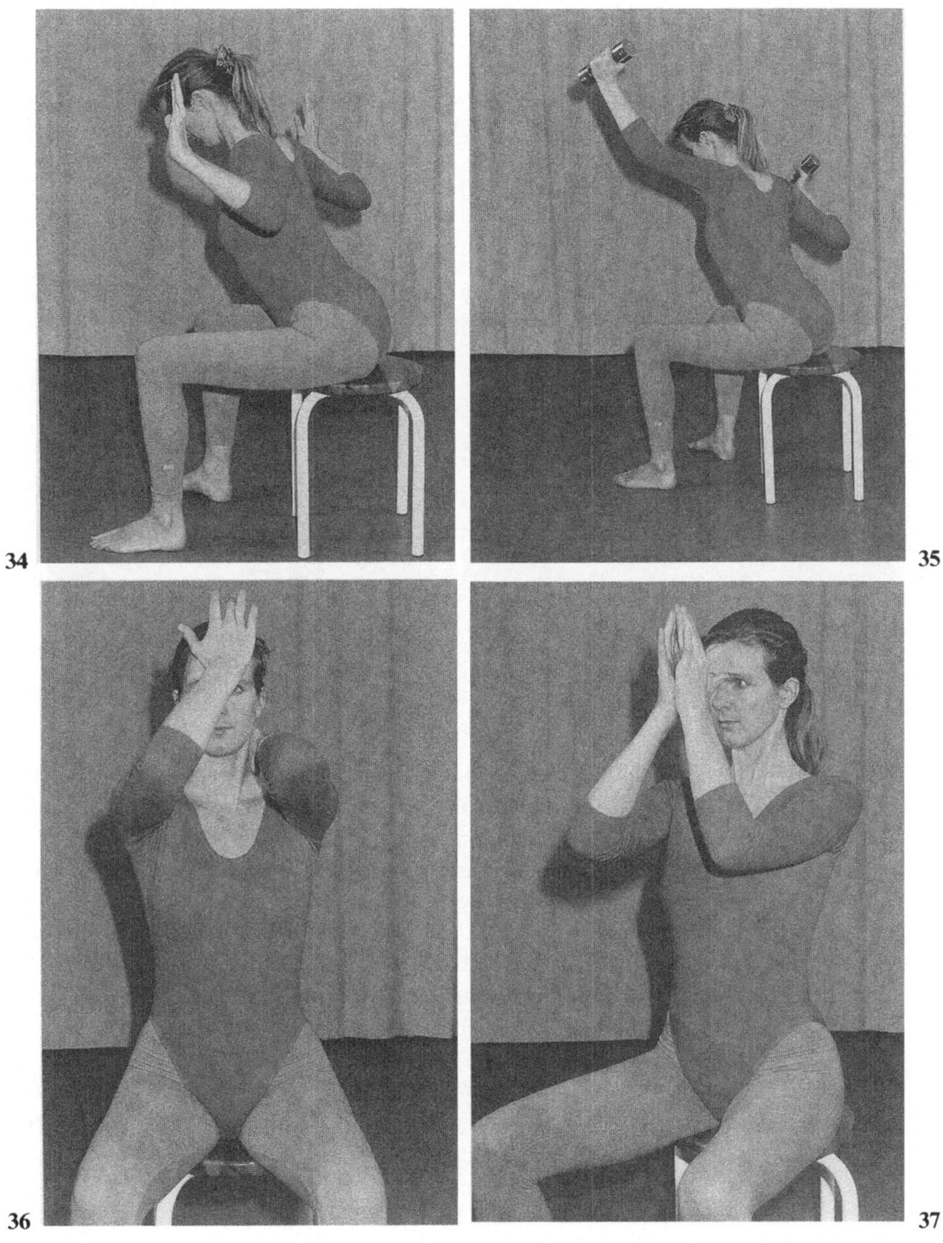

Abb. 34. Training der Rückenstrecker und schulterblattanliegenden Muskeln im Sitz

Abb. 35. Wie Abb. 34: Steigerung durch Gewicht

Abb. 36. Anspannung der prävertebralen Muskeln in korrekter Haltung

Abb. 37. Anspannung der kurzen atlantookzipitalen Kopfbeuger

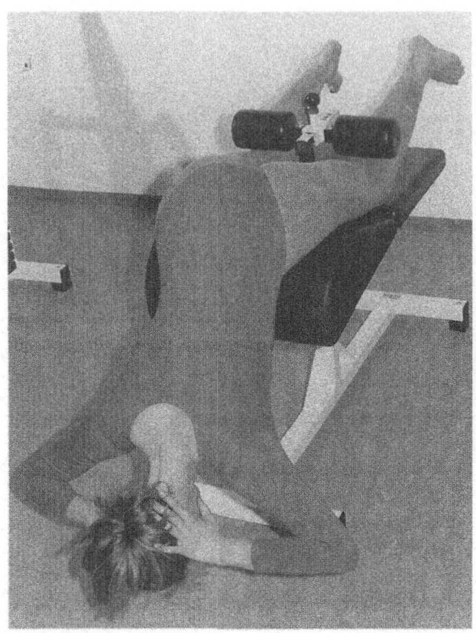

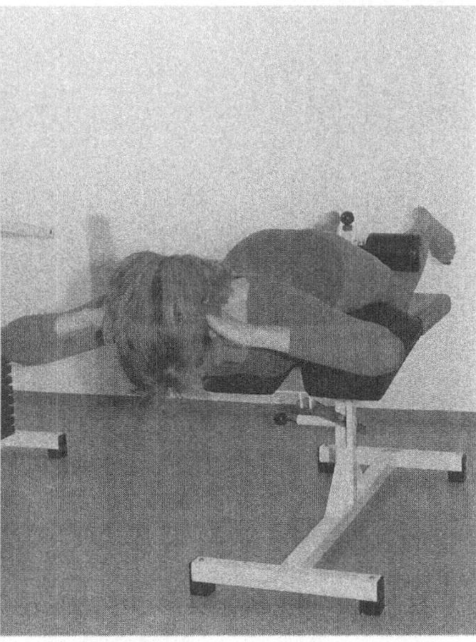

38 39

Abb. 38. Ausgangsstellung für Training der Rückenstrecker

Abb. 39. Wie Abb. 38: Endstellung

achten, daß das Brustbein immer gut in Richtung Unterlage gehalten wird. Dadurch erfolgt ein optimales Anspannen des thorakalen Rückenstreckers und es wird eine Hyperlordosierung vermieden (Abb. 33).

Die truncoscapulare Gruppe wird am günstigsten im Sitzen geübt, so wie es auch der Alltagssituation entspricht. Der Patient muß lernen, bei seiner sitzenden Tätigkeit das Gewicht der Arme gut am Körper zu fixieren. Bei stabilisierter Wirbelsäule wird der Oberkörper etwas nach vorne gelehnt, während die Arme dynamisch arbeiten. Sie können zunächst neben dem Körper bleiben (Abb. 34), in der sog. U-Halte sein oder ganz erhoben werden (Abb. 35).

Die tiefen prävertebralen Muskeln sind eher abgeschwächt und müssen im Grunde bei jedem Patienten aktiviert werden. Bei hoch zervikaler Instabilität ist dies von ausschlaggebender Bedeutung. Die Autostabilisation ist entscheidend. Der Patient sitzt in korrekter Sitzhaltung. Eine Hand nimmt Kontakt auf zu den Dornfortsätzen in der HWS. Der Patient muß einen leichten Gegendruck dagegen geben. Nun streckt sich die HWS mit Hilfe der Anspannung der prävertebralen Muskeln. Die andere Hand gibt von vorne Widerstand aus unterschiedlichen Richtungen, wobei die HWS-Stellung nicht aufgegeben werden darf (Abb. 36).

Die tiefen atlantookzipitalen Kopfnicker können ganz spezifisch geübt werden, wenn die Daumen von unten gegen die Augenbrauen gelegt werden und der Patient mit Blickrichtung nach unten leicht dagegen drückt. Zur Stabilisierung werden die Handwurzeln aneinandergepreßt. Die Atmung geht normal und leicht (Abb. 37).

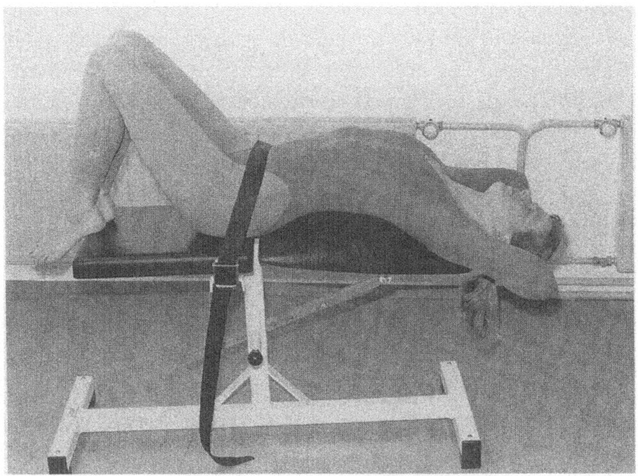
40

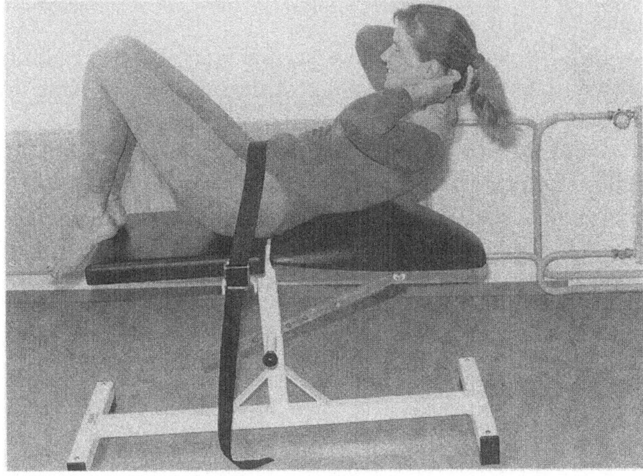
41

Abb. 40. Ausgangsstellung für Training der Bauchmuskeln

Abb. 41. Wie Abb. 40: Endstellung

Muskeltraining mit Sequenz- und Zuggeräten: In dieser Phase des Übungsprogrammes ist der Einsatz von Trainingsmitteln angezeigt. Dies können Übungsgeräte wie Hanteln, Expanderzüge und Bleimanschetten sein, aber auch Übungsgeräte wie Rollenzüge und Sequenzgeräte, wie sie von den norwegischen Physiotherapeuten O. Evjenth und Gunnari entwickelt wurden, haben den großen Vorteil der leichten Bedienbarkeit mit geringer Fehlerquote. Die Geräte sind so ausgelegt, daß in einer Sequenz alle wesentlichen Körperpartien der Reihe nach geübt werden. Der Übungsleiter legt die Widerstände und die Anzahl der Wiederholungen fest. In relativ kurzer Zeit wird ein hoher Trainingseffekt erreicht.

Das Üben der *Rückenstrecker* beginnt aus dem Überhang: der Proband geht zügig, aber nicht schwunghaft bis zur Horizontalen hoch, verharrt dort einige

Sekunden, läßt sich absinken, um anschließend sich wieder anzuheben (Abb. 38, 39). Es ist darauf zu achten, daß er die Horizontale nicht überschreitet, um keine Überdosierung zu erreichen. Wesentlich ist, die BWS zu strecken. Die Arme können unterschiedlich gehalten werden, je nachdem welche Hebellänge erwünscht ist.

Für die *Bauchmuskeln* steht ein speziell konstruiertes Gerät zur Verfügung, das durch seine Wölbung auch diagonale Übungen zuläßt. Bei jeder Bauchmuskelübung sollte darauf geachtet werden, daß der Übende nicht zu weit hochkommt und nicht zu rund wird (Abb. 40, 41).

Gesäßmuskeln: Die Schulung des M. glut max. ist bei allen lumbosakralen und iliosakralen Instabilitäten von ausschlaggebender Bedeutung. Die Beine werden gegen einen Widerstand langsam bis zur Horizontalen angehoben, dort einige Sekunden gehalten und wieder abgesenkt (Abb. 42). Dies muß 10- bis 30mal wiederholt werden, bevor der Widerstand erhöht werden soll. Entsprechende Trainingsgeräte sind für die truncoscapulare Gruppe und den M. pectoralis maior sowie die Armmuskulatur vorhanden. Für den M. quadriceps ist die Leg-press gedacht (Abb. 43).

Das Üben an Zuggeräten hat den Vorteil der Variabilität. Man kann dreidimensional üben. Jedoch ist die Anforderung an die Körperkontrolle höher (Abb. 44). Ansonsten gelten die üblichen Trainingsregeln.

Das Üben an Trainingsgeräten, so wichtig es ist, hat nur begrenzten Stellenwert. Koordinatives Training ist unbedingt anzuschließen. Der Proband muß in den unterschiedlichsten Situationen die Kontrolle über seine Haltung bewahren können. Übungen auf der Weichbodenmatte, auf dem Sportkreisel (Abb. 45, 46) und dem Minitrampolin bzw. mit dem Pezziball sind hier hervorragend geeignet.

Rückenschule (RS): Die Wirbelsäule als Achsenorgan steht im Zentrum des Bewegungsverhaltens. Sie ist, vor allem in jüngeren Jahren, keine Säule, sondern eine

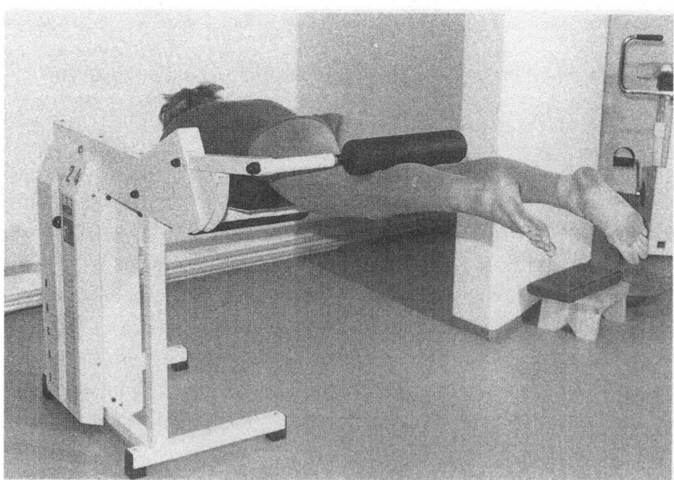

Abb. 42. Training des M. glutaeus maximus

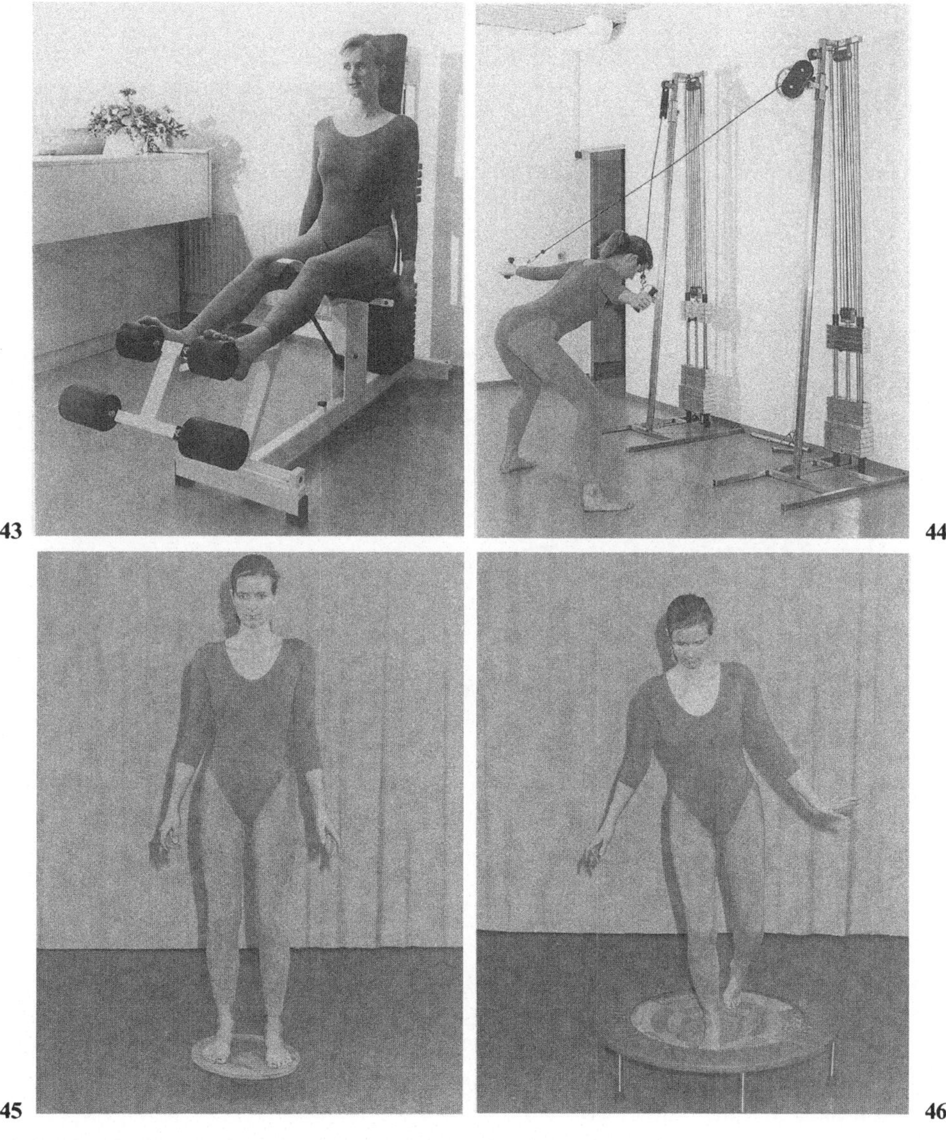

43 44

45 46

Abb. 43. Training des Quadriceps in der Leg-press-Maschine

Abb. 44. Arbeit an Zuggeräten

Abb. 45. Verbesserung der Koordination auf dem Sportkreisel

Abb. 46. Schulung der Balance auf dem Minitrampolin

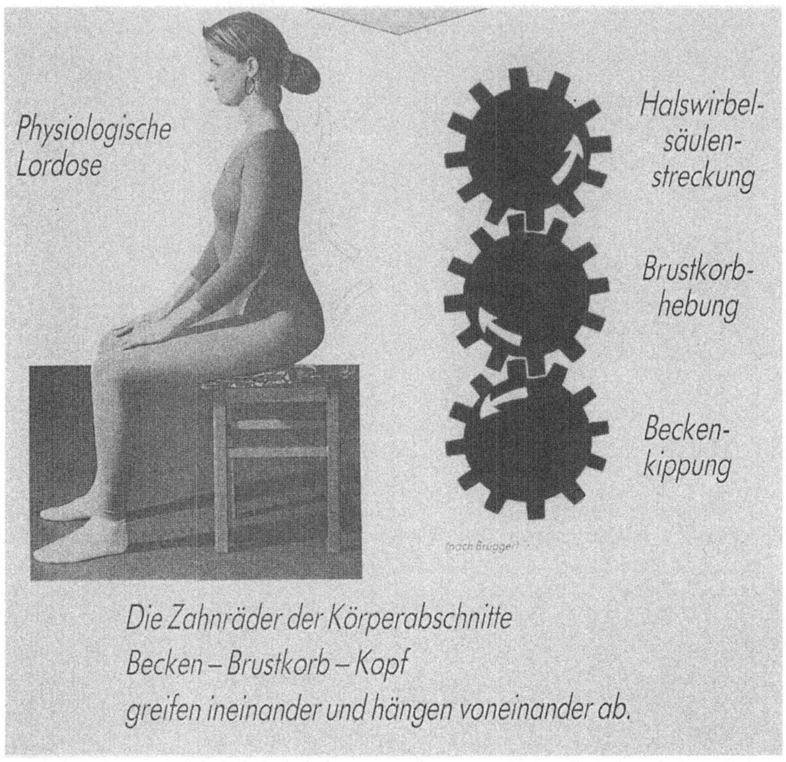

Abb. 47. Modell der 3 ineinandergreifenden Zahnräder zur Verbesserung der Sitzhaltung

vielgliedrige Kette, die durch eine Vielzahl von passiven und aktiven Strukturen gesteuert werden muß. Die physiologischen Schwingungen erlauben die nötige Stoßdämpfung und die achsengerechte Belastung der Bandscheiben. So lange die Bandscheibe intakt ist, ist das Bewegungssegment stabil. Alle Bausteine des Vertebron hängen voneinander ab.

In der Rückenschule muß es also darum gehen, diese physiologischen Schwingungen wieder bewußt zu machen und muskulär zu stabilisieren.

Die BWS ist das stabilisierende Zentrum. Sie muß alle ankommenden Kräfte auffangen und dynamisch stabilisieren können. Hat die BWS diese Fähigkeit verloren, ist die funktionelle Auswirkung auf das Bewegungsverhalten groß. Deshalb ist das Training des thorakalen Rückenstreckers so wichtig. Es soll dabei jedoch nie vergessen werden, daß *Bewegung die oberste Rückenschulregel* ist und die aufrechte Haltung zu üben das zweite Ziel ist. Inzwischen ist es allgemein bekannt, daß es die über lange Zeit eingenommenen krummen Dauerhaltungen sind, die am schädlichsten sind.

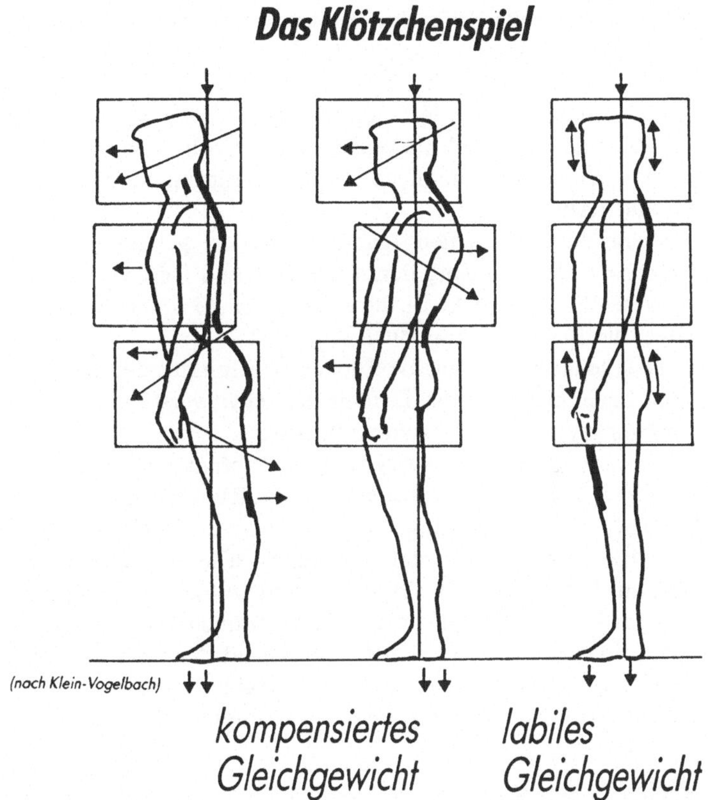

Abb. 48. „Klötzchenspiel". Die Körperabschnitte Becken – Brustkorb – Rumpf müssen gut übereinander aufgebaut werden

Man sollte dabei bedenken, daß der Mensch im Gegensatz zur Tierwelt gelernt hat, sich in den Hüftgelenken zu strecken, er ist ein *Homo erectus* geworden. Er kann seine Körperlängsachse vertikal stellen und somit ein labiles Gleichgewicht einnehmen, was die Voraussetzung für potentielle Beweglichkeit und ökonomisches Bewegungsverhalten ist. Das Hocken ist der phylogenetisch ältere Erwerb und es besteht die Gefahr, daß der Mensch momentan in der Entwicklung einen Schritt rückwärts geht. Es ist also auch ein Anliegen in der Rückenschule, die Menschen von der ständigen Sitzhaltung loszulösen und zwischendurch öfters aufstehen oder am Stehpult arbeiten zu lassen.

Letztlich kann man sagen, daß jeder Wirbelsäulenpatient der Rückenschule zugeführt werden sollte. Rückenschule ist Prophylaxe, d. h. ein Patient mit echten Beschwerden gehört zunächst in die Therapie und dann in die Rückenschule als Sekundärprophylaxe.

Wesentlicher Aspekt ist zunächst das Erlernen einer korrekten aktiven Sitzhaltung. Dabei ist das Modell von Dr. Brügger mit *drei ineinandergreifenden Zahnrä-*

dern eine wertvolle Hilfe. Das Becken muß nach vorne kippen, dann hebt sich der Thorax automatisch an und die HWS kann sich strecken und ins labile Gleichgewicht kommen (Abb. 47). Im Stehen verwenden wir in der Rückenschule gerne das „*Klötzchen-Spiel*“ aus der Funktionellen Bewegungslehre. Stehen die Klötzchen gut übereinander, wird die Wirbelsäule axial belastet, sind sie gegeneinander verschoben, entstehen schädliche Schubbelastungen an anfälligen Bereichen der Wirbelsäule (Abb. 48).

Wenn das „Türmchen“ gut übereinander gebaut ist, lernt der Rückenschul-Teilnehmer den Umgang damit bei Vor- und Rückverlagerung (Abb. 49, 50).

Wesentlicher Aspekt ist die *Integration der Rückenschul-Inhalte in den Alltag*, wobei die Beratung individuell sein muß.

Das gedankliche Nachvollziehen der Inhalte der Rückenschule ist auch für einen Laien nicht schwer. Es ist jedem leicht verständlich zu machen, warum sein Bewegungsverhalten rückenfeindlich ist.

Weshalb ist es also so schwer, die Inhalte der Rückenschule wirkungsvoll umzusetzen? Es ist die Kunst eines guten Rückenschullehrers, die Bereitschaft zur Mitarbeit zu wecken. Man hat dafür den Ausdruck „*Compliance*“ gewählt. Nur wer wirklich willens ist, sein Bewegungsverhalten zu ändern, hat auf Dauer Aussicht auf Erfolg. Die über Jahre rückenfeindliche Haltung und Bewegung ist von dem ZNS inzwischen als normal übernommen worden. Die Einnahme einer korrekten Sitzhaltung ist zunächst anstrengend. Nur wer die nötige Anzahl von Wiederholungen schafft (man nennt dabei Zahlen zwischen 10000 und 100000), wird den motorischen Stereotyp umprogrammieren können. Ein falsches Bewegungs-

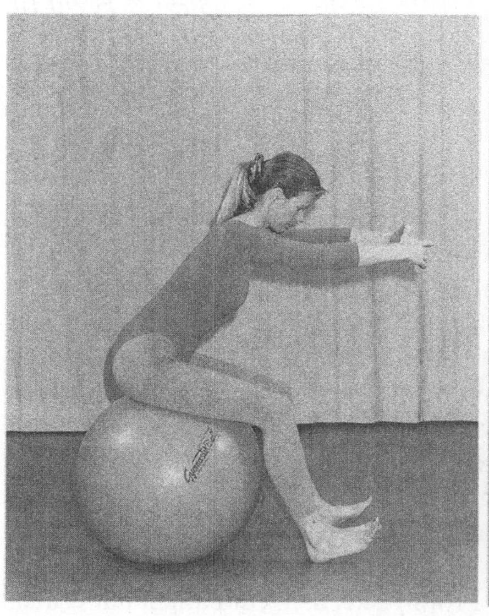
49

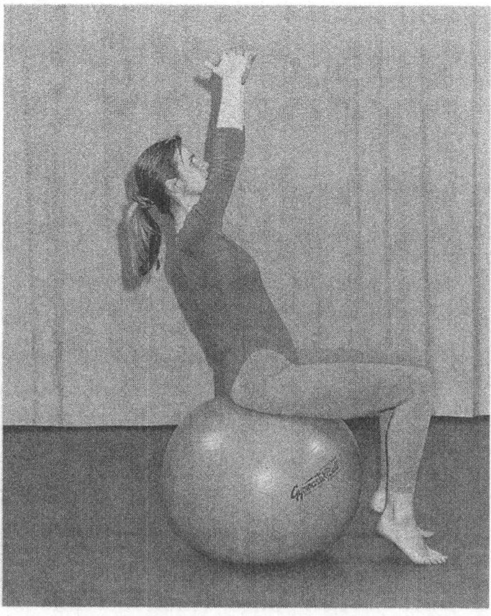
50

Abb. 49. Vorverlagerung des stabilisierten Rumpfes: Arbeit der Rückenstrecker

Abb. 50. Rückverlagerung des stabilisierten Rumpfes mit dem Pezziball: Arbeit der Bauchmuskulatur

verhalten muß durch ein richtiges ersetzt werden und schließlich als normal empfunden werden.

Neben der Anwendung der Prinzipien der Rückenschule ist es auch Aufgabe eines guten Therapeuten, dem Patienten klar zu machen, daß er selbst verantwortlich ist und an sich arbeiten muß und die Arbeit nicht auf Ärzte und Therapeuten verlagern darf. Diese können nur die Weichen stellen, Hilfen bieten, aber ohne die Mitarbeit des Patienten selbst ist das Ziel, ein beschwerdefreies Alltagsleben zu führen, nicht erreichbar.

Da Bewegung das oberste Prinzip ist, soll mit dem Patienten auch über *geeignete Sportarten* gesprochen werden. Immer sollte auch bedacht werden, daß der Organismus über eine ausgeprägte Selbstheilungstendenz und Anpassungsfähigkeit verfügt, die man durch überzogene therapeutische Ansätze nicht stören, sondern unterstützen soll. Für den verantwortungsbewußten Therapeuten muß es also darum gehen, den Patienten gut zu führen, beginnend bei der Linderung von akuten Schmerzzuständen bis hin zum Umgang mit dem Körper in allen Lebenssituationen.

Literatur

Blum B (1990) Perfektes Stretching. Sportinform Oberhaching

Brügger A (1980) Erkrankungen des Bewegungsapparates und seines Nervensystems. Fischer, Stuttgart New York

Brügger A (1987) Gesunde Körperhaltung im Alltag. Dr. A. Brügger Verlag und Herausgeber, Zürich

Dvořák J, Dvořák V (1988) Manuelle Medizin Diagnostik. Thieme, Stuttgart New York

Einsingbach Th (1990) Muskuläres Aufbautraining. Pflaum, München

Evjenth O, Hamberg J (1985) Muscle stretching in manual therapy, vol I, II. Alfta Rehab, Sweden

Frisch H (1991) Programmierte Untersuchung des Bewegungsapparates. Springer, Berlin Heidelberg New York Tokyo

Gunnari H, Evjenth O (1984) Sequence exercise. Dreyor, Oslo

Gustavsen R (1990) Trainingstherapie, 2. Aufl. Thieme, Stuttgart New York

Kaltenborn FM (1985) Manuelle Mobilisation der Extremitätengelenke. Olaf Norlis, Oslo

Kapandji JA (1985) Funktionelle Anatomie des Menschen, Bd I–III. Enke, Stuttgart

Klein-Vogelbach S (1990) Funktionelle Bewegungslehre, 4. Aufl. Springer, Berlin Heidelberg New York Tokyo

Klein-Vogelbach S (1990) Ballgymnastik zur funktionellen Bewegungslehre, 3. Aufl. Springer, Berlin Heidelberg New York Tokyo

Krämer J (1986) Bandscheibenbedingte Erkrankungen. Thieme, Stuttgart New York

Laser T (1988) Lumbale Bandscheibenleiden. Zuckschwerdt, München Bern Wien San Francisco

Lewit K (1985) Manuelle Medizin im Rahmen der medizinischen Rehabilitation. Urban & Schwarzenberg, München Wien Baltimore

Reichel HS (1991) Hilfe bei Rückenschmerzen. Sportinform, Oberhaching

Sullivan PE et al. (1985) PNF – Ein Weg zum therapeutischen Üben. Fischer, Stuttgart New York

Schewe H (1988) Die Bewegung des Menschen. Thieme, Stuttgart New York

Schneider W, Dvořák J, Dvořák K, Tritschler Th (1988) Manuelle Medizin-Therapie. Thieme, Stuttgart New York

Schobert H (1989) Orthopädie des Sitzens. Springer, Berlin Heidelberg New York Tokyo
Voss DE, Jonta MK, Myers BJ (1988) Proprioceptive neuromuskuläre Fazilitation. Fischer, Stuttgart New York
Wenk W (1989) Der Schlingentisch. Pflaum, München
White A, Panjabi M (1978) Clinical Biomechanics of the Spine. Lippincott, Philadelphia Toronto
Winkel D, Kleeming A et al. (1985) Nichtoperative Orthopädie, Teil 1–3. Fischer, Stuttgart New York

Langzeitergebnisse der operativen und rehabilitativen Therapie des Torticollis spasmodicus [1,2]

E. Peterson

Einleitung

Trotz zahlreicher somatotopischer Forschungsbefunde bleiben viele Fragen bezüglich der Ätiologie und Pathogenese des Torticollis spasmodicus offen. Das Spektrum der konservativen und operativen Behandlungen spasmodischer Syndrome ist zwar umfangreich, die Wirksamkeit der einzelnen Therapieformen jedoch sehr unterschiedlich. Neben spontanen Remissionen ist ein progredienter Krankheitsverlauf möglich. Nach den in der Literatur beschriebenen Verlaufsbeobachtungen spricht etwa die Hälfte der Torticollis-Patienten auf konservative Maßnahmen an. Der Behandlungsplan von Arzt und Therapeut muß bei dieser teils progredient verlaufenden dystonischen Erkrankung mit schweren Haltungs- und Bewegungsstörungen des Kopfes und Verkrampfungsschmerzen der Hals-Nacken-Muskeln sowohl auf die Möglichkeit einer psychogenen als auch einer organischen Ursache abgestellt sein. In der Regel werden zunächst alle konservativen Maßnahmen durchgeführt, wobei Psychotherapie, Physiotherapie und medikamentöse Behandlungen im Vordergrund stehen. Nach erfolgloser konservativer Behandlung kann eine organische Manifestation des Torticollis postuliert werden, welche die Indikation zur chirurgischen Therapie beinhalten kann.

Die klinische Symptomatologie des Torticollis spasmodicus kann sich im fortgeschrittenen Stadium der Erkrankung sehr variabel gestalten, so daß eine exakte Analyse der bevorzugten Haltungs- und Bewegungskomponente des Kopfes nur durch eine elektromyographische Zusatzuntersuchung zu objektivieren ist.

In Fällen mit einer kombinierten horizontal-rotatorischen Torticollis-Symptomatik kann bei überwertiger Neigung (Rotation) bzw. Wendung des Kopfes die klinische Diagnose unvollständig bleiben, da nur die bevorzugte Bewegungsrichtung zunächst ins Auge fällt.

In dieser Studie werden die Langzeitergebnisse der konservativen, physikalischen und operativen Therapie von Torticollis-Patienten vorgestellt. Die Untersuchungsbefunde und Ergebnisse stützen sich auf die Auswertung der subjektiven Angaben der Patienten, der klinischen, neurologischen und elektromyographischen Kontrollbefunde, die in halbjährlichen Abständen über einen Zeitraum von 1½ bis 2 Jahren in unserer Klinik ermittelt wurden.

---

[1] Auszüge aus der Habilitationsschrift zur Erlangung der Venia legendi an der Medizinischen Fakultät der Martin-Luther-Universität zu Halle-Wittenberg, 1992.
[2] Für diese Arbeit erhielt der Autor den Neuroorthopädie-Preis 1992.

B. Kügelgen (Hrsg.)
Neuroorthopädie 5

Eine wesentliche Aufgabe dieser Studie war es, die Langzeitergebnisse einer krankengymnastischen Bewegungstherapie, die auf dem Brunkow-Bobath-Konzept beruht, zu ermitteln und diese mit den Resultaten verschiedener Kombinationsbehandlungen von Operationen und Krankengymnastik zu vergleichen.

Definition und Nomenklatur des Torticollis spasmodicus

Der Torticollis spasmodicus (spastischer Schiefhals), eine langsame dystonische Hyperkinese, ist durch unwillkürliche und nicht spastisch fixierte Störungen der richtungsbestimmten Kopfhaltung gekennzeichnet. Die hyperkinetische Innervation mit krampfhafter Anspannung synergistischer Hals-Nacken-Muskeln bewirkt die Behinderung derjenigen Bewegungen, die der spontanen Bewegungsrichtung entgegengesetzt sind.

Dies bedeutet bei einem horizontalen Torticollis nach links eine Beeinträchtigung der Blickfolge und Kopfwendung nach rechts. Die dabei nicht intendierten Muskelkontraktionen verteilen sich asymmetrisch auf Hals- und Nacken-Muskeln, wodurch es zu einer bevorzugten Haltung und Bewegungsrichtung des Kopfes kommt. Um die Bewegungsrichtung des Kopfes beim Menschen mit den quadrupeden Wirbeltieren vergleichen und mit äquivalenten Bewegungen des Blickes benennen zu können, ist es erforderlich, einander entsprechende Bewegungsrichtungen zu definieren. Entgegen anderen Darstellungen des Torticollis wie etwa von Podivinsky (1968) werden in dieser Untersuchung Kopfbewegungen nach rechts und links um die vertikale Achse ebenso wie die horizontalen Bewegungen des Blickes als Wendungen bezeichnet. Diesen ist sensorisch der laterale, horizontale Bogengang zugeordnet. Als Rotation oder Raddrehungen (Seitneigungen) im strengen Sinn werden Bewegungen des Kopfes um die frontookzipitale Achse bezeichnet, entsprechend den rotatorischen Blickbewegungen. Sensorisch wird ihnen der obere, frontale Bogengang zugewiesen. Bewegungen des Kopfes um eine horizontal-frontale Querachse (Augenachse) und die entsprechenden Blickbewegungen werden als Hebungen und Senkungen bezeichnet.

Die richtungsbestimmte unwillkürliche Kopfhaltung beim Torticollis spasmodicus hat 4 Bewegungskomponenten:

1. eine reine Wendung des Kopfes um die vertikale Achse nach rechts oder links (horizontaler Torticollis),
2. eine Rotation oder Raddrehung des Kopfes um die horizontal-sagittale Achse (Seitneigung), wobei sich das Ohr zur homolateralen Schulter neigt (rotatorischer Torticollis),
3. eine Kopfhebung um eine horizontal-frontale Querachse, die einen Retrocollis bewirkt, und
4. eine Kopfsenkung nach vorn, ebenfalls um eine horizontal-frontale Querachse, die zu dem seltenen klinischen Bild des Anterocollis führt.

Durch eine hyperkinetische Aktivierung des M. sternocleidomastoideus wird das Gesicht immer zur Gegenseite gewendet. Die Kontraktion der seitlichen unteren

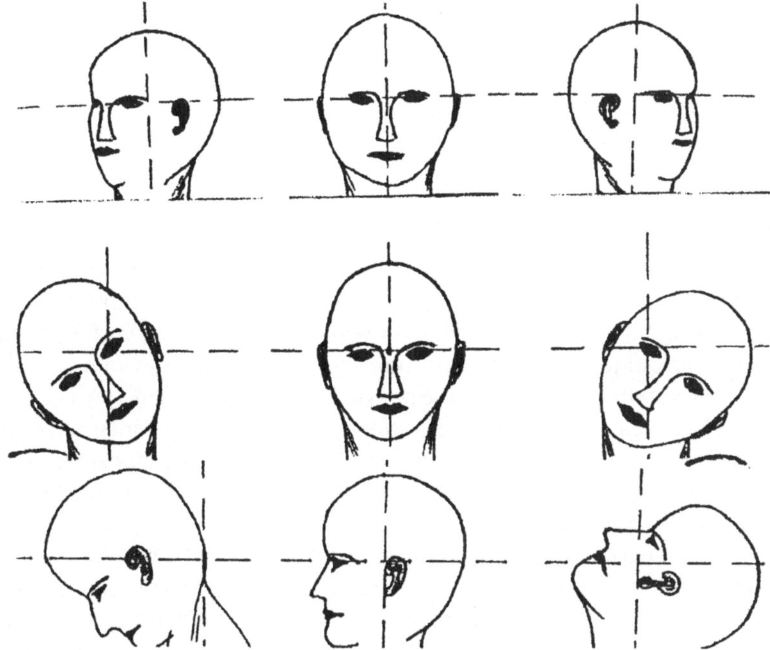

Abb. 1 a–c. Schematische Darstellung des Mechanismus der richtungsbestimmten unwillkürlichen Kopfhaltung bei verschiedenen Typen des Torticollis spasmodicus. **a** Torticollis horizontalis: Kopfwendung nach rechts und links. **b** Torticollis rotatorius: Kopfneigung zur Seite (Rotation). **c** Antero- und Retrocollis: Senkung und Hebung des Kopfes

Hals-Nacken-Muskulatur (Mm. splenius capititis, semispinalis und trapezius) führt zu einer Seitneigung (Rotation) des Kopfes zur homolateralen Schulter.

Bei der klinischen Untersuchung sind sowohl die Kopfwendung um die vertikale Achse (Kopfdrehen), die Rotation des Kopfes um die frontookzipitale Achse (Seitneigung) als auch Hebung und Senkung des Kopfes zu objektivieren. Erfahrungsgemäß sollte der klinische Befund in entspannter Ruhehaltung und in Bewegung des Patienten erstellt werden. Charakteristischerweise ist eine hyperkinetische Haltungs- und Bewegungsstörung in Ruhe (entspanntes Sitzen oder Liegen) oft kaum zu sehen, hingegen wird sie unter Bewegungsanforderungen (Stehen und Gehen) in ihrer klinischen Symptomatik immer sichtbar. Das klinische Bild beim Torticollis kann sehr variabel sein, da es abhängig ist von der Intensität der jeweilig bevorzugten Bewegungsrichtung des Kopfes. So finden wir neben rein rotatorischen bzw. horizontalen Formen Kombinationstypen, bei denen Wendung mit gleichzeitiger Seitneigung (Rotation), Anteflexion oder mit partieller Reklination des Kopfes zu beobachten sind.

Die Kontraktionen der synergen hyperkinetischen Hals-Nacken-Muskeln erfolgen tonisch und phasisch. Die krampfhaft kontrahierten Muskeln bieten palpatorisch einen deutlichen Widerstand. Auf den Modus der hyperkinetischen Innervation kann durch die klinische Bezeichnung wie Torticollis dystonicus, myoklonicus, crampiformis bzw. rigidus hingewiesen werden.

Methodik

Einführung

Die Elektromyographie (EMG) ist heute auch in der Rehabilitation ein Standardverfahren zur Untersuchung und Analyse motorischer Funktionen. Am Beispiel des Torticollis spasmodicus wird ein von uns entwickeltes Verfahren zur Registrierung und quantitativen Auswertung von telemetrisch gewonnenen EMG-Befunden vorgestellt. Durch die nahezu synchrone Innervation synerger Muskelfasern entsteht ein elektrisches Muskelaktionspotential, das mit entsprechenden Oberflächenelektroden auf der Haut nach einer geeigneten Verstärkung als Summenpotential mit einem Kathodenstrahloszillographen und mit einem Analogschreiber registriert wird. Da die Aktionspotentiale einzelner Muskelfaserbündel, insbesondere bei hyperkinetischer Innervation, zeitlich zusammenfallen und dabei ein sehr dichtes Interferenzbild (Summenpotential) bilden, ist eine Betrachtung einzelner Potentiale kaum noch möglich. Durch die Simultanableitungen synerger, agonistischer und antagonistischer Muskeln können Modus und Intensität der Innervation bei bestimmten motorischen Leistungen, z. B. Liegen, Stehen, Gehen und während krankengymnastischer Übungen, analysiert werden.

Eine solche Analyse der Motorik ermöglicht das Studium der Innervation bei bestimmten Körperhaltungen und Bewegungen (Kinesiologie), andererseits können auch pathologische Reaktionen während der Physiotherapie objektiviert werden.

Die abgeleiteten Signale wurden bisher nur qualitativ ausgewertet, wobei der optische Eindruck bei der Rekrutierung von Muskelaktionspotentialen (Interferenzbild) und die Höhe der Amplituden einer vergleichenden Beurteilung zugrunde liegen. Damit ist ein signifikanter Vergleich von EMG-Protokollen – auch bei ein und demselben Patienten – praktisch unmöglich.

Bisher fehlte ein geeignetes Analyseverfahren, um die Aktivität von Muskeln mit unterschiedlicher Innervation bzw. Kontraktion quantitativ beurteilen zu können und somit auch exakte Aussagen über den Erfolg krankengymnastischer Maßnahmen zu erhalten. Deshalb haben wir in Zusammenarbeit mit der Forschungsabteilung der Hauni-Werke Körper KG, 2050 Hamburg 80, ein Meßverfahren zum selbsttätigen Aufbereiten von analogen EMG-Signalen verschiedener Muskelfasern entwickelt.

Ein Vergleich von telemetrisch gewonnenen EMG-Protokollen (Abb. 2) verschiedener Bewegungsphasen (Liegen, Sitzen, Gehen) bei einem Patienten mit einem Torticollis horizontalis nach links zeigt die unterschiedliche Gesamtaktivität eines Muskels und unterstreicht den Wert und Bedarf eines geeigneten Verfahrens zur quantitativen Beurteilung der registrierten EMG-Signale.

Wie die Myogramme zeigen, lassen die enormen Streuungen der Potentiale auch bei ein und demselben Patienten optisch keine exakte Auswertung der Proto-

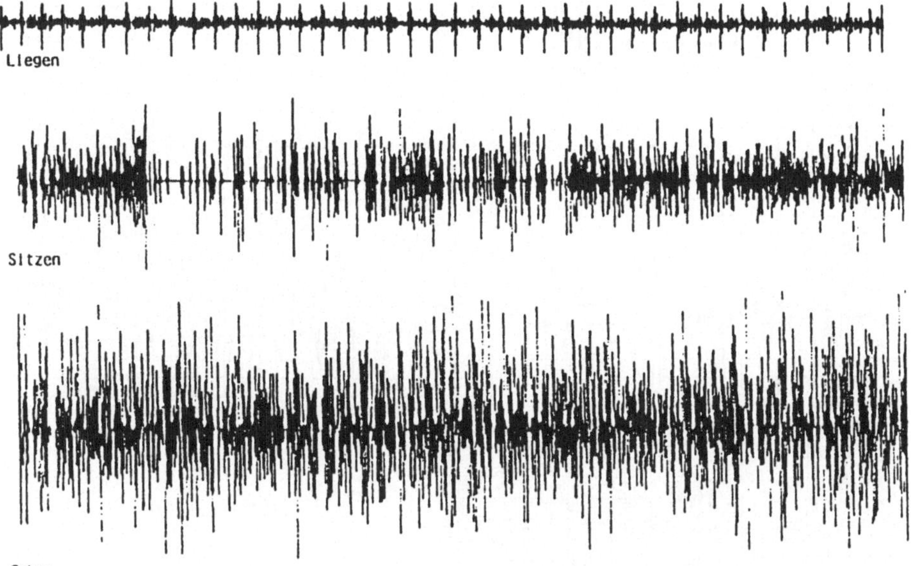

Abb. 2. Telemetrische EMG-Protokolle bei Hyperkinese des M. sternocleidomastoideus rechts in Ruhe und Bewegung bei einem Torticollis horizontalis nach links

kolle zu, wodurch die objektive Beurteilung eines therapeutischen Effektes erschwert bzw. unmöglich wird.

Die Auswertung eines Maximalinnervationsmusters ist deskriptiv und umfaßt keine quantitiative Analyse. Die Beurteilung und Beschreibung von Summenaktionspotentialen hängt von der Erfahrung des Untersuchers ab. EMG-Protokolle könnten lediglich bei einer gedehnten Papieraufzeichnung über die Dauer von einigen Sekunden (Abb. 3a) ausgezählt und miteinander verglichen werden. Eine solche Aufzeichnung ist zur vergleichenden Beurteilung mit quantitativer Aussage längerer therapeutisch relevanter Beobachtungsphasen aber nicht geeignet, wie ein Beispiel (Abb. 3b) zeigt.

Zur Auswertung der Myogramme wurde ein Gerät erstellt, welches die von zwei Muskeln abgegebenen und verstärkten Muskelaktionspotentiale erfaßt und statistisch auswertet. Es wurde ein Verfahren entwickelt, mit dessen Hilfe eine quantitative Beurteilung der über einen EMG-Verstärker registrierten Signale möglich ist. Ein Computer errechnet fortlaufend die Standardabweichungen der eingehenden Signale und stellt diese über einen Thermodrucker graphisch dar.

Bei Auswertung erfolgt der Ausdruck des Mittelwertes der Standardabweichung zusammen mit einer Häufigkeitsverteilung. Dabei werden jeweils die letzten dreißig Sekunden berücksichtigt. Die Betrachtung der Standardabweichung gilt als Grundlage für eine Bewertung der momentanen Muskelaktivität.

Die über Hautelektroden telemetrisch abgeleiteten Muskelpotentiale werden in einem EMG-Gerät verstärkt. Die verstärkten Eingangssignale können entweder

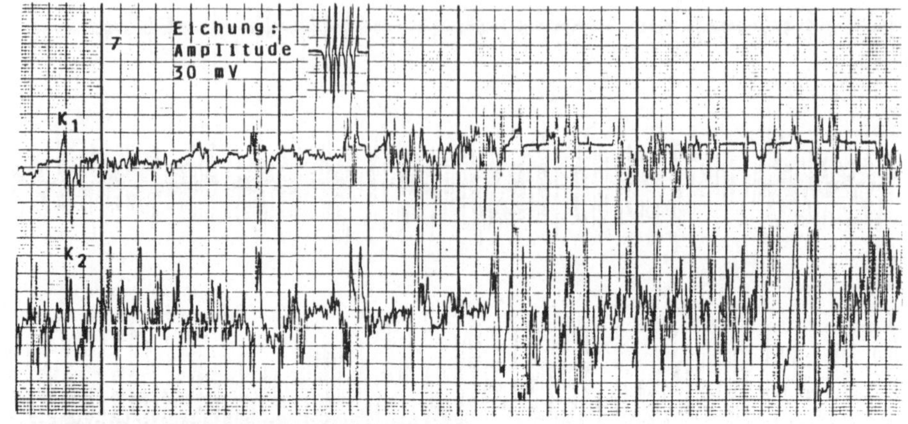

a

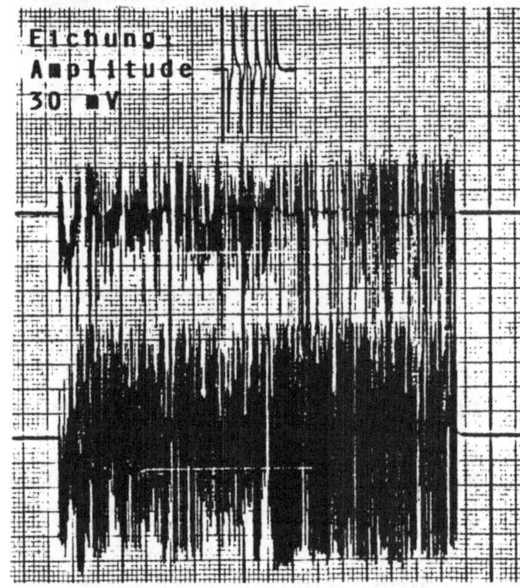

b

Abb. 3a, b. Telemetrisches EMG antagonistischer Nackenmuskeln bei einer 41jährigen Patientin mit einem Torticollis rotatorius nach rechts. **a** Einzelsignale von Muskelpotentialen. Registrierdauer von 4 s. *K1* (obere Kurve): M. trapezius links (normale Innervation). *K2* (untere Kurve): M. trapezius rechts (hyperkinetische Innervation). **b** Summenaktionspotential der Nackenmuskeln derselben Patientin. Dauer der Registrierung ca. 30 s

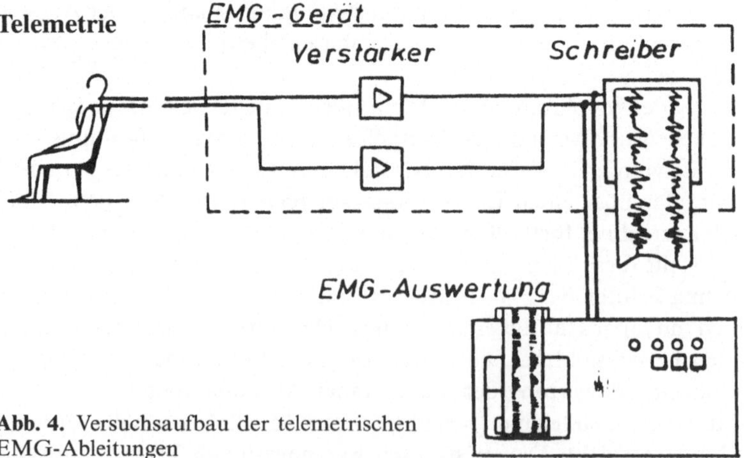

Abb. 4. Versuchsaufbau der telemetrischen EMG-Ableitungen

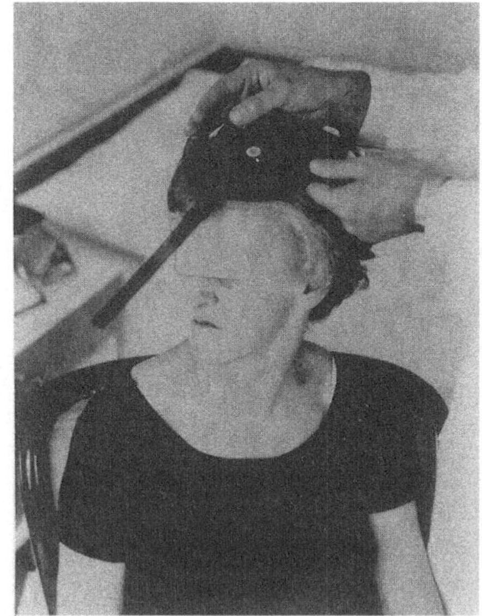

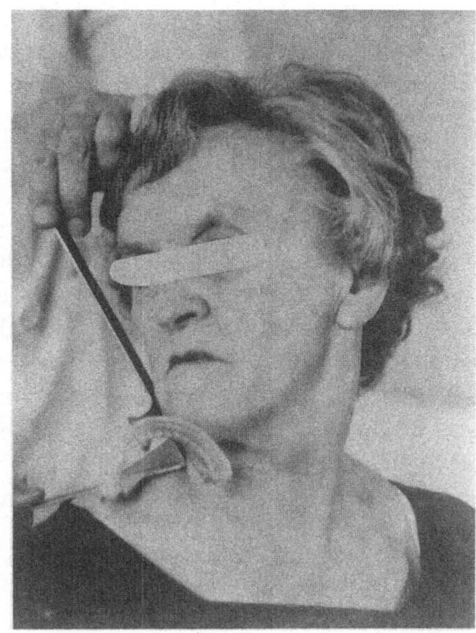

a b

Abb. 5 a, b. Bei der klinischen Untersuchung wurde die Kopfwendung nach rechts oder links und die Rotation (Schulter-Wangen-Winkel) in Phasen der Ruhe und Bewegung gemessen. (Untersuchungsbeispiel)

mit einem Oszillographen oder Nadelschreiber direkt sichtbar gemacht oder einem Rechner zur quantitativen Auswertung zugeführt werden.

Bei der klinischen Untersuchung wurden unsere Patienten jeweils im Liegen, Sitzen, Stehen und beim Gehen untersucht. Dabei ermittelten wir mit Hilfe eines Winkelmessers die unwillkürlichen Kopfwendungen nach rechts oder links und die Rotation des Kopfes (Seitneigung zur Schulter) durch die Messung des Schulter-Wangen-Winkels. Außerdem konnten Abweichungen im Sinne einer Reklination oder eines Anterocollis erfaßt werden. Neben den Winkelmaßen für horizontale Wendung und Seitneigung des Kopfes wurden Fechterstellung der Schulter, torsionsdystone Komponenten und der Grad der Hypertrophie synergistisch-hyperkinetisch wirksamer Muskeln (Mm. sternocleidomastoideus, trapezius, Hals-Nakken-Muskeln) registriert und kontrolliert. In die Beurteilung einbezogen wurden daneben das Ausmaß der aktiven Kopfkontrolle des Patienten, insbesondere seine Fähigkeit, den Kopf entgegen der bevorzugten Torticollisrichtung zu bewegen und zu halten.

Untersuchungszeitraum und Patientengut

In dem Zeitraum von 1974 bis Ende 1990 wurden in der Rommel-Klinik 267 Patienten mit einem Torticollis spasmodicus stationär behandelt. Aus diesem Kollektiv konnten auslesefrei 126 (40 nicht operierte und 86 operierte) Torticollis-Patienten nachuntersucht werden, die sich über 2 Jahre hinweg, und zwar im Wechsel stationär und ambulant, einer permanenten speziellen krankengymnastischen Weiterbehandlung unterzogen haben.

Formen des Torticollis spasmodicus der untersuchten Patienten

Die variierenden Haltungs- und Bewegungsrichtungen des Kopfes beim Torticollis haben zu einer diagnostischen Einteilung der Torticollisformen nach den jeweils dominierenden Bewegungsrichtungen geführt.

Die Diagnosen wurden nach dem klinischen Aspekt und den telemetrisch gewonnenen EMG-Befunden von den hyperkinetisch kontrahierten Hals-Nacken-Muskeln gestellt. Die Verteilung der Torticollisformen bei den 40 nicht operierten und 86 operierten Patienten ist in Tabelle 1 aufgeführt.

Tabelle 1. Verteilung der Torticollisformen bei nicht operierten (n = 40) und operierten (n = 86) Patienten

	n = 40 nicht Operierte		n = 86 Operierte	
	n	%	n	%
1. Torticollis horizontalis	22	(55,0)	38	(44,2)
2. Torticollis rotatorius	2	(5,0)	8	(9,3)
3. Kombinierter horizontal-rotatorischer Typ	13	(32,5)	39	(45,3)
4. Anterocollis	2	(5,0)	–	–
5. Retrocollis	1	(2,5)	1	(1,2)

Alter der Patienten und Dauer der Erkrankung

Das Alter unserer nicht operierten Patienten lag zwischen 24 und 71 Jahren, das der operierten zwischen 26 und 69 Jahren. Die Dauer der Erkrankung vom Auftreten der ersten klinischen Symptome bis zur Operation schwankt zwischen 4 und 31 Jahren. Der Beginn der konservativen krankengymnastischen Behandlung lag bei den nicht operierten Patienten zwischen 1 und 27 Jahren nach der Erkrankung. Beim überwiegenden Anteil der Behandelten (67,5 %) bestand der Torticollis zwischen 1 und 4 Jahren.

Die Altersstufen der nicht operierten Patienten zu Beginn der klinischen Rehabilitation haben einen Gipfel zwischen dem 36. und 55. Lebensjahr, mit zusammen 60 %, die der Operierten einen zwischen dem 26. und 35. bzw. dem 45. bis 55. Lebensjahr mit zusammen 65 %.

Die Geschlechtsverteilung weist bei den nicht operierten Patienten mit 22 männlichen (55 %) und 18 weiblichen (45 %) Patienten ein etwa umgekehrtes Verhältnis im Vergleich zu den Operierten auf.

Die konservative und rehabilitative Therapie

Das bisherige Therapiekonzept

In der Regel werden zunächst alle konservativen Maßnahmen, wobei Physiotherapie, Psychotherapie, Balneologie und medikamentöse Behandlungen im Vordergrund stehen, durchgeführt. Erfahrungsgemäß spricht etwa die Hälfte der Torticollis-Patienten auf die verschiedenen konservativen Behandlungen an, wobei Biofeedback (Brudny et al. 1974) und eine spezielle krankengymnastische Bewegungstherapie auf neurophysiologischer Grundlage (Peterson 1985) zu nennen sind.

Während Jayne et al. (1984) bei 26 Patienten eine spontane Remission von 23 % beobachteten, betrug die Remissionshäufigkeit bei den 116 Patienten von Friedmann u. Fahn (1986) nur 12 %. Spontane Remissionen des Torticollis spasmodicus haben wir bei 15 % unserer 87 nicht operierten Patienten registriert.

Die konservative Therapie war überwiegend eine medikamentöse Behandlung, wobei Psychopharmaka, Antispastika, Lokalanästhetika, Sedativa, Analgetika und Narkotika eingesetzt wurden. Daneben erfolgte eine funktionell orthopädisch ausgerichtete, krankengymnastische Behandlung mit Massagen, passiven Korrekturen der Kopffehlhaltung bis hin zur Verordnung von orthopädischen Halskrawatten oder Kopfstützen. Der Effekt einer solchen Behandlung auf einen organisch bedingten spastischen Schiefhals war unbefriedigend, Massagen und orthopädische Hilfsapparate führten sogar zu einer Verschlechterung der unwillkürlichen Bewegungsstörung des Kopfes.

Medikamentöse Unterstützung der Therapie des Torticollis spasmodicus

Eine medikamentöse Therapie des Torticollis ist praktisch erfolglos, wohl aber können bestimmte Medikamente mit zentraler Dämpfung durch eine Hemmung affektiver Impulse eine Wirkung auf die Symptomatik haben.

Allerdings sind in der Regel dabei die dämpfenden Nebenwirkungen mit Herabsetzung von Aufmerksamkeit und Antrieb so beträchtlich, daß diese Medikamente vom Patienten nicht mehr toleriert werden können. Dies zeigte sich besonders bei der Behandlung mit Antihyperkinetika (Trihexyphenidyl-HCL), wobei, wegen bekannter Nebenwirkungen, nicht einmal die erforderlichen Tagesdosen von 12 und 15 mg von den Patienten vertragen wurden. Einen subjektiv sehr unterschiedlichen Effekt auf die Intensität der Symptomatik gaben einige Patienten bei der Behandlung mit Diazepam, Muskelrelaxantien und Akineton an. Mit Antispastika hingegen konnte keine Wirkung erzielt werden.

In der postoperativen Phase haben sich Mittel zur Verbesserung der zerebralen Durchblutung, Psychopharmaka (Meprobamat, Lorazepam) und wegen ihrer antimyoklonischen Wirkung Benzodiazepine bewährt. Bei der Verordnung von Neurotropika (Meclofenoxat-Piracetam-Derivate) muß mit einer Verstärkung extrapyramidaler Symptome wie Tremor, Wackeln, Myoklonien und mit einer Herabsetzung der Hirnkrampfschwelle gerechnet werden.

In letzter Zeit wurden in die Behandlung Tiaprid-HCL-Derivate eingeführt, ohne daß wir bisher eine eindeutige Wirkung auf den Torticollis beobachten konnten. Demgegenüber haben sich Lokalanästhetika, paravertebral appliziert, und lokale Eisanwendungen zur Hemmung afferenter Impulse aus Haut- und Muskelrezeptoren in der Physiotherapie bewährt, naturgemäß mit einem zeitlich begrenzten Effekt. Die konservative Therapie kann unterstützt werden durch ein autogenes Training, eine Entspannungstherapie und leichte Sedativa, die zu einer Reduktion affektiver Einflüsse führen.

Lang et al. (1982) berichten über Erfahrungen mit intravenöser und oraler Gabe von Anticholinergika in verschiedenen Dosen und einem variablen Zeitraum. Ihre Torticollis-Patienten zeigten keinen signifikanten Wandel der spasmodischen Symptomatik.

Hagenah et al. (1983b) weisen nach Befragung von 115 Torticollis-Patienten auf eine bessernde Wirkung unter der Kombinationsbehandlung mit Anticholinergika (Akineton) und Thiopropazat (Dartal) hin.

Zur Therapie des Torticollis und anderer idiopathischer Dystonien wurden verschiedene Medikamente allein oder in Kombination auf einer empirischen Basis eingesetzt. Bis jetzt hat noch keines der angewendeten Pharmaka (Anticholinergika, Benzodiazepine, Dopaminergika, Neuroleptika) eine bewiesene Effizienz gezeigt (Lee 1984).

Sandyk (1984) konnte bei einem 47 Jahre alten Mann mit Natriumvalproat in Kombination mit Baclofen eine registrierbare Besserung des Torticollis über einen Zeitraum von 6 Monaten hinaus erreichen.

Auch die Wirkung von L-Tryptophan in einer oralen Tagesdosis von 5 Gramm zeigte bei nur einem von 6 Patienten eine Besserung (Lal et al. 1981).

Korein et al. (1981) konnten bei 7 von 14 Torticollis-Patienten mit Pharmaka, welche die intrakranielle GABA-Konzentration erhöhen, Besserungen spasmodischer Aktivitäten beobachten. Die Autoren halten einen zentralen GABA-Mangel in der Pathogenese des Torticollis für möglich.

Botulinustoxin in der Behandlung des Torticollis spasmodicus

Die bisherigen Erfahrungen mit der Injektion von Botulinustoxin lassen einen vorübergehenden Erfolg erkennen. Eigene Erfahrungen mit Langzeitergebnissen mit dieser Behandlung von Torticollis-Patienten liegen noch nicht vor.

Botulinustoxin wird von Clostridium Botulinum, einem grampositiven Stäbchenbakterium, gebildet. Seine Wirkung besteht in der Affinität zu präsynaptischen Rezeptoren am terminalen α-Motoneuron. Damit tritt eine permanente Blockierung präterminaler Axonstrukturen auf, wodurch der terminale Axonanteil degeneriert und seine dazugehörigen Muskelfasern atrophieren (Yee 1987).

Nix u. Vogt (1991) berichten über die Ergebnisse der Botulinusbehandlung bei 5 Torticollis-Patienten. In 2 Fällen mit leichten klinischen Erscheinungen konnte eine vollständige Beseitigung der Beschwerden erreicht werden, die 12 Wochen lang anhielt. Zwei stark betroffene Patienten berichten über eine Verbesserung der Schmerzsymptomatik, während die Bewegungsstörung nicht zu beseitigen war.

Trotz hoher Dosen zeigte ein Patient keine Verbesserung seiner Symptomatik. Bei einer Patientin kam es 2 Tage nach der Injektion zu leichten Schluckstörungen, die 4 Tage anhielten.

Blackie u. Lees (1990) fanden bei 19 Patienten in einem Doppelblindversuch eine effektive Verbesserung mit Botulinum gegenüber Plazebo. Danach wurden 60 Patienten mit insgesamt 117 Injektionsbehandlungen therapiert, von denen 39 durchschnittlich nach 8,4 Monaten nachuntersucht wurden. Von diesen gaben 77 % eine Abnahme der schmerzhaften Verkrampfungen, 83 % eine Verbesserung des Erscheinungsbildes für etwa 12 Wochen an; 28 % der Patienten klagten über Dysphagien. Langzeitergebnisse liegen bis jetzt noch nicht vor.

Jankowic et al. (1990) behandelten in den letzten 5 Jahren 477 Patienten mit insgesamt 3806 Injektionen bei Diagnosen wie Blepharospasmus, zervikale Dystonien, Hemifazialis spasticus, oromandibulare Dystonie und spasmodische Dysphonie. Davon boten 21 Patienten fokale Dystonien im Sinne einer Torticollis-Symptomatik, von denen 90 % eine deutliche Besserung angaben. Die durchschnittliche Dauer der maximalen Verbesserung hielt 11 Wochen an. Beim Torticollis können die notwendigen höheren Botulinusdosen auch Nachbarmuskeln schwächen, wodurch Schluckstörungen und Dysphonien, aber auch allergische Reaktionen ausgelöst werden.

Ceballos-Baumann et al. (1990) berichten über Verlaufsbeobachtungen an 45 Patienten mit zervikaler Dystonie unter der lokalen Injektion von Botulinum Toxin A. Die Wirkung setzte durchschnittlich nach 10,4 Tagen ein und hielt 5–36 Wochen an. Die vorübergehenden Nebenwirkungen, wie lokale Schwäche der behandelten Muskulatur, Müdigkeit, Mundtrockenheit, Dysphagie und erhöhte Temperaturen, waren tolerabel. Die Wirkung auf den Torticollis wurde von 28 % der Patienten als „sehr gut", von 38,1 % als „gut", von 26,9 % als „mäßig" und von 6,6 % als „nicht wirksam" eingestuft. Demgegenüber verspürten 78,6 % von 42 Patienten eine Linderung und 26,9 % ein Sistieren ihrer Verkrampfungsschmerzen.

Deshalb sollte die Botox-Behandlung vorwiegend bei Patienten angewendet werden, bei denen durch die Dystonie erhebliche Schmerzen bestehen. Ob die offenen Langzeiteffekte die Botox-Therapie zervikaler Dystonien einschränken, bleibt abzuwarten.

Bewegungsballspiele, therapeutisches Reiten (Hippotherapie)

Ballspielen, Tischtennis, rasches Laufen, Hüpfen, Standradfahren sowie das therapeutische Reiten stellen hohe Anforderungen an unsere Haltungs- und Gleichgewichtsreaktionen durch einen ständig wechselnden Bewegungsablauf. Dazu bedarf es automatisch einer sicheren Kopfkontrolle. Diese Übungen wurden mit dem Ziel, die eingeschränkte Kopfkontrolle beim Torticollis wieder zu schulen, in die Behandlungstechnik aufgenommen. Hier sind der Phantasie des Therapeuten keine Grenzen gesetzt, solange dabei ein positiver Effekt auf die dystonen Muster erzielt wird (Abb. 6a–d).

Die Kopf-Rumpf-Kontrolle, Koordination der Bewegungen und Gleichgewichtsreaktionen fallen den Patienten offenbar im Sitzen wesentlich leichter als im

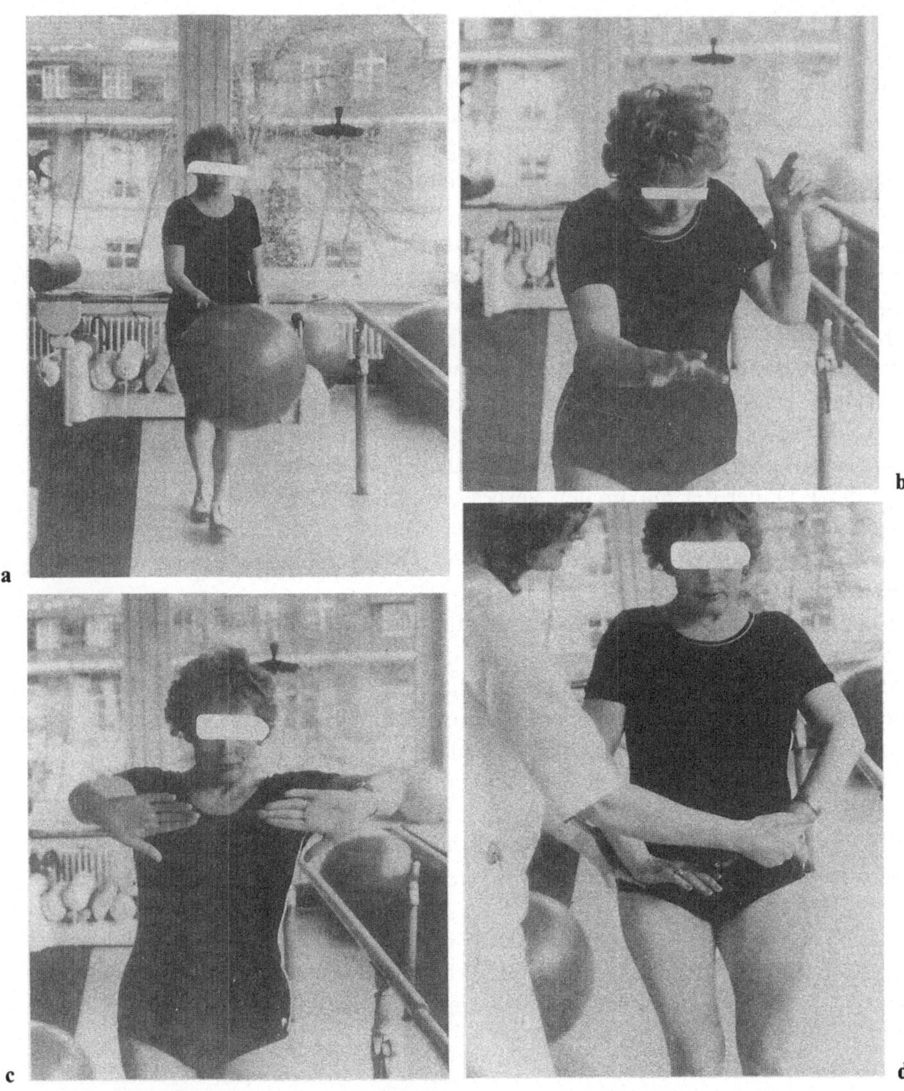

Abb. 6. a, b. Patientin mit einem Torticollis horizontalis nach links. Erleichterung der aktiven Kopfkontrolle in rasch wechselnden Bewegungsphasen mit Pezzi-Ball. **c, d** Aktive Kopfkontrolle bei Eigenübung (**c**) bzw. Stemmführungen gegen Widerstand (**d**) der Therapeutin

Stehen. Dadurch gelingt ihnen die aktive Korrektur der Kopf-Rumpf-Fehlhaltung im Sitzen auf mobiler Unterlage häufig spontan und mit geringerer Anstrengung als im Stehen.

Aufgrund dieser Beobachtungen haben wir das Therapiereiten als ergänzende Maßnahme in die Therapie zerebraler Bewegungsstörungen eingeführt (Abb. 7). Patienten mit extrapyramidalen Bewegungssymptomen können bei der Hippothe-

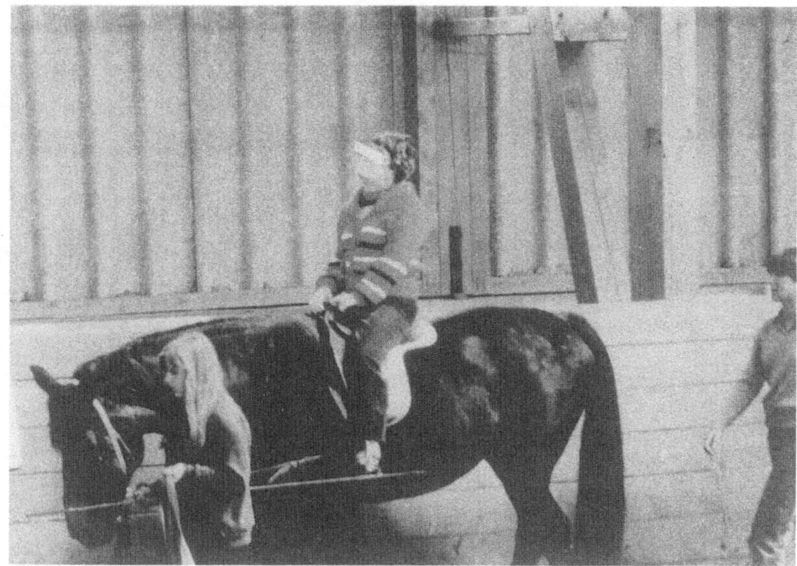

Abb. 7. Hippotherapie als ergänzende Maßnahme zur Therapie extrapyramidaler Bewegungsstörungen. Patientin mit einer massiven, kombinierten Torticollis-Symptomatik

rapie die abnormen Haltungs- und Bewegungsmuster leichter unter Kontrolle bringen. Dies gilt auch für den extrapyramidalen Torticollis. Dabei können sie auf dem Pferd (mobile Unterlage) die abnorme Haltung scheinbar leichter aktiv ausgleichen, die normale Kopfposition länger halten als ihnen das im Stehen und Gehen gelingt. Durch unerwartete Richtungswechsel des an der Longe geführten Pferdes werden Haltung und Gleichgewicht geschult. Harmonie und Sicherheit der Kopf-Rumpf-Kontrolle sind Merkmale einer gut koordinierten Bewegung oder Körperhaltung.

Hippotherapie ist eine Ergänzung der krankengymnastischen Behandlung. Therapeutisch wirksame Elemente sind dabei die Schwingungen, die vom Pferderücken auf den Patienten einwirken (Peterson 1982, 1991).

Bei der Hippotherapie wird, wie das EMG (Abb. 8) zeigt, eine symmetrische Tonisierung der antagonistisch wirkenden Hals-Nacken-Muskeln erreicht. Die Kontraktion erfolgt auf der pathologischen rechten Seite (K2) allerdings mit einem dichteren Interferenzbild. Klinisch zeigt sich trotz der Dauerkontraktion der rechten Nackenmuskeln eine Besserung. Nicht nur die aktive Neigung nach links, sondern auch Wendung, Beugung und Reklination des Kopfes fallen dem Patienten während des Therapiereitens leichter.

In der Abl. 3 wird das Myogramm bei erhöhter Trittarbeit auf dem Standfahrrad registriert. Es kommt beiderseits wahrscheinlich zu einer Hemmung der Erregung, klinisch ist der Kopf in Mittelstellung und kann leichter nach rechts und links geneigt, gewendet und gehalten werden. Auch die nachfolgenden Stemm-Stützübungen (Abl. 3a) in Rückenlage auf der Matte bewirken eine Hemmung der

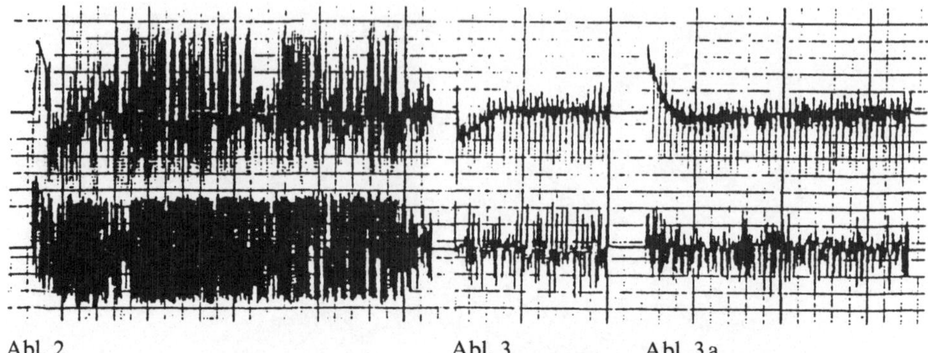

Abb. 8. EMG-Registrierung von den Hals-Nacken-Muskeln beiderseits unter verschiedenen therapeutischen Einwirkungen: *2* – Therapiereiten (Hippotherapie), *3* – Standfahrrad, *3a* – Brunkow-Stemmübungen, K1 (*obere Kurve*): linke Seite, K2 (*untere Kurve*): rechte Seite

hyperkinetisch kontrahierten, rechten (K2) und eine angepaßte, tonische Kontraktion der linken (K1) Hals-Nacken-Muskeln, womit ein Funktionsgleichgewicht erreicht wird. Obwohl in allen Ableitungen die stärkere Innervation der rechten Seite gemessen wird, zeigt der klinische Aspekt keine Torticollis-Symptomatik mehr.

Eine weitere Patientenvorstellung (Abb. 9a–d) demonstriert, wie die Neigung des Kopfes bei Übungen auf dem Standfahrrad korrigiert werden kann. Auch nach Beendigung dieser Therapieaufgabe fällt es der Patientin leichter, den Kopf in normaler Position zu halten und gegen die bevorzugte Torticollisrichtung zu bewegen.

Massagen

Die Mehrzahl unserer Patienten wurde zumindest einmal und nicht nur in der präoperativen Phase mit Nackenmassage behandelt. Neben einer momentanen Minderung der lokalen Muskelverkrampfungen wurde von den Behandelten aber eine Zunahme der Torticollis-Symptomatik angegeben. Erwartungsgemäß fanden sich bei der Registrierung der Summationsmuster normal innervierter und hyperkinetisch kontrahierter Muskeln während der Massage regelmäßig heftige Aktivierungen der Interferenzmuster. Diese Stimulation erfolgt entsprechend dem Schema der Sensomotorik über extero- und propriozeptive Afferenzen, welche die Torticollis-Symptomatik potenzieren, da die zentrale Bremse (Hemmung) fehlt.

Das EMG (Abb. 10) läßt bei einem rotatorischen Torticollis nach links erkennen, wie durch Massagebehandlungen eine Stimulation der Hals-Nacken-Muskeln beiderseits erfolgt. Auf der hyperkinetisch innervierten linken Seite (K2) hält dieser Effekt lange über diese Manipulation (Pfeil) hinaus mit heftiger Intensität an. Die vom Patienten momentan empfundene Abnahme der Verkrampfungen wird letztlich mit einer Anregung der Muskelkontraktionen und einer Intensivierung des Torticollis beantwortet.

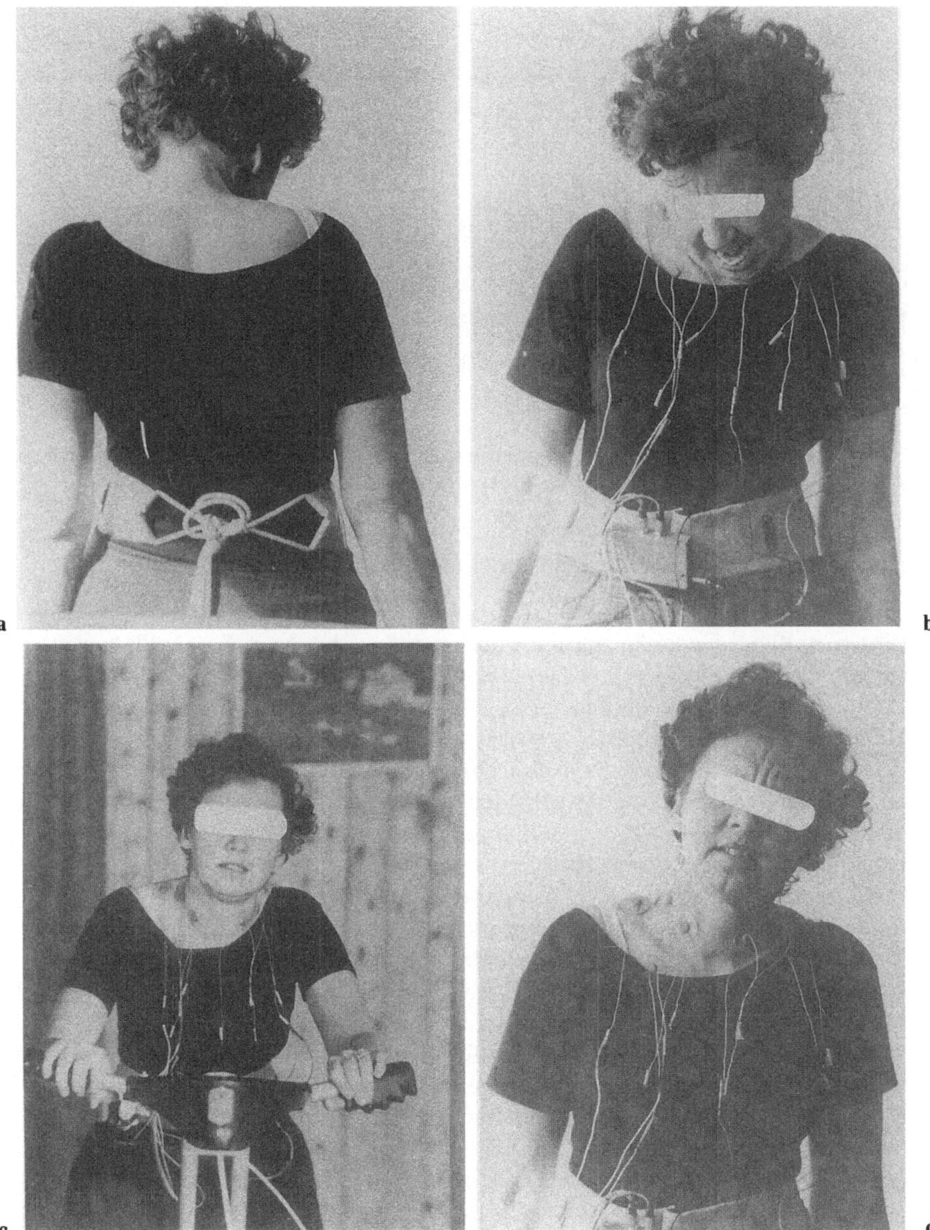

Abb. 9 a–d. Patientin mit einem rotatorischen Torticollis spasmodicus. Durch Bewegungsanforderungen auf dem Standfahrrad fällt es der Patientin leichter, den Kopf in normaler Position zu halten

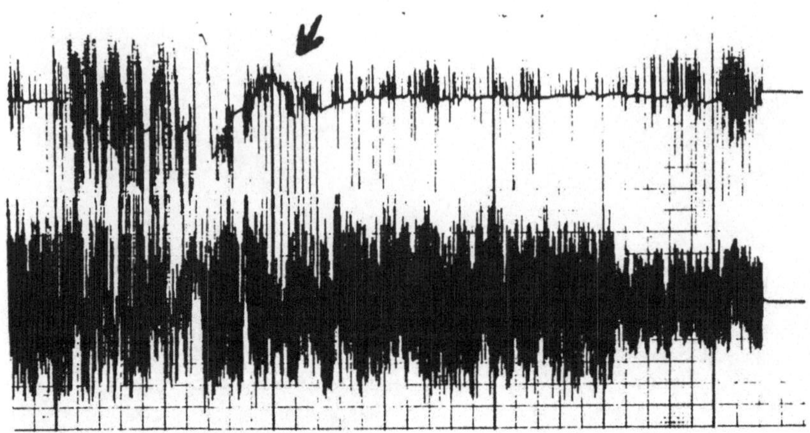

Abb. 10. EMG-Ableitung unter Massagebehandlung. K1 (*obere Kurve*): Hals-Nacken-Muskeln rechts, K2 (*untere Kurve*): Hals-Nacken-Muskeln links (hyperkinetische Seite)

Kopfstützen, orthopädische Hilfsmittel und passive Manipulationen

Therapeutischen Überlegungen, die zur Verordnung von Kopfstützen jeder Art führen, muß der Gedanke zugrunde liegen, daß es sich beim Torticollis spasmodicus um ein rein peripheres, muskuläres oder vertebragenes Problem handelt.

In der Abb. 11 a–d werden verschiedene provisorische Hilfsmittel und eine im Handel angebotene Kopfstütze vorgestellt. Bei der Patientin (Abb. 11 a, b) mit einem Torticollis horizontalis nach rechts bietet einmal der Gipsverband und zum anderen die Kopfstütze der bevorzugten Torticollisrichtung einen Widerstand. Bei dem Patienten in (Abb. 11 c, d) soll durch eine weiche Polsterung die Kopfneigung nach links abgefangen werden.

Bei allen Patienten fanden wir dabei klinisch und elektromyographisch Befunde, die einer Aktivierung der hyperkinetischen Symptomatik entsprechen und mit denen bei einer Massage vergleichbar sind.

Diese passiven Hilfen bewirken über Dehnungsrezeptoren (Muskelspindel) bzw. Hautreize (Druck, Berührung) eine Stimulation von Afferenzen, die eine Intensivierung des Torticollis hervorrufen. Bei der Patientin mit einer Kopfstütze zeigte sich dies in besonders krasser Weise, indem die Wendung nach rechts dazu führte, daß das Gesicht unter der seitlichen Kopfstütze hinwegglitt.

Von passiven Maßnahmen (manuelle Therapie, Chiropraktik) an der HWS wie auch vom Einsatz orthopädischer Hilfen (Stützen, Krawatten usw.) ist strikt abzuraten. Eine damit ausgelöste Steigerung afferenter Impulse führt meist zu einer Zunahme der hyperkinetischen Kontraktionen. Dieses Phänomen ist uns seit der orthopädischen Behandlung der Spastizität bei der kindlichen Zerebralparese bekannt, wird dennoch aber nur selten beachtet.

Über die Wirkung verschiedener konservativer Behandlungstechniken beim Torticollis haben Hagenah et al. (1983 a) berichtet und dabei den Wert einer speziellen Torticollis-Gymnastik und Schulung koordinativer Leistungen (Schwimmen) hervorgehoben.

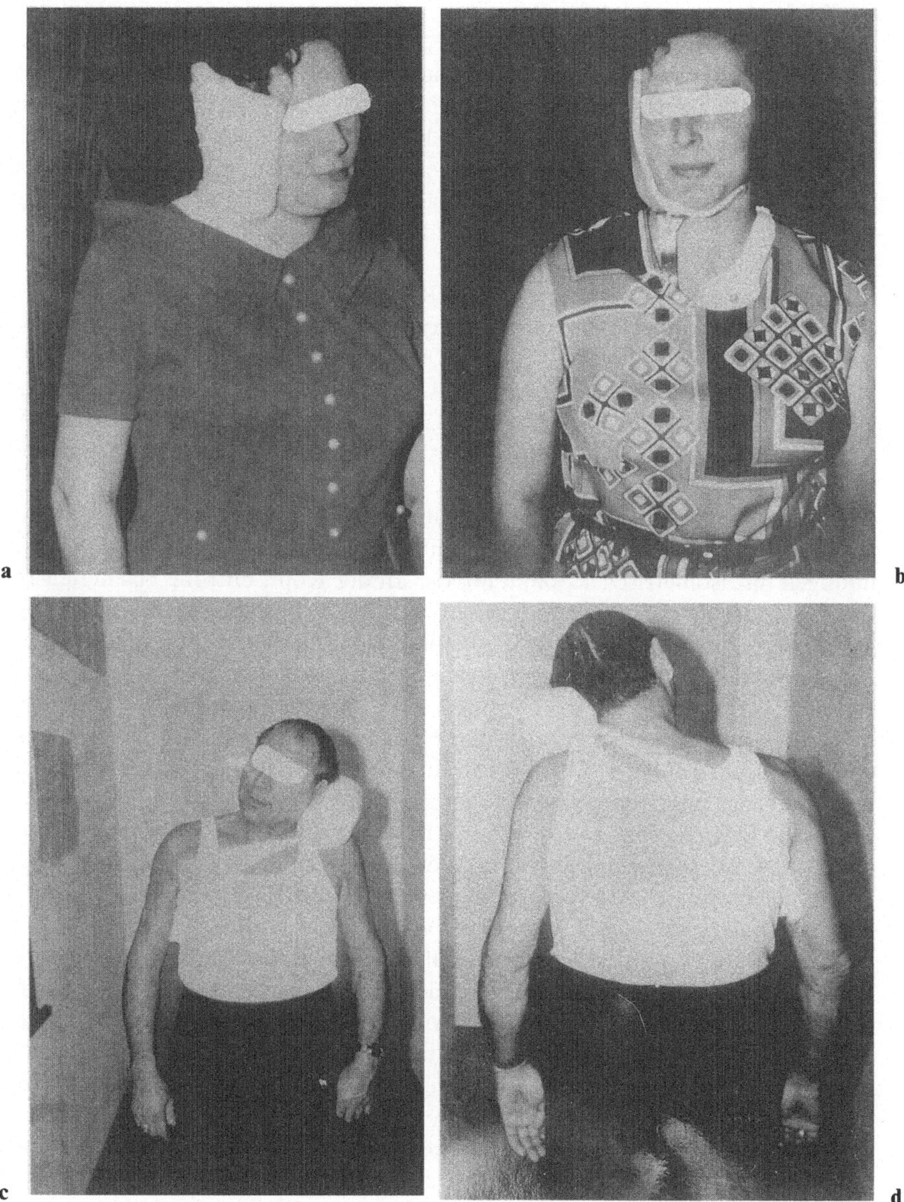

Abb. 11 a–d. Provisorische und orthopädische Hilfsmittel in der Erprobung bei einer Patientin mit einem horizontalen Torticollis nach rechts (**a, b**) und einem Patienten mit rotatorischer Kopfneigung nach links (**c, d**)

Feedback-Mechanismus

Die in dieser Art vorgestellte Therapie auf neurophysiologischer Grundlage verfolgt immer das Ziel, dem Patienten wieder „fühlbar" zu machen, welche Haltungs- und Bewegungsmöglichkeiten er hat und welche ihm fehlen.

Überschießende Reaktionen sollen eingefangen und gehemmt, kontrollierte Bewegungsabläufe gebahnt werden. Die Vielzahl von Stimuli werden über spezifische Rezeptoren in Haut, Muskeln und Gelenken bzw. über Distanzrezeptoren (Augen, Ohr) als sensorischer Input den motorischen Zentren im Hirnstamm und Kortex mitgeteilt. Durch exterozeptive Reize soll der Patient wieder lernen, sich der Stellung und Bewegung seines Körpers und Kopfes im Raume bewußt zu werden.

Bei der krankengymnastischen Behandlung von Torticollis-Patienten haben wir gefunden, daß ihnen das Tragen eines Gewichtes auf dem Kopfe (Sandsack) die aktive Korrektur der Kopffehlhaltung auch während erhöhter Bewegungsforderungen erleichtert (Abb. 12a, b).

Übungsbehandlungen, die zur Konditionierung von Körperhaltungen und Bewegungen führen sollen, gehen auf Stütz- und Stellreaktionen zurück. Stemmübungen mit isometrischer Spannung der an der Kopfkontrolle beteiligten Hals-Nacken-Muskeln sollen die verlorengegangenen, physiologischen Kopfbewegungen wieder einschleifen. Vergleichsbefunde und Verlaufsbeobachtungen zeigen allerdings, daß ein solcher Perzeptionsprozeß ein monatelanges Therapietraining erfordern kann.

Die meisten Patienten können ihre Kopf-Fehlhaltung durch die sogenannten antagonistischen Gesten, denen wahrscheinlich auch ein Feedback-Mechanismus zugrunde liegt, vermindern oder korrigieren.

Diese Manipulationen wurden von Meige u. Feindel (1902) sowie von Wartenberg (1954) beschrieben. Mittels taktiler Reize, durch Berührung oder leichten Druck der Finger auf den Kieferrand, gewissermaßen als Orientierungshilfe, kann der Patient die torticollisbedingte Fehlhaltung leichter ausgleichen (Abb. 13a, b). Die typische antagonistische Geste beruht darauf, daß durch leichten Fingerkontakt am Kinn, kontralateral zur Wenderichtung bzw. Neigung, der Schiefhals ausgeglichen werden kann. Der Kopf wird dabei durch Berührung der Finger in die Mittelstellung zurückgeholt. Derartige Hilfen zur Korrektur des Torticollis sehen wir bei vielen Patienten, auch wenn man sie nicht auf einen solchen Mechanismus hingewiesen hat.

Unter krankengymnastischen Gesichtspunkten kann hierin ein Perzeptionstraining verstanden werden, wobei die angelegten Finger eine Orientierungshilfe bei eingeschränkter, zentraler Kopfkontrolle bedeuten können.

Bei über einem Drittel unserer Patienten wird die gleiche Minderung der Torticolliswirkung auch durch Anlegen der Finger am Kinn der ipsilateralen Seite der Kopfwendung bzw. -neigung erreicht. Die Patientenfotos (Abb. 14a–d) sollen diese Beobachtungen wiedergeben.

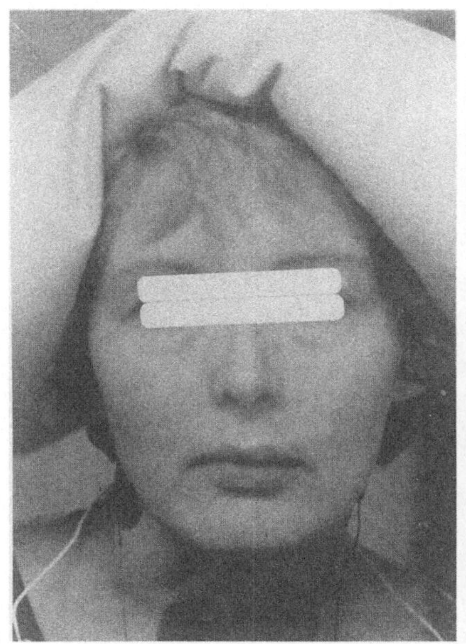
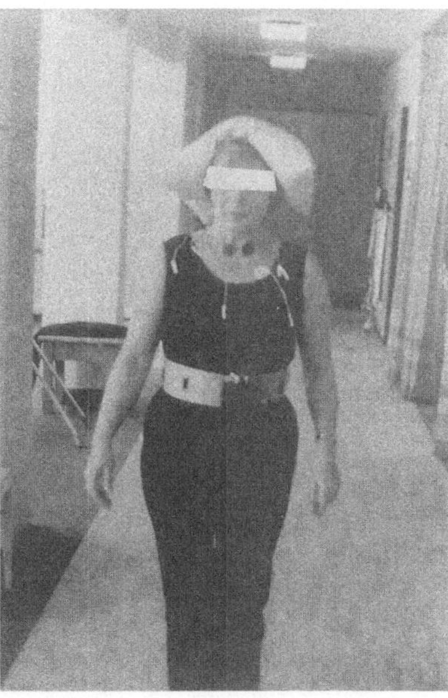

a b

Abb. 12a, b. Patientin mit einem horizontalen Torticollis nach links. Symmetrische Kopfhaltung und gute Selbstkontrolle des Torticollis durch Tragen eines Gewichtes auf dem Kopf

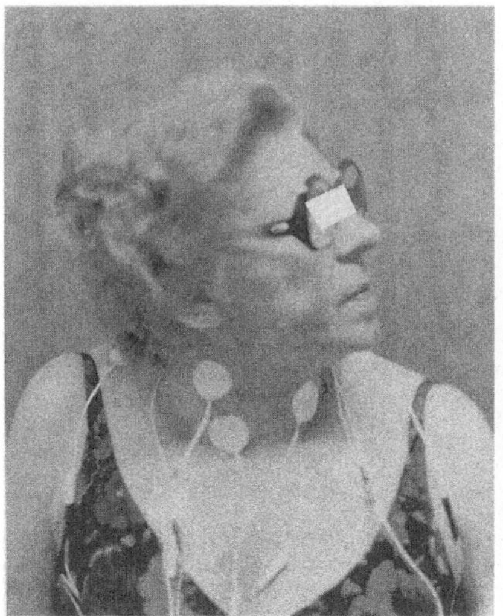
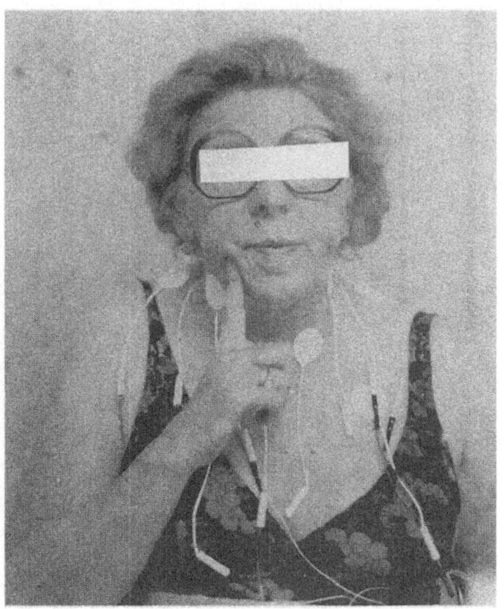

a b

Abb. 13a, b. Antagonistische Geste zum Ausgleich des Torticollis spasmodicus nach links (Fingerkontakt kontraversiv am Kinn)

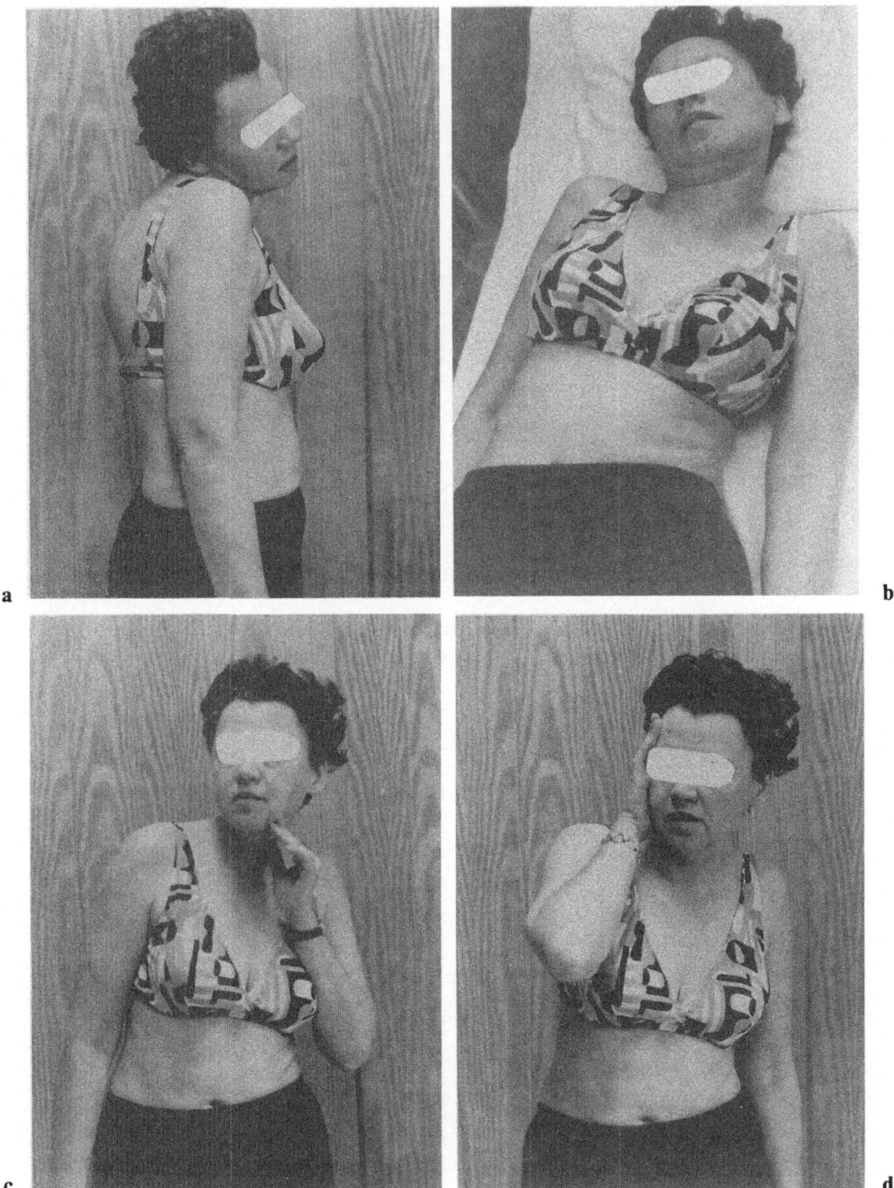

Abb. 14a–d. Patientin mit einem Torticollis rotatorius nach rechts. **a, b** Erleichterung der Kopfkontrolle durch „geste antagonistique“, **c, d** Fingerkontakt kontra- und ipsilateral am Kinn

Langzeitergebnisse der krankengymnastischen Therapie

Von unseren 87 nicht operierten Patienten wurden auslesefrei 40 Patienten ermittelt, die sich permanent für die Dauer von 2 Jahren einer speziellen krankengymnastischen Behandlung auf neurophysiologischer Grundlage nach Brunkow-Bobath unterzogen haben. Die Beurteilung unserer Ergebnisse basiert auf den klinischen und telemetrischen EMG-Befunden, die wir bei diesen 40 nicht operierten Patienten registriert haben (Peterson 1983).

Die Tabelle 2 zeigt die Rehabilitationsergebnisse der 40 nicht operierten Torticollis-Patienten, die kontinuierlich über 2 Jahre hinweg mit einer neuen, krankengymnastischen Therapie (Brunkow-Bobath) behandelt worden sind. Die Patienten wurden in halbjährlichen Abständen bei uns klinisch und elektromyographisch (Telemetrie) nachuntersucht. Nach eineinhalbjähriger physiotherapeutischer Behandlung war bei 6 Patienten (15 %) der Torticollis vollständig beseitigt, bei 12 (30,0 %) eine stabile Besserung von immerhin 60–80 % der Symptomatik erreicht bzw. erhalten worden. Demgegenüber zeigten 5 Patienten (12,5 %) eine chronisch-progrediente Zunahme der Torticollis-Symptomatik, wodurch sich der Anteil in Gruppe I (nicht gebessert) auf 11 Patienten (27,5 %) gegenüber 7 Patienten (17,5 %) nach einem halben Jahr erhöhte.

Während der Beobachtungszeit lassen sich auch Verschiebungen zwischen den Gruppen II–IV erkennen, wobei Teilrezidive durch eine konsequente Weiterbehandlung wieder korrigiert werden konnten. Nach 1 ½ Jahren verbleiben immerhin 27,5 % der behandelten Patienten mit einer nicht gebesserten Intensität des extrapyramidalen Torticollis. Bei 5 Patienten (12,5 %) der Gruppe I wurden echte Verschlechterungen beobachtet.

Obwohl die Patienten mit einem geringen Torticollis in Ruhephasen weniger Probleme mit ihrer Kopfhaltung haben, können affektive Einflüsse oder schwierige Bewegungsaufgaben bzw. Anstrengungen eine Verstärkung des Torticollis bewirken; gleiches gilt auch für die Vernachlässigung der Therapie. Dabei konnte eine Zunahme der Torticollis-Symptomatik durch erneute Krankengymnastik wieder reduziert werden, womit auch eine Abnahme von Verkrampfungsbeschwerden der Hals-Nacken-Muskeln erreicht wurde.

Tabelle 2. Langzeitergebnisse der rehabilitativen Therapie von 40 nicht operierten Torticollis-Patienten

Gruppe	Therapieerfolg in %	Ergebnisse unter Physiotherapie			
		nach ½ Jahr		nach 1 ½ Jahren	
		n	%	n	%
I	0– 20	7	17,5	11	27,5
II	30– 50	14	35,0	11	27,5
III	60– 80	16	40,0	12	30,0
IV	90–100	3	7,5	6	15,0
V	Verschlechterung			5	12,5

In Übereinstimmung mit diesen Therapieergebnissen von 40 nicht operierten Patienten lassen sich, auch bei der operierten Vergleichsgruppe, nach zweijähriger Weiterbehandlung gegenüber den Befunden nach achtzehn Monaten keine signifikanten Verbesserungen mehr objektivieren. Der therapeutische Effekt auf Rezidivsymptome bei einem chronisch-progredienten Krankheitsverlauf hielt jeweils nur für die Dauer der stationären Therapie an.

Periphere operative Eingriffe während der krankengymnastischen Therapie

Bei 10 Patienten der Gruppe I mit einer ungebesserten Torticollis-Symptomatik wurden zusätzlich wegen der starken Hypertrophie der hyperkinetischen Hals-Nacken-Muskeln oder persistierender Myoklonien periphere Operationen durchgeführt. Bei 5 Patienten davon eine partielle Myotomie des M. sternocleidomastoideus und 3mal eine Neurektomie des N. accessorius. Verkrampfungsbeschwerden und radikuläre Symptome wurden bei 2 Patienten als Indikation für eine Wurzelresektion C1 und C3 angeführt (Tabelle 3).

Tabelle 3. Periphere chirurgische Eingriffe bei 40 Torticollis-Patienten während der konservativen Behandlung

Myotomie des M. sternocleidomastoideus	5 (12,5%)
Teilresektion des N. accessorius	3 (7,5%)
Zervikale Wurzelresektion C1 bzw. C3	2 (5,0%)

Die Neurektomie führte bei allen Patienten durch eine Reduktion der hyperkinetischen Anspannung des M. sternocleidomastoideus zu einer Erleichterung der kontraversiven aktiven Kopfwendung und Abnahme schmerzhafter Muskelverspannungen. Durchtrennungen des hypertrophischen M. sternocleidomastoideus bewirkten dagegen bei nur 2 Patienten eine subjektive Erleichterung der Kopfwendung. Die zervikalen Wurzelresektionen blieben ohne subjektiven und objektiven Besserungseffekt auf die Intensität der Torticollisfolgen.

Kombinationsbehandlung von Operationen und Physiotherapie

Nach den in der Literatur mitgeteilten Erfahrungen sprechen 10–50 % aller Torticollis-Patienten auf konservative und rehabilitative Behandlungen an. Nach den eigenen Beobachtungen sind es sogar 72,5 % von 40 Patienten, die nur mit einer speziellen Krankengymnastik gebessert werden konnten. Deshalb sollte erst bei einer therapieresistenten Torticollis-Symptomatik oder einem progredienten Krankheitsverlauf die Indikation zu einem chirurgischen Eingriff gestellt werden.

Die operativen Ansätze sind dabei sehr verschieden, gegensätzlich und, soweit es destruktive Verfahren betrifft, mit gravierenden Nebenwirkungen belastet. Zielorte invasiver Operationsverfahren sind Strukturen im Thalamus, die als Ursprungsort der Bewegungsstörungen angesehen werden, Zervikalwurzeln, periphere Nerven und hyperkinetisch verspannte Muskeln (Peterson 1991).

Langzeitbefunde der Kombinationsbehandlung von stereotaktischer Operation und Physiotherapie

In dem Zeitraum von 1974 bis 1981 wurden in der Rommel-Klinik 96 Patienten mit einem Torticollis spasmodicus nach Durchführung einer stereotaktischen Thalamotomie weiterbehandelt. Aus diesem Kollektiv konnten auslesefrei 37 Patienten ermittelt werden, die sich konsequent und kontinuierlich über 2 Jahre hinweg einem neuen krankengymnastischen Behandlungskonzept auf neurophysiologischer Grundlage unterzogen haben. Die Auswertung dieser Arbeit stützt sich auf die klinischen und elektromyographischen Untersuchungsergebnisse, die bei diesen 37 Patienten in halbjährlichen Abständen in unserer Klinik erhoben wurden.

In dieser Studie wurden nur die Ergebnisse von den Patienten bewertet, die in einem Zeitraum von 2 Jahren regelmäßig in halbjährlichen Abständen 4–6 Wochen stationär in der Rommel-Klinik, zwischenzeitlich am Heimatort ambulant, krankengymnastisch weiterbehandelt wurden und die außerdem permanent ein spezielles Eigentraining zur Verbesserung der aktiven Kopfkontrolle durchführten.

Die Tabelle 4 gibt einen Überblick über die gewählten, thalamischen Zielpunkte bei den stereotaktischen Operationen. Bei 7 Patienten (18,9 %) wurde zusätzlich wegen der Hypertrophie und einer anhaltenden Überaktivität des M. sternocleidomastoideus eine Teilresektion des N. accessorius vorgenommen, dreimal (8,1 %) eine Myotonie des M. sternocleidomastoideus und zweimal (5,4 %) wegen haltungsbedingter Zervikalgien und radikulärer Reizerscheinungen eine zervikale, sensible Rhizotomie.

Aus der Sicht der krankengymnastischen Weiterbehandlung sollte in derartigen Fällen die Indikation zu einem peripheren Eingriff bereits in den ersten 6 Monaten nach der vorausgegangenen Thalamotomie gestellt werden.

Durch eine periphere Denervierung zu diesem Zeitpunkt wird einmal dem Patienten die aktive Kopfkontrolle erleichtert und es werden günstigere Voraussetzungen für die krankengymnastischen Weiterbehandlungen geschaffen.

Fabinyi u. Dutton (1980) erzielten bei 20 Torticollis-Patienten allein durch eine obere vordere Rhizotomie und eine Durchtrennung des N. accessorius gute Ergebnisse. Die Wertigkeit rein peripherer chirurgischer Maßnahmen mit selektiver Resektion oder Denervation zervikaler Muskeln wird auch durch die Befunde von Xinkang (1981) unterstrichen. Bei 83 % von 60 so operierten Patienten konnte eine „teilweise vollständige Besserung“ beobachtet werden.

Die Durchtrennung der oberen Zervikalwurzeln wurde bereits 1924 von Mc Kenzie vorgeschlagen. Dieser Eingriff kann aber erhebliche unerwünschte Operationsfolgen haben. Neben der Denervation hyperkinetischer Muskeln kann es zu Atrophien und Paresen von Nackenmuskeln kommen, die für die aktive Haltung und Bewegung des Kopfes erforderlich sind.

Tabelle 4. Zielareale der stereotaktischen Operationen bei den eigenen, nachbehandelten Patienten (n = 37)

Torticollis-Art	Patienten-zahl	Zielpunkte
I. Torticollis rotatorius		
homolateral zur Kopfneigung	1	V.o.i.
	1	V.o.i. und V.o.a.
	1	V.o.i. und H 1
II. Torticollis horizontalis		
kontralateral zur Kopfwendung	3	V.o.a. und H 1
	2	V.im.i. und H 1
	2	H 1 und H 2
	2	H 1
III. Kombinierter horizontal-rotatorischer Typ		
homolateral zur Kopfneigung		
kontralateral zur Wendung	8	V.o.i. und H
	5	V.o.i., H 1 und H 2
	4	V.o.a. und H 1
	4	V.o.a., V.im.i. und H 1
	2	V.o.i., V.o.a. und H 1
	2	V.o.i., V.im.i. und Zona inzerta
	1	V.im.i., V.o.p. und Nucleus praestitialis

Abkürzungen: Thalamuskerne; V.o.a. = nucleus ventrooralis anterior, V.o.i. = nucleus ventrooralis internus, V.im.i. = nucleus ventrointermedius internus, V.o.p. = nucleus ventrooralis posterior, H = Forel'sches Faserfeld H, H1, H2 = Fasciculus pallido-thalamicus.

Behandlungsergebnisse

Die 37 Patienten wurden über einen Zeitraum von 2 Jahren regelmäßig in halbjährlichen Abständen klinisch und elektromyographisch nachuntersucht.

Die Tabelle 5 zeigt die Ergebnisse der 37 Torticollis-Patienten nach einer Thalamotomie und kontinuierlichen krankengymnastischen Weiterbehandlungen nach dem Brunkow-Bobath Konzept. Die postoperativen Ergebnisse sind auf der linken Seite aufgeführt.

Erläuterungen der Ergebnisse hinsichtlich der Wirkung auf den Torticollis:

Gruppe I	0–20 %	unverändert
Gruppe II	30–50 %	zufriedenstellend
Gruppe III	60–80 %	gut
Gruppe IV	90–100 %	sehr gut

Bei 5 Patienten – Gruppe III – war die Torticollis-Symptomatik durch den Eingriff um 60–80 % gebessert, 17 Patienten – Gruppe II – zeigten eine Besserung um 30–50 %, während bei 15 Patienten – Gruppe I – postoperativ der Torticollis ungebessert geblieben ist. Von den Patienten der Gruppe I (40,5 %) wurde lediglich

Tabelle 5. Operations- und Langzeitergebnisse der Kombinationsbehandlung von Thalamotomie und Krankengymnastik nach Brunkow-Bobath bei 37 Patienten

Gruppe	Therapie-erfolg in %	Op.-Ergebnisse		Besserung unter Physiotherapie nach:							
		Pat.-Zahl	%	½ Jahr		1 Jahr		1½ Jahren		2 Jahren	
I	0– 20	15	40,5	5	13,5%	2	5,4%	5	13,5%	3	8,1%
II	30– 50	17	45,9	17	45,9%	9	24,3%	4	10,8%	5	13,5%
III	60– 80	5	13,5	9	24,3%	15	40,5%	11	29,7%	12	32,4%
IV	90–100	–	–	6	16,2%	11	29,7%	17	45,9%	17	45,9%

eine Abnahme der Verkrampfungsbeschwerden der Hals-Nacken-Muskulatur und eine leichtere Kopfhaltung in Ruhephasen angegeben. Subjektiv und objektiv war bei ihnen der Torticollis, d.h. die Intensität von Wendung bzw. Neigung des Kopfes in Bewegungsphasen – Aufrichten und Gehen –, nicht meßbar gebessert. Die Untersuchungsergebnisse stützen sich auf die klinischen und elektromyographischen Befunde und berücksichtigen auch die Eigenbewertung der Patienten. Dabei wurde jeweils die Ausgangssymptomatik zugrundegelegt, ganz gleich wie intensiv die Torticollis-Symptomatik vor der Operation ausgeprägt war.

Nach einjähriger, krankengymnastischer Therapie war bei 11 Patienten (Gruppe IV) die Torticollis-Symptomatik vollständig beseitigt, bei 15 weiteren (Gruppe III) eine gute Besserung des Torticollis erreicht worden. Demgegenüber zeigten 9 Patienten (Gruppe II) nur ein zufriedenstellendes Ergebnis und weitere 2 (Gruppe I) eine nichtgebesserte Intensität des extrapyramidalen Torticollis.

Die Ergebnisse der Kontrolluntersuchungen nach 1½ Jahren weisen eine weitere Verbesserung auf. Bei 17 Patienten (45,9 %) war der Torticollis vollständig beseitigt. Bei 11 Patienten (29,7 %) wurde ein gutes Operationsergebnis erreicht. In Ermüdungsphasen und durch körperliches Provozieren, d.h. bei Bewegungsaufgaben, die ein erhöhtes Maß an Koordination und Gleichgewicht abverlangen, konnte noch eine leichte Torticollis-Restsymptomatik beobachtet werden. Die Patienten sind dadurch aber nicht gehandikapt, da ihre aktive Kopfkontrolle dabei nicht beeinträchtigt ist. Vier weitere Patienten (10,8 %) weisen mit einer Besserung von 30–50 % ein zufriedenstellendes Ergebnis auf. Während in Ruhephasen der Torticollis (Gruppe II) deutlich schwächer erscheint, führen erhöhte Anforderungen an Haltung und Bewegung (Gehen, Balanceübungen) sowie affektive Einflüsse noch zu einer stärkeren Torticollis-Symptomatik. Ungebessert blieb der spastische Schiefhals bei 5 Patienten (Gruppe I mit 13,5 %), von denen 3 vorübergehend eine leichte Besserung verspürten. Wir führen diese Erleichterung auf die intensivere stationäre Krankengymnastik zurück, denn dieser positive Effekt auf die Rezidivsymptome des Torticollis mit Erleichterung der aktiven Kopfbewegungen hielt jeweils nur für die Dauer einer permanenten krankengymnastischen Behandlung an. Die elektromyographischen Kontrollbefunde und klinischen Ergebnisse weisen zwei Jahre nach den operativen Eingriffen gegenüber den Befunden nach 18 Monaten keine signifikante Verbesserung mehr auf.

Komplikationen und Nebenwirkungen der Operation

Zu den gravierenden, operationsbedingten Nebenwirkungen, die mit einer motorischen Beeinträchtigung der Extremitäten der kontralateralen Seite verbunden sind, gehören „Motorneglect-Syndrom", Hemiparese mit und ohne Sensibilitätsstörungen und Dyssynergien.

Unter einem Neglect wird eine kontralaterale Halbseitensymptomatik definiert, die durch eine fehlende Zuwendung zu dieser Seite mit Ungeschicklichkeit der Motorik, mangelnden Mitbewegungen, vermindertem Spontangebrauch, partiellem, sensorischen Defizit ohne Änderung des Muskeltonus bzw. Pyramidenzeichen einhergeht. Eine Störung des zentralen, motorischen Neurons im Sinne einer Halbseitenparese mit Spastizität, Pyramidenzeichen, Beeinträchtigung oder Verlust der selektiven Hand-Finger-Funktion und Beinkontrolle liegt dabei nicht vor. Eine Ataxie der kontralateralen Seite sowie Sprachstörungen wurden hingegen beobachtet. Operationsbedingte Nebenwirkungen im Sinne eines Neglect und Dyssynergien der kontralateralen Extremitäten sowie leichte bis mittelschwere Sprach- und Schreibstörungen wurden bei 19 Patienten (51,3 %) beobachtet. Bei 4 Patienten (10,8 %) war es postoperativ zu einer zentralen Hemiplegie bzw. Hemiparese gekommen. Ursache dieser Komplikationen war bei einem Patienten wahrscheinlich die Ausgangssituation nach einem schweren, frühkindlichen Hirnschaden mit Dekompensation in der postoperativen Phase. Bei einer Patientin kam es 2 Wochen postoperativ zu einer kompletten Hemiplegie als Folge einer exzessiven Blutdruckerhöhung.

Mikrovaskuläre Dekompression des Nervus accessorius in der Regio kraniozervikalis

Neben den bisher eingesetzten, destruktiven Operationsverfahren an peripheren Nerven (Neurektomie), an der hyperkinetischen Muskulatur (Myotomie) oder durch stereotaktische Ausschaltungen spezifischer thalamischer Hirnstrukturen wird heute auch eine Dekompression in der Regio kraniozervikalis vorgenommen. Eine Methode, die in Anlehnung an die Operationen nach Janetta (1967, 1986) eine Dekompression nervaler Strukturen durch Gefäße und Verwachsungen zum Ziel hat. Neben einer mikrovaskulären Dekompression des N. accessorius werden dabei aber auch nervale Anastomen zu den Hinterwurzeln C1 und C2 durchtrennt bzw. Resektionen der Hirnwurzeln C1 vorgenommen (Freckmann et al. 1981). Hingewiesen sei auf die Beobachtungen, daß anatomische Varianten, z. B. eine Verknüpfung der dorsalen C1-Wurzel mit dem N. accessorius und besondere Gefäßvarianten bei Patienten mit einem Torticollis spasmodicus, häufiger vorkommen. Die Indikation zu dieser Operation setzt neben der klinischen Symptomatologie den elektromyographischen Nachweis einer peripheren Nervenläsion mit pathologischer Spontanaktivität, verzögerter Rekrutierung bzw. Polyphasie in der Hals-Nacken-Muskulatur voraus. Erste subjektive, durch Fragenbogenauswertung ermittelte Ergebnisse über die Wirkung dieser Operationsmethode wurden von Hagenah et al. (1983c) vorgelegt. Danach verspürten postoperativ 14 (74 %) von 19 Patienten eine Besserung, 4 (21 %) keine Änderung und 1 Patient

(5 %) eine geringe Verschlechterung der Torticollisbeschwerden. Nebenwirkungen wie eine Läsion des N. accesorius konnten zweimal (11 %) beobachtet werden. Nach Freckmann et al. (1986) konnten durch diese Operation 27 von 33 Patienten gebessert werden.

Diese positiven Resultate können wir nicht bestätigen. Unsere Erfahrungen mit Krankheitsverläufen nach der mikrochirurgischen Dekompression beruhen allerdings nur auf den Angaben und Kontrollbefunden von 7 Patienten. Unmittelbar nach dem Eingriff verspürten nur 3 Patienten eine Besserung der Torticollisbeschwerden. Sie konnten den Kopf leichter gegen die bevorzugte Torticollisrichtung wenden und hatten weniger Muskelverspannungen im Nacken. Bei diesen Patienten zeigen die Kontrollbefunde 6 Monate nach dem Eingriff und permanenter krankengymnastischer Weiterbehandlung eine Besserung der Symptomatik um etwa 30 %. Nach einem Jahr konnte keine weitere meßbare Verbesserung objektiviert werden. Bei einer Patientin nahm die Intensität des Torticollis sogar das präoperative Ausmaß wieder an. Interessant ist die Beobachtung, daß eine Besserung nur bei Patienten mit einem horizontalen Torticollis zu registrieren war. Viermal bewirkte die Dekompression keine Änderung der Beschwerden, operationsbedingte Nebenwirkungen haben wir nicht beobachtet.

Implantation eines hochzervikalen Elektrostimulationssystems

Eine andere, nicht destruktive Operationstechnik erfordert die Implantation eines Elektrostimulationssystems. Dabei werden den Torticollis-Patienten hochzervikal extradural bipolare Reizelektroden implantiert. Die Position der Elektroden kann röntgenologisch überprüft und sicher plaziert werden. Der Effekt auf den Torticollis wird durch eine intraoperative Reizung (100 Hz und 4–5 V) überprüft. Erscheinen die Reizantworten adäquat günstig, wie es etwa bei einer Position in Höhe C2 und C5 der Fall ist, werden die Elektroden fixiert und nach einer Testphase wird schließlich auch die zusätzliche Implantation eines Empfängersystems vorgenommen.

Die Abb. 15 zeigt einen postoperativen Röntgenbefund bei einer 47jährigen Patientin. Die Elektroden befinden sich in Projektion des 2. und 4. HWK auf der rechten Seite.

Ausgehend von der Hypothese, daß es sich auch bei der hyperkinetischen Muskelerregung, analog zur kortikalen Spastizität, um ein Enthemmungssyndrom handelt, sollen spinothalamische Bahnen durch elektrische Stimulationen gehemmt werden. Es wird angenommen, daß durch die Elektrostimulation im Halsmarkbereich eine Hemmung afferenter und efferenter Impulse erreicht wird.

Seit Anfang 1981 konnten in unserer Klinik 21 Torticollis-Patienten nach Versorgung mit einem hochzervikalen Stimulationssystem rehabilitiert und 16 von ihnen nachuntersucht werden. Unsere Befunde stützen sich auf klinische und elektromyographische Kontrolluntersuchungen, die nach 6, 12 bzw. 14 Monaten im Anschluß an eine permanente Brunkow-Bobath-Krankengymnastik vorgenommen wurden. Übereinstimmend wurde von den Patienten bereits in den ersten 4–6 Wochen nach der Operation eine Abnahme von Verkrampfungsbeschwerden der Hals-Nacken-Muskeln bemerkt.

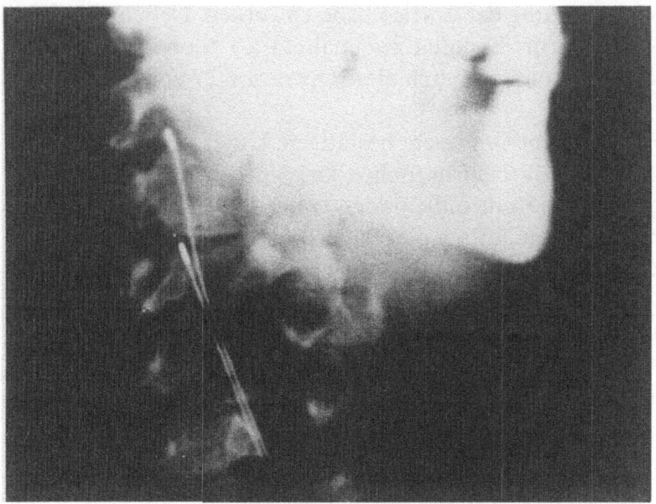

Abb. 15. Röntgenbefund mit Position der zervikalen Reizelektroden

Eine Änderung der Symptome und der Intensität des Torticollis beim Ein- bzw. Ausschalten des Reizgerätes wurde von den Patienten nicht verspürt. Im Gegensatz zu diesen Erfahrungen zeigten unsere EMG-Befunde unter Elektrostimulation eine eindeutige, reproduzierbare Wirkung im Sinne einer Hemmung der hyperkinetischen Muskelerregung. Diese beträgt nach quantitativer Auswertung der Anzeigensignale (Abb. 20, 21) zwischen 25 und 30%. Die Hemmung scheint eine stärkere Wirkung auf die Erregung des pathologisch innervierten M. sternocleidomastoideus und eine geringere auf die seitlichen Hals-Nacken-Muskeln zu haben.

Unsere Beobachtungen werden anhand der – ein Ausführungsbeispiel darstellenden – Abb. 16–21 näher erläutert. Die telemetrisch registrierten EMG-Protokolle stammen von einer 39jährigen Patientin mit einem Torticollis horizontalis nach links. Bei ihr wurden mit Oberflächenelektroden die EMG-Signale von den synergen hyperkinetischen Hals-Nacken-Muskeln abgeleitet.

Zusammenfassung der Ergebnisse

Die Ergebnisse von 16 Patienten nach Implantation eines hochzervikalen Stimulationssystemes und einer einjährigen Weiterbehandlung nach dem Brunkow-Bobath-Konzept werden in der Tabelle 6 dargestellt.

Die Befunde der klinischen und elektromyographischen Untersuchungen nach 6 Monaten zeigen bei 8 Patienten (50%) eine zufriedenstellende, bei 3 Patienten (18,8%) eine mit gut zu bezeichnende Verbesserung ihrer Torticolliserscheinungen. Zu diesem Zeitpunkt hatten 4 Patienten (25%) keine Besserung erreicht, bei einem Patienten mußte bereits nach 2 Monaten eine Explantation des Reizsystems vorgenommen werden. Demgegenüber zeigte die Untersuchung nach einjähriger postoperativer Weiterbehandlung bei 6 Patienten (37,5%) eine zufriedenstellende, bei

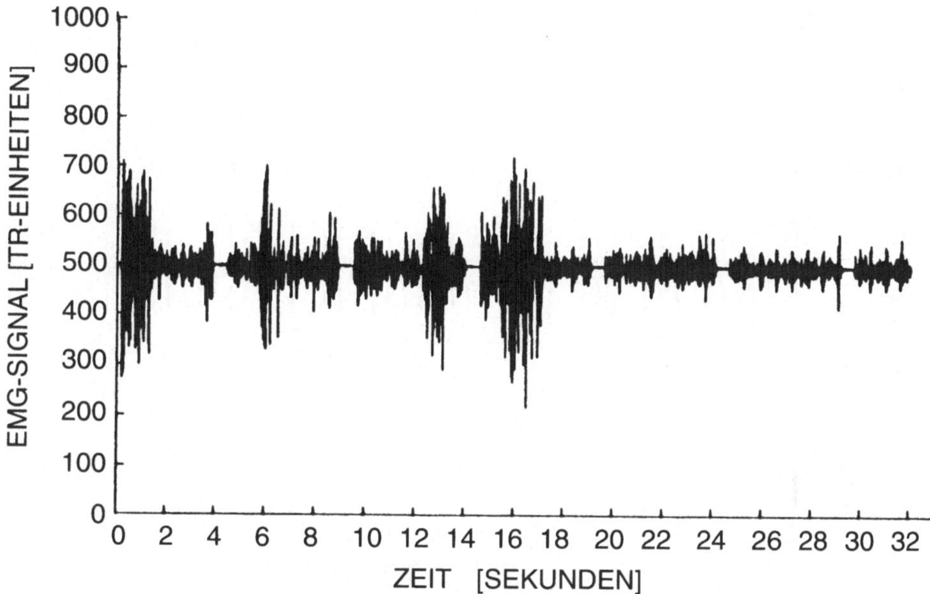

Abb. 16. Ein Elektromyogramm des hyperkinetisch erregten M. sternocleidomastoideus rechts ohne zervikospinale Elektrostrimulation

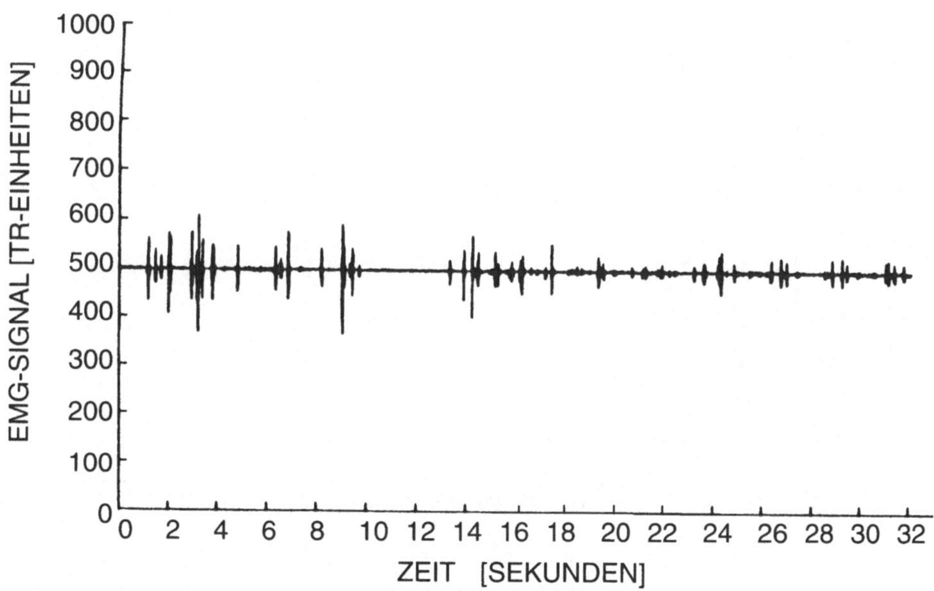

Abb. 17. Die EMG-Signale des hyperkinetisch erregten M. sternocleidomastoideus rechts unter zervikospinaler Elektrostimulation

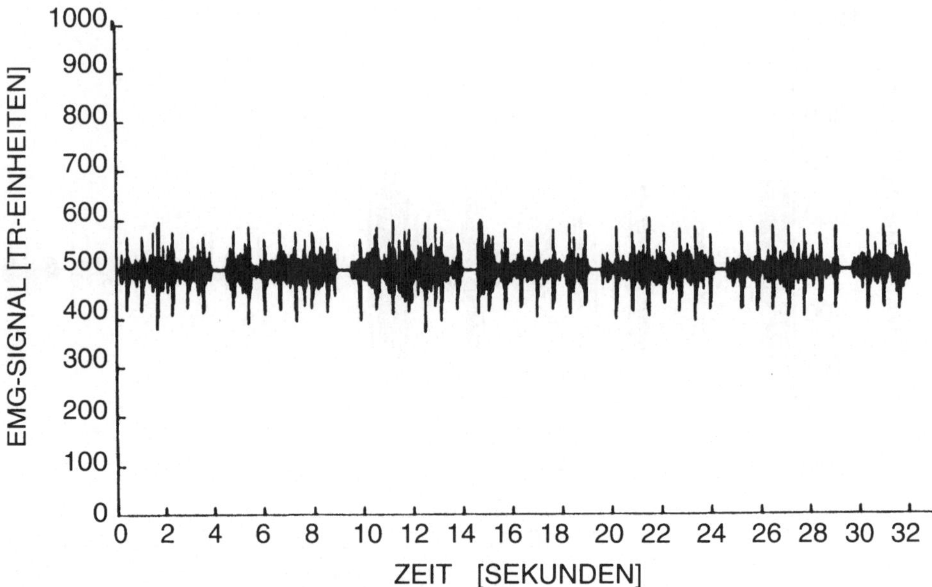

Abb. 18. Ein Elektromyogramm der seitlichen Hals-Nacken-Muskeln links ohne zervikospinale Elektrostimulation

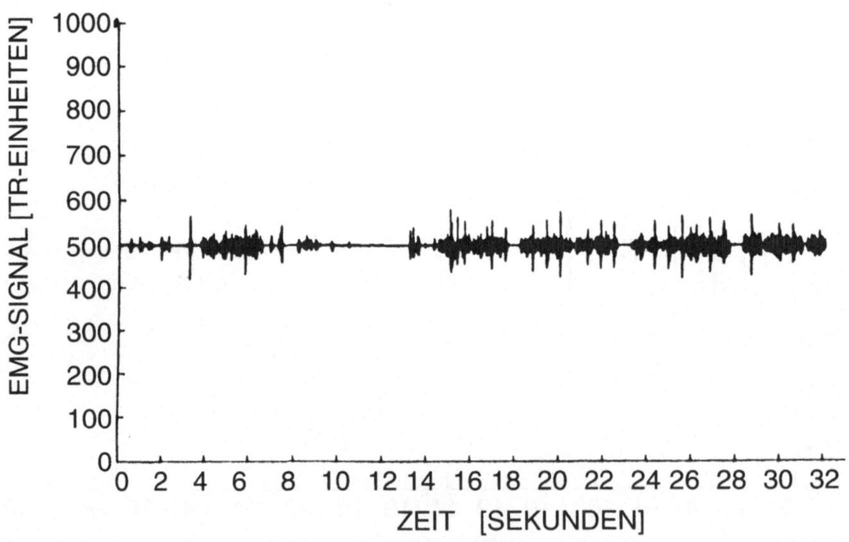

Abb. 19. Ein Elektromyogramm der seitlichen Hals-Nacken-Muskeln links unter zervikospinaler Elektrostimulation

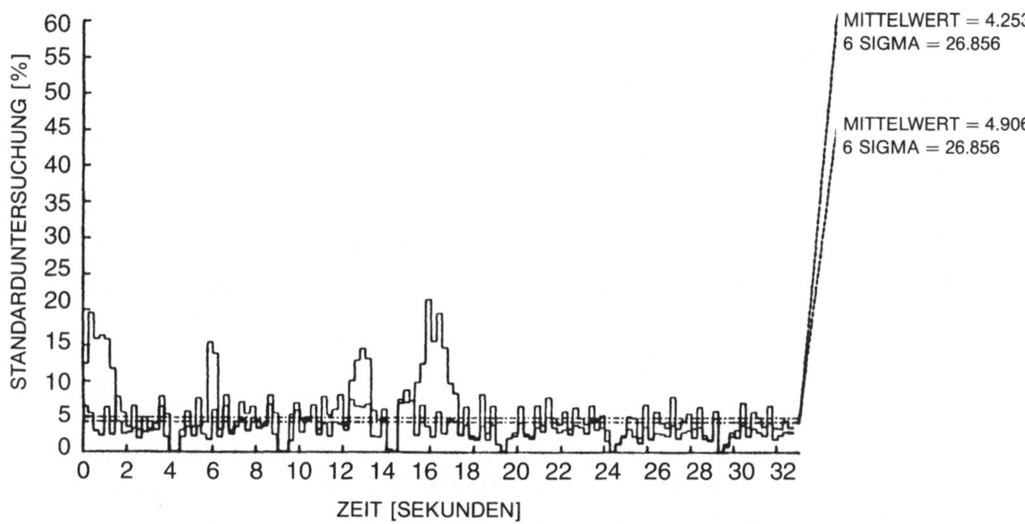

Abb. 20. Der Verlauf von Anzeigesignalen hyperkinetisch innervierter Hals-Nacken-Muskeln ohne zervikospinale Elektrostimulation

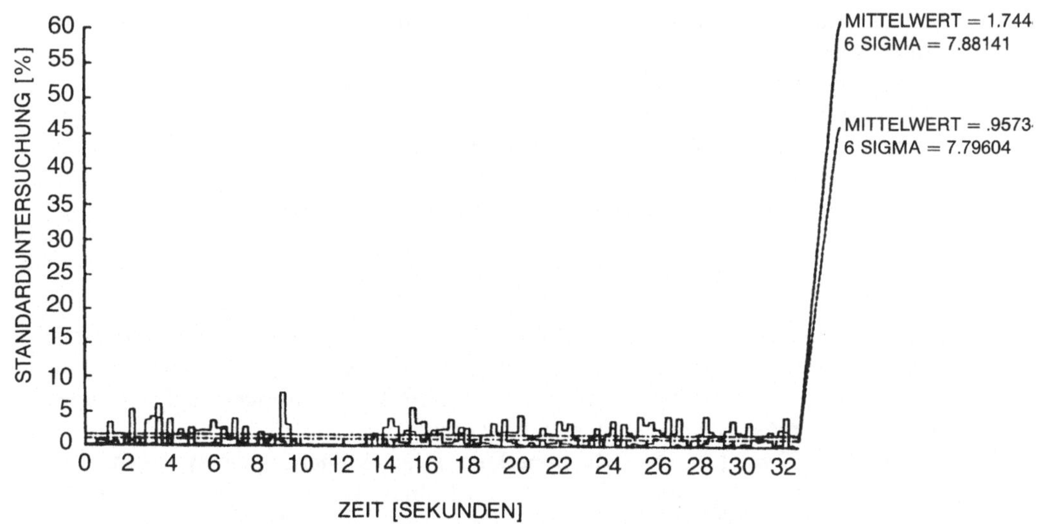

Abb. 21. Der Verlauf von Anzeigesignalen hyperkinetisch innervierter Hals-Nacken-Muskeln derselben Patientin bei zervikospinaler Elektrostimulation. K1: M. sternocleidomastoideus rechts (*obere Kurve*). K2: Hals-Nacken-Muskeln links (*untere Kurve*).

Tabelle 6. Ergebnisse nach hochzervikaler Elektrostimulation und Brunkow-Bobath-Therapie (n = 16)

Gruppe	Therapieerfolg in %		Ergebnisse nach ½ Jahr		Ergebnisse nach 1 Jahr	
			n	%	n	%
I	0– 20	(unverändert)	4	25,0	2	12,5
II	30– 50	(zufriedenstellend)	8	50,0	6	37,5
III	60– 80	(gut)	3	18,8	4	25,0
IV	90–100	(sehr gut)	–	–	1	6,2
V	Verschlechterung		–	–	–	–
VI	Explantation		1	6,2	3	18,8

4 Patienten (25 %) eine gute und einmal (6,2 %) eine vollständige Beseitigung der extrapryamidalen Torticollis. Bei 3 Patienten (18,8 %) war inzwischen eine Explantation des elektrischen Systems erfolgt.

Die Frage, ob durch eine elektrische Reizung der Torticollis beseitigt werden kann oder lediglich durch die spinale Hemmung eine günstige Voraussetzung für die Krankengymnastik geschaffen wird, kann heute noch nicht schlüssig beantwortet werden. In der Kombination einer zervikospinalen Elektrostimulation und krankengymnastischer Langzeitbehandlung nach Brunkow-Bobath bietet sich aus heutiger Sicht eine erfolgversprechende, risikoarme Therapie des Torticollis spasmodicus an.

Nebenwirkungen der zervikalen Elektrostimulation waren bei 3 Patienten sensible radikuläre und spinale Reaktionen. Diese Symptome konnten durch eine Veränderung der Elektrodenposition sofort beseitigt werden. Bei 3 Patienten (18,8 %) mußten die Reizsysteme im Laufe des ersten Halbjahres wegen einer Infektion bzw. Gewebeunverträglichkeit wieder entfernt werden.

EMG-Befunde unter zervikaler Elektrostimulation

Die EMG-Befunde bestätigen die Annahme, daß durch eine spinale Reizung eine Hemmung der hyperkinetischen Muskelerregungen bewirkt wird. Auch die myoklonen Reaktionen werden dabei inhibiert. Diese Beobachtungen sind richtungsweisend und müssen weiter untersucht werden.

Die Abb. 22 zeigt in Abl. 8 die hyperkinetische Aktivierung der synergen Muskeln bei einem horizontalen Torticollis nach links. K1 entspricht den EMG-Signalen vom M. sternocleidomastoideus der rechten Seite, K2 registriert die EMG-Signale der kleinen Hals-Nacken-Muskeln der linken Seite. Zu beobachten ist eine nahezu tonische Muskelaktion mit einem dichten Interferenzbild und hohen Amplituden auf beiden Seiten. Die Vergleichsableitung 9 von derselben Patientin unter hochzervikaler Stimulation, ebenfalls über die Dauer von 30 s hinweg, läßt eine signifikante Reduktion der EMG-Signale erkennen.

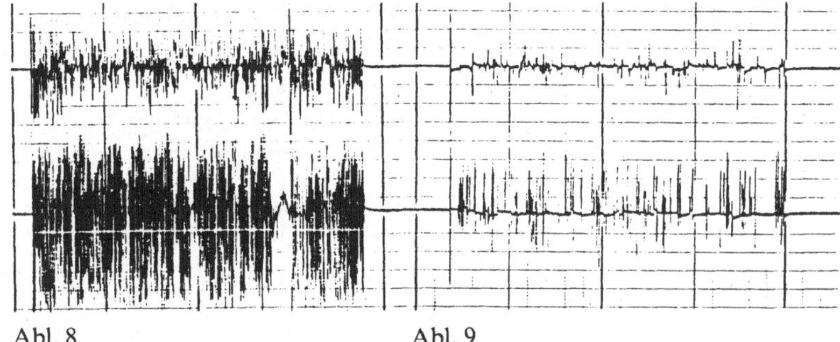

Abb. 22. Telemetrisches EMG einer 38jährigen Patientin 4 Monate nach Implantation eines hochzervikalen Reizsystems. Dauer der Messung: 30 s. K1 (*obere Kurve*): M. sternocleidomastoideus rechts. K2 (*untere Kurve*): Hals-Nacken-Muskel links

Die selektive operative Denervation der seitlichen Hals-Nacken-Muskulatur

In Anlehnung an den von Bertrand et al. (1982, 1988) beschriebenen Eingriff wird bei Patienten mit einem Torticollis spasmodicus eine selektive Denervation des überaktiven M. sternocleidomastoideus und der synergen autochthonen Hals-Nacken-Muskulatur vorgenommen. Neben einer Resektion der zum Kopfwender führenden Äste des N. accessorius wird eine mikrochirurgische Resektion der Rami dorsales der Zervikalwurzeln C1–C6 durchgeführt.

In den Jahren 1989–1991 wurden 47 Patienten nach dieser Operation in unserer Klinik nachbehandelt. Von diesen 47 Patienten konnten 26 nach 12 Monaten, von denen wiederum 8 nach 18 Monaten, nachuntersucht werden. Die Ergebnisse der postoperativen Befunde von 26 Torticollis-Patienten nach selektiver Denervation und einer ein- bzw. eineinhalbjährlichen krankengymnastischen Weiterbehandlung nach dem Brunkow-Bobath-Konzept werden in der Tabelle 7 vorgestellt. Von den übrigen 21 Patienten liegen noch keine Langzeitergebnisse vor.

Operationsergebnisse

Die Verlaufsbefunde der klinischen und elektromyographischen Untersuchungen nach 12 Monaten zeigen bei 4 Patienten (15,4 %) eine gute, bei 11 Patienten (42,3 %) eine zufriedenstellende Verbesserung ihrer Torticolliserscheinungen. Demgegenüber zeigen die Ergebnisse nach einjähriger postoperativer Weiterbehandlung aber bei 11 Patienten (42,3 %) noch keine Änderung der Torticollis-Symptomatik. Während bei 4 Patienten (15,4 %) eine vergleichbare Besserung erst nach einer Zweit- bzw. Nachoperation erreicht wurde, kam es dreimal (11,5 %) zu therapeutisch unbeeinflußbaren Rezidiven. Die Resultate der Kombinationsbehandlung nach 18 Monaten sind bei der geringen Patientenzahl (n = 8) noch nicht als abgeschlossen zu betrachten. Dennoch ist die Prognose eher günstig zu stellen, wenn man die bisherigen Langzeitergebnisse, 18 Monate nach dem Eingriff, mit einer Erfolgsquote von 75 % ansieht.

Tabelle 7. Langzeitergebnisse nach peripherer selektiver Denervierung und krankengymnastischer Therapie von 26 Torticollis-Patienten

Gruppe	Therapieerfolg in %		Ergebnisse nach 1 Jahr		Ergebnisse nach 1 ½ Jahren	
			n	%	n	%
I	0– 20	(unverändert)	11	42,3	2	25,0
II	30– 50	(zufriedenstellend)	11	42,3	5	62,5
III	60– 80	(gut)	4	15,4	1	12,5
IV	90–100	(sehr gut)	–	–	–	–
Rezidive			3	11,5		
Zweitoperation			4	15,4		
Nebenwirkungen der Operation:						
Periphere Atrophien C5/C6			9	34,5		
Neuralgien des N. occipitalis			4	15,4		
Hypästhesie C2/C3			14	53,9		

Operationsbedingte Nebenwirkungen

Zu den Nebenwirkungen dieses peripheren Eingriffes gehören Gefühlsstörungen und Neuralgien am Hinterhaupt sowie über das Versorgungsgebiet des N. accessorius hinausgehende Atrophien von Muskeln im Bereich des Schultergürtels.

Eine persistierende Neuralgie des N. occipitalis besteht bei 4 Patienten (15,4 %), während eine permanente Hypästhesie im kutanen Versorgungsbereich von C2/3 bei 14 Patienten (53,9 %) zu objektivieren ist. Diese entspricht überwiegend dem kutanen Innervationsbereich der Nn. occipitales major und minor sowie des Ramus posterior des N. auricularis magnus (Netter, S. 113, 1987). Diese Sensibilitätsstörungen haben aber zu keiner nachhaltigen Beeinträchtigung der operierten Patienten geführt. Neuralgieartige Beschwerden sind nach einer Änderung der Schnittführung am Hinterhaupt nicht mehr beobachtet worden. Demgegenüber bewirken teilweise ausgeprägte Muskelatrophien und Paresen des Schultergürtels bei 9 Patienten (34,5 %) erhebliche Funktionsstörungen des Schultergelenkes und Armes mit sekundären Haltungsstörungen und myostatischen Beschwerden bzw. einer Insuffizienz der Hals-Nacken-Muskulatur, wodurch den Betroffenen der Kopf als zu schwer erscheint. Möglicherweise liegt diesen Empfindungen auch ein sensorisches Defizit durch den Verlust von wichtigen propriozeptiven Fasern der tonischen Nackenreflexe bzw. der Stellreaktion des Kopfes zugrunde. Die über die Mm. sternocleidomastoideus und trapezius hinausgehenden, unerwünschten Atrophien verteilen sich auf folgende Muskeln:

M. levator scapulae	N. dorsalis scapulae (C5)
Mm. rhomboideus major et minor	
Mm. supra-infraspinatus	N. suprascapularis (C5/6)
M. teres minor	N. axillaris (C5/6)
M. deltoideus	

Bertrand (1987) berichtet über Langzeitergebnisse von 131 Patienten, deren Operation bis zu 10 Jahren zurücklag. Bei 115 Patienten (88 %) verschwand der Torticollis vollständig, bei 12 % der Operierten war die Symptomatik wenig bzw. nicht gebessert. Richter u. Braun (1990) konnten bei 14 von 19 Patienten nach peripherer selektiver Denervation deutliche Besserungen beobachten.

Zusammenfassung

In dem Zeitraum von 1974–1990 wurden in der Rommel-Klinik 267 Patienten mit einem Torticollis spasmodicus stationär behandelt. Davon konnten 126 (40 nicht operierte und 86 operierte) Torticollis-Patienten nachuntersucht werden. Die Langzeitergebnisse der unterschiedlichen Behandlungsformen, Risiken und Nebenwirkungen operativer Verfahren werden vorgestellt und miteinander verglichen.

Trotz zahlreicher somatotopischer Forschungsbefunde bleiben viele Fragen bezüglich der Ätiologie und Pathogenese des Torticollis spasmodicus offen. Das Spektrum der konservativen und operativen Behandlungen spasmodischer Syndrome ist zwar umfangreich, die Wirksamkeit der einzelnen Therapieformen jedoch sehr unterschiedlich. Neben spontanen Remissionen ist ein progredienter Krankheitsverlauf möglich. Nach den in der Literatur beschriebenen Verlaufsbeobachtungen spricht etwa die Hälfte der Torticollis-Patienten auf konservative Maßnahmen an.

Die Ergebnisse stützen sich auf die Auswertung der subjektiven Angaben der Patienten, der klinischen, neurologischen und elektromyographischen Kontrollbefunde, die in halbjährlichen Abständen über einen Zeitraum von 1 ½–2 Jahren in unserer Klinik ermittelt wurden.

Im ersten Teil der Arbeit wird eine klinische und elektromyographische Funktionsanalyse der verschiedenen Torticollisformen vorgenommen.

Eine weitere Aufgabe war es zu beobachten, wie sich Modus und Intensität der Innervation hyperkinetischer Muskeln bei den einzelnen krankengymnastischen Übungen verändern und objektive Kontrollbefunde zu erhalten, die reproduzierbar sind und den Wert einer Langzeitbehandlung aufzeigen können.

Die Behandlungsfolgen wurden deshalb hinsichtlich ihrer Effizienz durch telemetrische EMG-Untersuchungen mit synchroner Ableitung an der Kopfkontrolle beteiligter Hals-Nacken-Muskeln überwacht. Simultanableitungen aus hyperkinetisch kontrahierten Hals-Nacken-Muskeln hatten das Ziel, deren Verhalten in Phasen der Ruhe und Bewegung oder unter krankengymnastischen Anforderungen zu beobachten und zu messen.

Neben den EMG-Befunden wird die klinische Bedeutung eines von uns entwikkelten neuen Verfahrens und die Anordnung zur quantitativen Auswertung von Myogrammen in der Diagnostik und Rehabilitation zerebraler Bewegungsstörungen am Beispiel des Torticollis spasmodicus erläutert.

Der Wert der modernen Physiotherapie für den Patienten, insbesondere wenn neurophysiologische Behandlungsprinzipien eingesetzt werden, ist unbestritten. Bisher liegen aber nur wenige wissenschaftliche Ergebnisse für ein solches Behandlungskonzept vor. Mit der vorliegenden Arbeit soll außerdem eine Klärung der bislang offenen Fragen nach dem Stellenwert einer speziellen Krankengymnastik auf neurophysiologischer Grundlage gegenüber operativen Maßnahmen in der Behandlung des Torticollis spasmodicus versucht werden.

Spontane Remissionen des Torticollis spasmodicus konnten wir bei 15 % unserer nicht operierten 87 Patienten registrieren. Dies entspricht den Beobachtungen von Friedmann u. Vaan (1986), bei denen 12 % ihrer 116 Patienten spontane Remissionen aufwiesen. Dagegen konnten über die Hälfte der Torticollis-Patienten durch konservative krankengymnastische Behandlungen (Brundi et al. 1974; Peterson 1985) gebessert werden.

Eine medikamentöse Behandlung des Torticollis spasmodicus ist praktisch erfolglos, wohl aber können bestimmte Medikamente mit zentraler Dämpfung durch eine Hemmung affektiver Impulse eine Abnahme der dystonen Symptomatik bewirken. Zur Therapie des Torticollis wurden verschiedene Pharmaka (Anticholinergika, Benzodiazepine, Dopaminergika, Neuroleptika, Thiopropazat, Baclofen, Trihexyphenidyl) allein oder in Kombination eingesetzt.

Etwa die Hälfte der Torticollis-Patienten wurde zu Beginn ihrer Erkrankung mit einer orthopädisch ausgerichteten Krankengymnastik und Massagen behandelt. Der Effekt dieser Manipulationen auf einen organisch bedingten spastischen Schiefhals war unbefriedigend. Massagen und Hilfsapparate bewirkten sogar eine Zunahme der unwillkürlichen Bewegungsstörungen des Kopfes. Mit der Krankengymnastik (Brunkow-Bobath-Konzept) wird das Ziel verfolgt, dem Patienten wieder „fühlbar“ zu machen, welche Haltungs- und Bewegungsmöglichkeiten er hat und welche ihm fehlen. Die Verlaufsbefunde zeigen allerdings, daß ein solcher Lernprozeß ein monatelanges Therapietraining erforderlich macht. Unbestritten ist dennoch die Erkenntnis, daß alle operativen Methoden zur Stabilisierung ihrer Wirkung auf die Torticollis-Symptomatik einer speziellen und permanenten krankengymnastischen Weiterbehandlung bedürfen. Dies wird unterstrichen, wenn wir die Operationsergebnisse nach stereotaktischer Thalamotomie (n = 37) mit den Langzeitergebnissen nach einer 1½jährigen krankengymnastischen postoperativen Weiterbehandlung vergleichen.

Während postoperativ nur 17 Patienten (45,9 %) eine zufriedenstellende und 5 Patienten (13,5 %) eine gute Verbesserung des Torticollis aufwiesen, konnten wir durch die krankengymnastische Weiterbehandlung bei 28 Patienten (75,6 %) ein vergleichbar gutes bzw. sehr gutes Ergebnis erreichen. Die stereotaktische Thalamotomie ist aber mit gravierenden operationsbedingten Nebenwirkungen und Komplikationen belastet.

Zu den invasiven, destruktiven Operationsverfahren gehört auch die mikrovaskuläre Dekompression des N. accessorius und die Durchtrennung nervaler Anastomosen zu den Hinterwurzeln C1 und C2 bzw. eine Resektion der zervikalen Wurzeln C1 beidseits. Die positiven Ergebnisse von Hagenah et al. (1983c), Freckmann et al. (1986) über die Wirkung der Dekompression nervaler Strukturen in der hinteren Schädelgrube können wir nicht bestätigen.

Demgegenüber erscheinen die Resultate nach Implantation eines hochzervikalen Elektrostimulationssystems eindeutig günstiger. Die Frage, ob mit einer spinothalamischen Elektrostimulation (Hemmung) der Torticollis dauerhaft beeinflußt werden kann oder ob dadurch nur eine günstigere Voraussetzung für die krankengymnastische Therapie geschaffen wird, ist noch nicht endgültig zu beantworten. Die EMG-Befunde zeigen immerhin eine signifikante hemmende Wirkung von 20–30% auf die Intensität der hyperkinetischen Muskelerregung. Damit bietet sich in der Kombination einer zervikalen Elektrostimulation und speziellen Krankengymnastik (Brunkow-Bobath) eine risikoarme Behandlung auch des therapieresistenten Torticollis an. Deshalb sollte dieser Eingriff jeder destruktiven Operation vorangestellt werden.

In Anlehnung an die von Bertrand (1982) beschriebene Operation wird bei Torticollis-Patienten eine selektive Denervation autochthoner Hals-Nacken-Muskeln mit Resektion verschiedener Äste des N. accessorius und der Rami dorsales der Zervikalwurzeln C1–C6 durchgeführt. Unsere Langzeitergebnisse von 26 Patienten nach selektiver Denervation und einer 1½jährigen Weiterbehandlung nach dem Brunkow-Bobath-Konzept zeigen eine eher günstige Prognose, wenn man die Erfolgsquote mit 75% betrachtet. Zu den Nebenwirkungen dieses peripheren Eingriffes gehören allerdings Gefühlsstörungen und Neuralgien am Hinterhaupt sowie über das Versorgungsgebiet des N. accessorius hinausgehende Atrophien von Muskeln im Bereich des Schultergürtels, die wir bei 9 Patienten (34,6%) beobachten konnten. Die Frage, ob eine Begrenzung der Denervierung auf die kranialen Rami dorsales C1–C4 bereits die gewünschte Wirkung auf den Torticollis hat, die gravierenden Ausfälle im Versorgungsbereich des N. axillaris (C5/6), N. dorsalis scapulae (C5) bzw. suprascapularis (C5/6) aber vermieden werden können, soll hier zur Diskussion gestellt werden.

Wegen der genannten Risiken destruktiver Operationen im Thalamus, an Zervikalwurzeln, peripheren Nerven und hyperkinetisch verspannten Muskeln hat die Injektionsbehandlung mit Botulinum-Toxin-A bei zervikalen Dystonien zugenommen. Damit wurden Besserungen der dystonen Symptomatik von 63–90% beobachtet, insbesondere bei Patienten mit schmerzhaften Verkrampfungen der Hals-Nacken-Muskeln (Blackie u. Lees 1990; Ceballos-Baumann et al. 1990; Jankowic et al. 1990). Die Wirkung der lokalen Botox-Therapie hielt durchschnittlich 12 Wochen an. Vorübergehende Nebenwirkungen sind Schwäche der behandelten Muskeln, Müdigkeit, Mundtrockenheit, Dysphonie und Schluckstörungen. Ob die offenen Langzeiteffekte die Botox-Therapie zervikaler Dystonien einschränken, bleibt abzuwarten.

Unsere klinischen und elektromyographischen Rehabilitationsergebnisse bestätigen die Erfahrung, daß eine erfolgversprechende Torticollistherapie nicht vor 1½ Jahren beendet werden sollte. Die Resultate dieser Arbeit stützen zudem die Forderung an alle Kostenträger von Heilbehandlungen, daß eine optimale rehabilitative bzw. kombinierte operativ-krankengymnastische Torticollistherapie nicht vor 1½–2 Jahren beendet werden sollte. Außerdem hat sich gezeigt, daß es notwendig ist, vor jeder destruktiven Operation den Erfolg einer einjährigen Rehabilitationsbehandlung abzuwarten.

Literatur

Bertrand C, Molina-Negro P, Martinez SN (1982) Technical aspects of selective peripheral denervation for spasmodic torticollis. Appl Neurophysiol 45:326–330

Bertrand C, Molina-Negro P, Bouvier P, Gorczyca W (1987) Observations and analysis of results in 131 cases of spasmodic torticollis after selective denervation. Appl Neurophysiol 50:319–323

Bertrand C (1988) Surgical management of torticollis and adult-onset dystonia with emphasis on selective denervation. In: Schmidek H, Sweet W (eds) Operative neurosurgical techniques, 2nd edn. Grune & Stratton, Orlando, pp 1261–1269

Blackie JD, Lees AJ (1990) Botulinum toxin treatment in spasmodic torticollis. J Neurology Neurosurg Psychiatry 53:640–643

Brudny J, Grynbaum BB, Korein J (1974) Spasmodic torticollis: treatment by feedback display of the EMG. Arch Phys Med Rehabil 55:403–408

Ceballos-Baumann AO, Konstanzer A, Dengler R, Conrad B (1990) Lokale Injektionen von Botulinum-Toxin A bei zervikaler Dystonie: Verlaufsbeobachtungen an 45 Patienten. Akt Neurol 17:139–145

Fabinyi G, Dutton J (1980) The surgical treatment of spasmodic torticollis. Aust NZ J Surg 50:155–157

Freckmann N, Hagenah R, Hermann HD, Müller D (1981) Treatment of neurogenic torticollis by microvascular lysis of the accessory nerve roots. Indication, technique and first results. Acta Neurochir (Wien) 59:167–175

Freckmann N, Hagenah R, Herrmann HD, Müller D (1986) Bilateral microsurgical lysis of the spinal accessory nerve roots for treatment of spasmodic torticollis. Acta Neurochir (Wien) 83:47–53

Friedmann H, Fahn S (1986) Spontaneous remissions in spasmodic torticollis. Neurology 36:398–400

Hagenah R, Habich C, Müller D (1983a) Die Wirksamkeit allgemeiner, nicht invasiver Therapie bei Torticollis spasmodicus. Psycho 9:315–316

Hagenah R, Habich C, Müller D (1983b) Medikamentöse Therapie des Torticollis spasmodicus. Psycho 9:319–320

Hagenah R, Habich C, Müller D, Freckmann N (1983c) Subjektive Beurteilung der Wirkung operativer Therapieverfahren beim Torticollis spasmodicus. Psycho 9:320–321

Janetta PJ (1967) Arterial compression of the trigeminal nerve at the pons in patients with trigeminal neuralgia. J Neurosurg 26:159–162

Janetta PJ (1986) Microvascular decompression for hemifacial spasm. In: May M (ed) The facial nerve. Thieme, Stuttgart, New York

Jankowic J, Schwartz K, Donovan DT (1990) Botulinum toxin treatment of crominal-cervical dystonias and hemifacial spasm. J Neurol Neurosurg Psychiatry 53:633–639

Jayne D, Lees AJ, Stern GM (1984) Remission in spasmodic torticollis. J Neurol Neurosurg Psychiatry 47:1236–1237

Korein J, Liebermann A, Kupersmith M, Levidow L (1981) Effect of L-glutamine and isoniazid on torticollis and segmental dystonia. Ann Neurol 10:247–250

Lal S, Young SN, Kiely ME, Hoyte K, Baxter DW, Sourkes TL (1981) Effekt of L-tryptophan on spasmodic torticollis. Can J Neurol Sci 8:305–308

Lang AE, Sheehy MP, Marsden CD (1982) Anticholinergics in adult onset focal dystonia. Can J Neurol Sci 9:313–319

Lee MC (1984) Spasmodic torticollis and other idiopathic torsion dystonias. Medical management. Postgrad Med 75:139–141

Mc Kenzie KG (1924) Intrameningeal division of the spinal accessory and roots of the upper cervical nerves for the treatment of spasmodic torticollis. Surg Gynec Obstet 39:5–10

Meige H, Feindel E (1902) Les tics et leur traitment. Masson, Paris

Netter HF (1987) Nervensystem I. Thieme, Stuttgart, New York

Nix WA, Vogt T (1991) Botulinustoxin in der Behandlung fokaler Dystonien. Nervenheilkunde 10:172–175

Peterson E (1982) Ziele und Kontraindikationen bei der Hippotherapie mit Multiple-Sklerose-Patienten. In: 4. Internat. Kongreß Therapeutisches Reiten, hg. Kuratorium f. Therap. Reiten, Dillenburg, S 218–221

Peterson E (1983) Telemetrische EMG-Befunde in der Rehabilitation des Torticollis spasmodicus. Psycho 9:310–312

Peterson E (1985) Ein neues Konzept der krankengymnastischen Behandlung extrapyramidal-motorischer Bewegungsstörungen am Beispiel des Torticollis spasmodicus. Krankengymnast 37:827–844

Peterson E (1991) Hippotherapie bei extrapryamidal-motorischen Bewegungsstörungen. Krankengymnastik (KG) 43:1252–1256

Podivinsky F (1968) Torticollis. In: Vinken PJ, Bruyn GW (eds) Handbook of clinical neurology, vol 6. North Holland, Amsterdam, pp 567–570

Richter HP, Braun V (1990) Operative Therapie des Torticollis spasmodicus. Fortschr Med 108:589–592

Sandyk R (1984) Benefecial effect of sodium valproate and baclofen in spasmodic torticollis. A case report. S Afr Med J 65:62–63

Wartenberg R (1954) Das extrapyramidale System. In: Neurologische Untersuchungsmethoden in der Sprechstunde. Thieme, Stuttgart, New York, S 137–152

Xinkang C (1981) Selective resection and denervation of cervical muscles in the treatment of spasmodic torticollis, results in 60 cases. Neurosurgery 8:680–688

Yee WC (1987) Mechanisms of postsynaptic plasticity: remodeling of the junctional acetylcholine receptor cluster induced by motor nerve terminal outgrowth. J Neurosci 7:2019–2024

Kontroverse Beiträge

Gibt es einen zervikogenen Schwindel?

M. Hülse

Unter zervikogenem Schwindel wird ein Schwindel verstanden, der durch funktionelle Störungen im Bereich der oberen HWS hervorgerufen wird. Davon abzugrenzen ist eine Schwindelsymptomatik, die im Rahmen einer vertebrobasilären Insuffizienz (VBI) zu sehen ist. Unter VBI versteht man flüchtige Herdsymptome, die durch eine vorübergehende Mangelversorgung von Hirnarealen zustandekommen, die dem Versorgungsgebiet der Aa. vertebrales bzw. der A. basilaris zugehören. Es umfaßt das Kleinhirn, den Hirnstamm und die Okzipitallappen sowie basale Anteile der Temporallappen. Es bestehen fließende Übergänge zu leichten Hirnstamminfarkten (Neundörfer). Die kontroverse Diskussion über den zervikogenen Schwindel betrifft nicht die Symptomatik bei der VBI, wenn diese auch viel seltener zu beobachten ist als früher angenommen wurde, sondern vielmehr die Schwindelbeschwerden, die durch Störungen der somatosensiblen Afferenzen aus dem Kopfgelenksbereich ausgelöst werden.

Daß funktionelle Störungen im Kopfgelenksbereich zu Schwindelbeschwerden und Gleichgewichtsstörungen führen können, wird von manualtherapeutischer Seite (u.a. Gutmann u. Biedermann 1984; Lewit 1987; Wolff 1988; Zenner 1987) behauptet, aber auch von hals-nasen-ohrenärztlicher Seite postuliert (so von Decher 1969; Hülse 1983, 1990, 1991; Jongkees 1969; Liedgren u. Ödquist 1979; Oosterveld et al. 1991; Scherer 1985; Scholtz et al. 1988; Seifert 1987, 1990; Terrahe 1985). Ein wesentliches Argument für die tatsächliche Existenz des zervikogenen Schwindels sind die reproduzierbaren und teils verblüffenden Ergebnisse der Manualtherapie. Die manuelle Medizin kann aber nur nach einer speziellen Ausbildung erfolgreich eingesetzt werden, so daß viele kritische Stimmen, die nicht an eine funktionelle Kopfgelenksstörung als Ursache von Schwindelbeschwerden glauben, nicht über eigene therapeutische Erfahrungen verfügen. Es muß bei kritischer Betrachtungsweise aber zugegeben werden, daß das Verschwinden eines Schwindels nach Manualtherapie einer funktionellen Störung im Kopfgelenksbereich kein wissenschaftlicher Beweis für den zervikogenen Schwindel darstellt. Die Frage, ob der chirotherapeutische Eingriff nicht ein psychotherapeutischer Eingriff war, wird besonders aktuell, wenn von Brandt u. Büchele (1983) annähernd 40% aller Schwindelbeschwerden in den psychogenen Bereich verlagert werden. Diese Zahl ist nach dem Patientengut in unserer otoneurologischen Ambulanz nicht nachvollziehbar, besonders da ambulante Patienten mit nicht eindeutigen Schwindelbeschwerden und alle stationären Patienten mit Schwindel durch einen Neurologen untersucht werden. Dies bedeutet zusammenfassend aber bestimmt nicht, daß bei allen Patienten, die keinen „otogenen Schwindel“ haben und die

B. Kügelgen (Hrsg.)
Neuroorthopädie 5

einen „unauffälligen" neurologischen Befund haben, ein zervikogener Schwindel unterstellt wird. Die Diagnose „zervikogener Schwindel" ist nicht mehr eine Ausschlußdiagnose (wie z. B. Hörsturz oder Neuronopathia vestibularis) oder eine Diagnose, die nach Manualtherapie ex juvantibus gestellt wird.

Zahlreiche elektrophysiologische, neuroanatomische und klinische Arbeiten aus neuerer Zeit kristallisieren immer schärfer ein Krankheitsbild heraus, dem auch der zervikogene Schwindel zugeordnet werden muß.

Halsmuskeln, insbesondere die kürzeren, gelenknahen, sind ungewöhnlich reich an Muskel- und Sehnenspindeln, Lamellenkörperchen und anderen Rezeptortypen (Dutia 1991). Es wird heute eher angenommen, daß die für die Raumorientierung wichtigen Informationen über die Kopf-zu-Rumpfpositionen hauptsächlich von diesen muskulären Rezeptoren stammen und weniger von den Rezeptoren (v. a. Lamellenkörperchen) in den Kapseln und Bändern der Halswirbelgelenke (Proske et al. 1988).

Die Projektionsgebiete dieser Halsmuskelafferenzen wurden zunächst elektrophysiologisch untersucht, so u. a. von Brodal et al. (1967), ten Bruggencate et al. (1975), Fredrickson et al. (1965), Hikosaka u. Maeda (1973), Liedgren u. Ödquist (1979), Thoden et al. (1983). Neuroanatomischerseits konnten die Projektionsgebiete mit der Meerrettichperoxidase verfolgt werden (Neuhuber u. Bankoul 1990; Neuhuber et al. 1992). Dickkalibrige, insbesondere Ia-Spindelafferenzen, treten über die Hinterwurzeln ein und führen ihre Kollateralen vor allem zum Nucleus cervicalis centralis neben dem Zentralkanal der Segmente C1–4 (Zenker 1988) sowie zum zugehörigen Vorderhorn. Dieser Nucleus cervicalis centralis sammelt Afferenzen aus allen Halsmuskeln und stellt eine Verbindung zum Zerebellum und zu den Vestibulariskernen her. Ein Hauptteil der dickkalibrigen Fasern steigt im Hinterstrang des Rückenmarks auf und strahlt vor allem in den Nucleus cuneatus externus ein (Fitz-Ritson 1985). Von hier sind vor allem Projektionen zum Kleinhirn möglich, aber auch thalamische Verbindungen sind nachgewiesen (Zenker 1988). Die Arbeiten von Neuhuber u. Bankoul (1992) lassen erkennen, daß die Afferenzen aus den Nackenmuskeln über den Nucleus cuneatus externus über den descendierenden bis weit in den medialen Vestibulariskern reichen. Aber auch direkte Verbindungen aus den Halssegmenten C2–4 zu den Vestibulariskernen wurden von Neuhuber u. Zenker (1989) nachgewiesen. Zenker (1988) weist darauf hin, daß die extrem stark mit Muskelspindeln versehenen Nackenmuskel vorwiegend zu solchen Zentren in Gehirn und Rückenmark (Nucleus cervicalis centralis, Nucleus cuneatus externus und Vestibulariskerne) projizieren, die für die Koordination und das Gleichgewicht von besonderer Bedeutung sind (Abb. 1, 2).

Die Koordination von Kopf-, Augen- und Körpermotorik erfordert eine „Verrechnung" labyrinthärer, visueller und propriozeptiver Impulse, die vor allem im Verstibulariskerngebiet erfolgt. Die Arbeiten von Liedgren u. Ödquist (1979), Büttner et al. (1978), Grüsser et al. (1989) und von Ödkvist et al. (1975) lassen darüber hinaus enge Verbindungen zwischen Vestibulariskerngebiet, Thalamus und Kortex erkennen. Ein Zusammenlaufen von Informationen von vestibulären Rezeptoren und von Propriorezeptoren aus dem Kopfgelenksbereich wurden im Thalamus wie auch im Kortexbereich nachgewiesen.

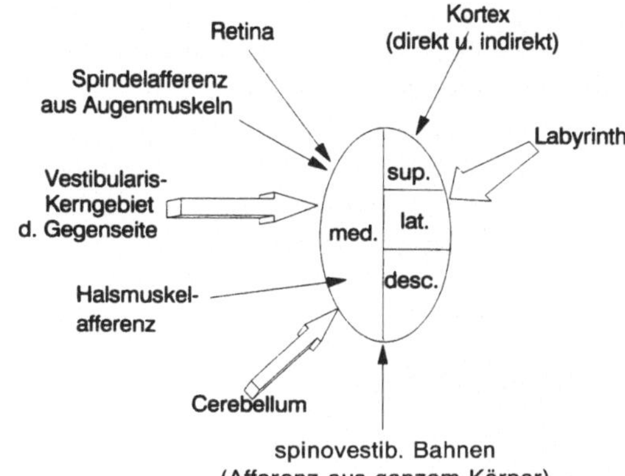

Abb. 1. Die wichtigsten afferenten Verbindungen der Vestibulariskerne

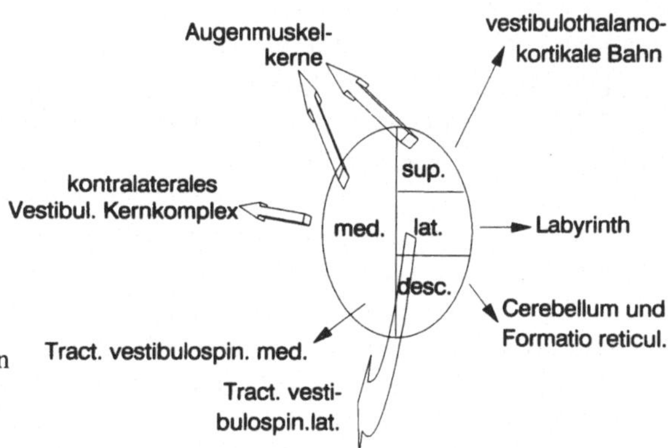

Abb. 2. Die wichtigsten efferenten Verbindungen der Vestibulariskerne

Die Komplexität des Gleichgewichtssystemes, wie es hier unter besonderer Berücksichtigung der Afferenzen aus dem Kopfgelenksbereich beschrieben wurde, erklärt die vielseitige, subjektive Störung, die als „Schwindel" vom Patienten geklagt wird. Schwindel wird definiert als die subjektive, kortikale Mißempfindung mit Verbindung zum limbischen System, die sich aus einem Mißverhältnis zwischen den Afferenzmustern der verschiedenen in die Gleichgewichtsregulation eingehenden Sinnessysteme einerseits und der sensorischen Erwartung andererseits ergibt.

In der Monographie von Hülse 1983 wurde die „zervikale Gleichgewichtsstörung" unter Heranziehung von 120 Patienten mit einer funktionellen Kopfgelenksstörung besprochen. Es war damals die erste zusammenfassende klinische Arbeit zu diesem Thema. Seither wurden die apparativen Untersuchungsmöglichkeiten deutlich verbessert, vor allem aber konnten die eigenen manualtherapeutischen Erfahrungen in Diagnostik und Therapie erheblich erweitert werden. Seit 1986 besteht eine otoneurologische Ambulanz an der hiesigen Klinik.

Grundlage die hier vorgelegten Arbeiten sind 259 Patienten, die zwischen 1986 und Dezember 1991 otoneurologisch untersucht wurden und bei denen ein „zervikogener Schwindel“ diagnostiziert wurde. Die weiteren Erfahrungen mit den zervikalen Schwindelbeschwerden ermöglichen eine präzisere Einordnung des Krankheitsbildes. Sie führten aber auch in einigen Bereichen zu einer anderen Beurteilung bestimmter objektiver und subjektiver Symptome, als bei der Beschreibung 1983 noch dargelegt wurde.

Untersuchungsgang

Bei jedem Patienten wurde nach einer ausführlichen Anamnese zunächst ein hals-nasen-ohrenärztlicher Inspektionsbefund mit Ohrmikroskopie erhoben. Es folgte die Untersuchung auf Blickrichtungs- und Spontannystagmus, anschließend die Untersuchung mit der Frenzel-Brille. Nach der Prüfung auf Kopfschüttelnystagmus wurde nach einem unter der Frenzel-Brille erkennbaren Zervikalnystagmus gefahndet. Regelmäßig durchgeführt wurde die de Kleijn-Probe. Anschließend sollte der Patient mit dem ihm bekannten Provokationsmanöver einen „subjektiven Schwindel“ auslösen. Nach der Untersuchung der vestibulospinalen Reaktionen (Romberg, Unterberger, Blindgang und Hautant), in einigen Fällen auch der Posturographie, folgte die manuelle, etagenweise Untersuchung der HWS unter besonderer Berücksichtigung der Kopfgelenke.

Mit der anschließenden Untersuchung auf dem Lagetisch einschließlich der Lagerung nach Hallpike wurde eine Cupulolithiasis ausgeschlossen. Die Cupulolithiasis darf sicher nicht mit einem HWS-Syndrom verwechselt werden, besonders da sie mit dem Lagerungsmanöver von Semont (Biboulet u. Uziel 1989; Häusler et al. 1989) so erfolgreich behandelt werden kann.

Erst nach diesen Voruntersuchungen folgte die apparative Untersuchung. Der kochleäre Befund wurde bei jedem Patienten mit der klassischen Hörprüfung, dem Hörschwellenaudiogramm und der Stapediusreflexaudiometrie erhoben. (Bei geklagten Hörbeschwerden wurden auch weitere Höruntersuchungen durchgeführt.) Für jeden Patienten liegt eine hirnstammaudiometrische Untersuchung zum Ausschluß eines Kleinhirnbrückenwinkelprozesses oder einer anderen zentralen Störung vor. Bei Verdacht auf enzephalitische Prozesse wurden auch die visuell evozierten Potentiale abgeleitet.

Die elektronystagmographische Untersuchung erfolgte mit dem vier-kanaligen Gerät „Pro“ der Fa. Tönnies. Abgeleitet wurde jeweils bitemporal horizontal und supra- und infraorbital über DC und AC-Ableitung. Nach einer 20°-Eichung wurde nach Spontannystagmus nach Lidschluß und bei Fixation gefahndet. Es folgte die Untersuchung des Blickrichtungsnystagmus (20° in die vier Richtungen), der langsamen Blickfolgebewegung und des optokinetischen Nystagmus (Projektion auf einen abgerundeten Schirm, 30°/s).

Die *Untersuchung auf Zervikalnystagmus* umfaßt drei Schritte:

1. Bei fixiertem Kopf Rotation des Untersuchungsstuhles um bis zu 80° (soweit die Rotation vom Patienten toleriert wird) innerhalb von 6–10 s und Beibehaltung dieser Stellung über 60 s. Danach erfolgt die Körperrotation zur Gegenseite innerhalb von 6–10 s und weiter mit konstanter Ableitung des ENGs über mindestens 60 s. Ohne das ENG anzuhalten erfolgt danach die Rückstellung des Stuhles in die Mittelstellung und weitere 30 s fortlaufende Nystagmusregistrierung. Recht häufig ist auch bei dieser Rückstellung ein Umschlag eines propriozeptiven Zervikalnystagmus über ca. 10–15 s zu beobachten.
2. Ohne Unterbrechung wird dann vom Patienten aktiv Kopfvor- und -rückneigung durchgeführt, wobei in der jeweiligen Stellung der Nystagmus über ca. 30–60 s aufgezeichnet wird.
3. Als letzter Schritt wird vom Patienten die Kopfseitneigung nach rechts und nach links durchgeführt. Die aktive Bewegung dauert in der Regel 4–6 s. Auch jetzt wird der Nystagmus über mindestens 30 s registriert.

Die rotatorische Prüfung wird mit einer Beschleunigung von 1,5°/s^2 bis zu einer Endgeschwindigkeit von 90°/s durchgeführt. Nach einem abrupten Abbremsvorgang wird der postrotatorische Nystagmus über mindestens 60 s aufgezeichnet und über Computer die Gesamtamplitude während 40 s errechnet. Zwischen beiden Drehprüfungen liegt eine Pause von 5 min.

Es folgt die kalorische Prüfung, bei der jedes Ohr mit 50 ccm 30° und 44° warmem Wasser innerhalb von 30 s gespült wird. Die ENG-Registrierung wird 120 s durchgeführt, die zusätzliche computermäßige Ermittlung der Gesamtamplitude erfolgt über 60 s. Gespült wird in der Reihenfolge warm rechts – warm links – kalt links – kalt rechts. Zwischen jeder Spülung wird eine Pause von mindestens 5 min eingehalten.

Werden während der Untersuchung subjektive Beschwerden geklagt, wird anschließend eine probatorische HWS-Behandlung durchgeführt, bei Beschwerdefreiheit am Untersuchungstag erfolgt die Weiterleitung des Patienten an einen „manualtherapeutisch versierten" Orthopäden. Nach Abschluß dessen Behandlung wird eine Nachuntersuchung der otoneurologischen Befunde empfohlen.

Ergebnisse

Alters- und Geschlechtsverteilung

Das Verhältnis männlich zu weiblich läßt mit 1:1,28 keine besondere Präponderanz erkennen. Auch die Altersverteilung des männlichen und weiblichen Patientengutes läßt keine verwertbaren Divergenzen beobachten (Abb. 3).

Die Altersverteilung hat ein breites Plateau zwischen dem 26. und 55. Lebensjahr. Wesentlich sind aber zwei Besonderheiten bei der Altersverteilung: Jünger als 20 Jahre waren nur 4 weibliche Patienten und älter als 65 Jahre waren ebenfalls nur 4 weibliche Patienten. Die letztere Gruppe ist am leichtesten zu erklären: einerseits

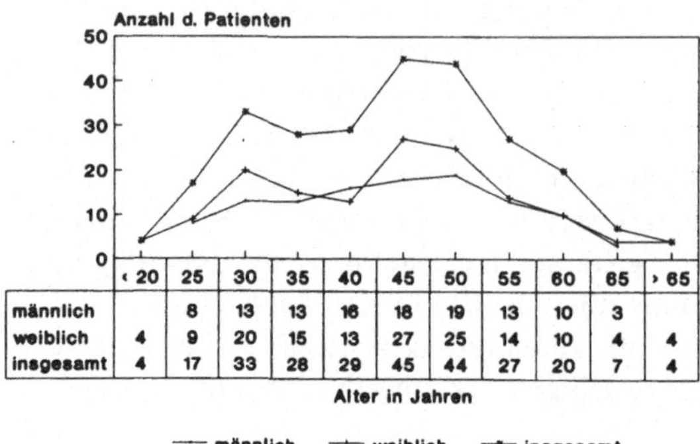

	< 20	25	30	35	40	45	50	55	60	65	> 65
männlich		8	13	13	16	18	19	13	10	3	
weiblich	4	9	20	15	13	27	25	14	10	4	4
insgesamt	4	17	33	28	29	45	44	27	20	7	4

Abb. 3. Die Alters- und Geschlechtsverteilung der Patienten

versteift die Wirbelsäule mit zunehmendem Alter, so daß ein funktionelles Defitzit immer seltener zu erwarten ist. Es ist aber nicht auszuschließen, daß die Altersveränderungen im ENG und bei der kochleären Symptomatik die Befunde des „zervikogenen“ Schwindels zunehmend überlagern, so daß zum jetzigen Zeitpunkt es noch nicht gewagt wird, die Diagnose einer funktionellen Kopfgelenksstörung mit all ihren therapeutischen Konsequenzen zu stellen.

Schwieriger ist zu erklären, daß kein Patient unter 17 Jahre unter einem zervikogenen Schwindel litt. Dieser Befund ist um so erstaunlicher, als Lewit (1987) bei einer größeren Untersuchung an Kindergarten- und Schulkindern aufzeigen konnte, daß bis zu 15 % der Schulkinder unter einer funktionellen Störung der HWS leiden. Häufiger Ausdruck einer solchen Störung ist der sog. Schulkopfschmerz von Gutmann (1968). Schwindelbeschwerden werden nicht geklagt, nicht selten werden aber motorische Ungeschicklichkeiten berichtet. Eine derartige Ungeschicklichkeit wird in der Regel als „gegeben“ hingenommen, ein Arzt nur in extremen Fällen konsultiert.

Subjektive Angaben zum Schwindel

Schwindelqualität

In nur 44 % wurde über Drehschwindel geklagt, in 56 % stand ein eher asystemischer Schwindel im Vordergrund. In den früheren Publikationen wurde davon ausgegangen, daß Drehschwindel eher im Vordergrund stehe (Hülse 1983). Erklärt wurde dies mit der neurophysiologischen Beobachtung, daß es sich bei den Propriorezeptoren im Kopfgelenksbereich vor allem um kinaesthetische Rezeptoren handele. Auch wurde die direkte Verbindung der Rezeptoren mit den Vestibulariskernen als nahezu alleinige Reflexbahn für den zervikalen Schwindel gesehen. Nicht berücksichtigt wurden 1983 die zahlreichen Verbindungen auch zum Zerebellum, der Formatio reticularis und zum Thalamus bis hinauf zur Kortex.

Die Untersuchungen von Neuhuber u. Bankoul (1992) weisen darauf hin, daß möglicherweise nicht allein die „positionskodierenden Propriorezeptoren" im engeren Sinne für die zervikale Gleichgewichtsstörung anzuschuldigen sind, sondern daß über eine „zerviko-vestibulo-zervikale Schleife" auch nichtkinaesthetische Rezeptoren direkt oder indirekt einen zervikogenen Schwindel auslösen können. Grundlage ist der Nachweis vestibulospinaler Bahnen zur Lamina III–V im zervikalen Hinterhorn (Bankoul u. Neuhuber 1992; Donevan et al. 1990). Hierher gelangen auch dünnkalibrige Afferenzen aus Muskeln, Gelenken und Dermatomen. Neuhuber u. Bankoul postulieren nun – analog zur Hemmung von Schmerzafferenzen auf spinalem Niveau –, daß bei Kopfbewegungen die Impulse schnell leitender I-Muskelafferenzen früher als jene der dünnen Fasern in den Vestibulariskernen eintreffen, so daß durch Aktivierung der deszendierenden Bahn zum Hinterhorn die Weiterleitung von Störsignalen beeinflußt wird. Spinovestibuläre nichtpropriozeptive Störsignale könnten so zu einer fehlerhaften Verrechnung mit vestibulären Impulsen führen, was nach Weiterleitung an den Kortex vom Patienten als Schwindel empfunden würde. Diese von Neuhuber u. Bankoul publizierten pathophysiologischen Überlegungen unterstreichen die Bedeutung der Nozizeptoren, auf die schon früher besonders Wolff (1983) hingewiesen hat.

Wird die zervikale Gleichgewichtsstörung aber nicht mehr nur als Störung der kinaesthetischen Propriorezeptoren im Kopfgelenksbereich gesehen, ist es zu verstehen, daß die „zervikogenen Schwindelbeschwerden" in über 56 % eher asystemisch vorgetragen werden (Tabelle 1).

Tabelle 1. Häufigkeit der verschiedenen, geklagten Schwindelempfindungen

Drehschwindel	115
Unsicherheit, Trunkenheit, Schwankschwindel, Taumeligkeit	114
Gehen auf Watte, Schwimmen, Schweben, Boden gibt nach, Liftgefühl	12
Abweichtendenz, Fallneigung	32
Benommenheit, Leere im Kopf, Schwabbern im Kopf, „dummes Gefühl"	20
Übelkeit, flaues Gefühl, Hitzewallung	24

Im Vordergrund stehen die Angaben über ein „Unsicherheitsgefühl", „Trunkenheitsgefühl", „Schwankschwindel" und „Taumeligkeit". In einigen Fällen kann auch nicht sicher entschieden werden, ob der Patient mit einem zervikogenen Kopfschmerz diesen als Schwindel angibt, da er sich durch die starken Hinterkopfschmerzen „verunsichert" fühlt.

Vor allem nach Unfällen ist nicht selten eine Änderung der Schwindelqualität zu beobachten: In 34 Fällen von den 115 Patienten mit Drehschwindelbeschwerden (=29,5 %) änderte sich im Laufe der ersten Wochen und Monate die Schwindelqualität: Der Drehschwindel verschwand, zurück blieb ein Unsicherheitsgefühl oder ein Schwankschwindel (Tabelle 2).

Die umgekehrte Entwicklung, daß sich ein Drehschwindel aus einem zunächst bestehenden „Schwebegefühl" entwickelte, fand sich nur einmal.

Tabelle 2. Änderungen der Schwindelempfindungen im gesamten Krankheitsverlauf

Drehschwindel	► Unsicherheit (14)
	► Schwankschwindel (10)
	► Trunkenheit (3)
	► Gleichgewichtsstörung (3)
	► Benommenheit (4)
Schweben	► Drehschwindel (1)

Dauer der Schwindelerkrankungen

So repräsentativ auch das hier vorgestellte Patientengut sein mag, so wenig kann dies für die gesamte Krankheitsdauer gelten. Viele Patienten kamen erst nach einer längeren Odyssee in unsere otoneurologische Ambulanz. So ist es nicht verwunderlich, wenn 45 % der Patienten seit über einem Jahr unter ihren Schwindelbeschwerden litten (Abb. 4).

Aus otologischer Sicht ist eine Dauer der Schwindelbeschwerden von über einem Jahr bei Patienten im Alter zwischen 30 und 50 Jahren kaum zu verstehen. Besonders in diesem Alter kann mit einer Wahrscheinlichkeit von über 90 % damit gerechnet werden, daß periphere Gleichgewichtsstörungen soweit zentral kompensiert werden, daß eine vollständige Beschwerdefreiheit eintritt. Dies gilt nicht für „zentrale Gleichgewichtsstörungen". In vielen Fällen war aber eine solche „zentrale Gleichgewichtsstörung" neurologischerseits ausgeschlossen worden. Bei den zervikogenen Schwindelbeschwerden muß angenommen werden, daß eine „Chronifizierung" der funktionellen Kopfgelenksstörung (Linder 1986) die Schwindelsymptomatik über Jahre unterhält.

Dauer der Schwindelattacke (Abb. 5)

Vergleichen wir die Dauer eines Drehschwindelanfalles mit der Dauer eines eher asystemischen Schwindels, so ist ein reziprokes Verhalten zu erkennen: Je länger der Schwindel anhält, desto eher handelt es sich um einen asystemischen Schwindel und desto weniger wird ein Drehschwindel geklagt. Ein über Stunden oder gar Tage anhaltender Drehschwindel ist nur bei einer Menière-Attacke, bei einem akuten Gleichgewichtsausfall oder einer VBI zu erwarten. In diesen Fällen wird auch regelmäßig ein schon mit unbewaffnetem Auge sichtbarer Spontannystagmus zu erkennen sein. Ganz anders aber bei dem zervikogenen Schwindel: Bei den Patienten, die über Stunden anhaltende Drehschwindelbeschwerden klagten, auch während der Untersuchung, war unter der Frenzel-Brille ein Spontannystagmus nicht erkennbar. Fragt man in diesen Fällen genauer nach, so handelt es sich auch nicht um eine „Drehempfindung" der Umgebung oder des eigenen Körpers, vielmehr wird „ein Drehen im Kopf" angegeben.

Angeschuldigte Ursache der Schwindelsymptomatik (Tabelle 3)

Die Frage, die sich automatisch mit der Frage nach dem Beginn der Erkrankung verbindet, ist die nach der vermuteten Ursache oder dem angeschuldigten Ereignis.

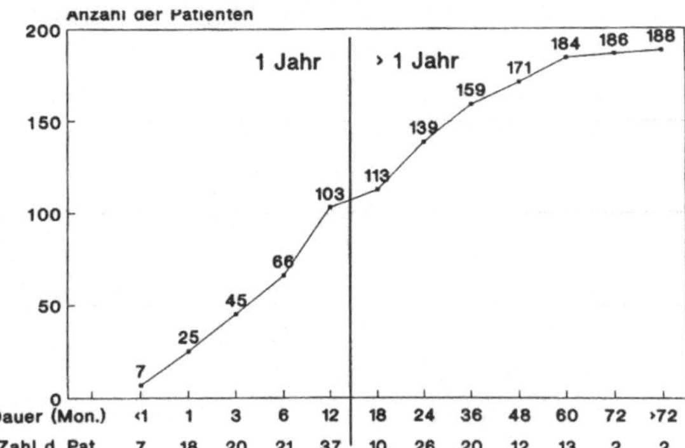

Abb. 4. Die gesamte Dauer der Erkrankung bis zum Untersuchungstermin

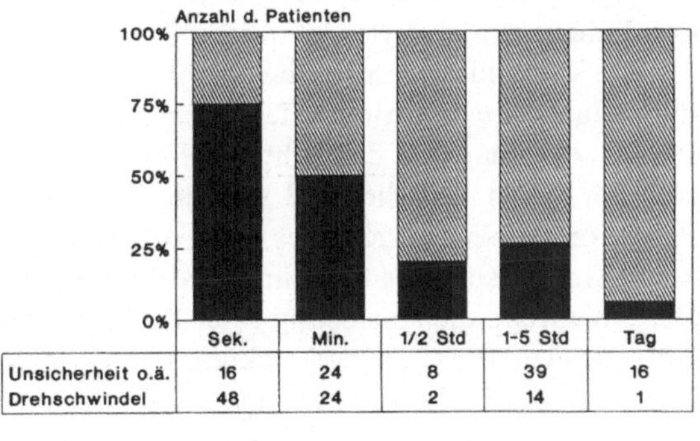

Abb. 5. Dauer der einzelnen Schwindelattacke: Vergleich zwischen Drehschwindel und eher asystemischem Schwindel

Tabelle 3. Häufigkeit der verschiedenen Ereignisse, die nach Meinung der Patienten das gesamte Krankheitsbild ausgelöst haben

Unfall	88	34%
Bekannte Wirbelsäulenerkrankung (HWS, LWS)	37	14,3%
Aus dem Schlaf heraus	20	7,7%
Manualtherapie	5	1,9%
Krankengymnastik	2	0,75%
Nierenkolik	1	0,39%
Geburt	1	
Op. Lipom im Nacken	1	
Leistenbruch-Operation	1	
Laserakupunktur	1	
Keine Angaben	102	39,4%
	259	100%

Die größte Patientengruppe (n = 102 ≈ 39,4 %) kann weder den exakten Zeitpunkt noch ein bestimmtes Ereignis angeben. Dieser hohe Prozentsatz ist deshalb von Bedeutung, als er demonstriert, daß bei einem Jugendlichen an ein Zervikalsyndrom nicht nur nach einem Unfall gedacht werden darf. Darüber hinaus läßt diese Zahl erkennen, daß nicht immer ein ‚desiderium rentis' eine chronische Schwindelsymptomatik erklärt. Selbst bei einer reinen Psychogenität wird häufiger, schon um das eigene Kausalitätsbedürfnis zu befriedigen, ein ursächliches Ereignis angeführt. Die Bedeutung der Anamnese als wesentlicher Schritt zur Diagnose ist unbestritten, die nicht möglichen Angaben über den Beginn der Beschwerden zeigen jedoch, daß es eine für den zervikogenen Schwindel pathognomonische Anamnese *nicht* gibt.

Eine Aufschlüsselung der Unfallereignisse, die zu einem zervikogenen Schwindel führen, wurde vermieden, da nicht nur die „klassischen" HWS-Traumen zu einer funktionellen Kopfgelenksstörung führen, sondern genauso banale Schädeltraumen eine Distorsion der HWS verursachen können.

Besonders von älteren Patienten (> 45 Jahre) wird berichtet, daß sie ‚seit Jahren' wegen LWS-Beschwerden in orthopädischer Behandlung seien.

Statistisch nicht signifikant, aber dennoch sehr bemerkenswert ist die Angabe in 5 Fällen, daß eine wegen anderer Beschwerden durchgeführte Manualtherapie erst die Schwindelbeschwerden auslöste. (Die häufigste Komplikation bei manualtherapeutischen Eingriffen stellt sicherlich der Schwindel dar (Dvořák u. Orelli 1982).) Zweimal trat der Schwindel erstmals während einer Krankengymnastik auf. Bei einem von diesen 2 war der Vorgang gut reproduzierbar. Durch feste Palpation des Wirbelgelenkes C2/3 rechts wurde ein unter der Frenzel-Brille erkennbarer Nystagmus nach links, verbunden mit subjektivem Schwindel, produziert. Während die Auslösung einer funktionellen Kopfgelenksstörung durch eine Intubationsnarkose (Überstreckung der HWS in relaxiertem Zustand) verständlich ist, ist der Pathomechanismus nach „Laserakupunktur" nicht klar erkennbar.

Befunde

Manualbefund

Von grundlegender diagnostischer Bedeutung ist der manuelle Untersuchungsbefund der HWS. Der Tastbefund läßt deutliche, dolente Myogelosen im Bereich der kurzen tiefen Kopfgelenksmuskulatur und auch eine Druckdolenz der Atlasquerfortsätze oder im Bereich der Gelenkfazetten C2/3 erkennen. Ein funktionelles Defizit der Gelenke C0/1, 1/2 und 2/3 muß abgeklärt werden. Ein zervikogener Schwindel ist ohne einen entsprechenden Manualbefund im Kopfgelenksbereich nicht zu diagnostizieren. Wie die besonders bei Kindern nachweisbaren HWS-Befunde erkennen lassen, muß aber ein funktionelles Defizit im Bereich der oberen HWS nicht automatisch einen zervikogenen Schwindel implizieren.

Objektive Gleichgewichtsbefunde

Spontannystagmus

Ein Spontannystagmus 1° oder unter der Frenzel-Brille war 16mal (in 6,2%) erkennbar. Er ist also relativ selten. Dies erklärt sich aus der Tatsache, daß der Patient zunächst immer eine HWS- und Kopfstellung einnimmt, mit der er störende Afferenzen (Schmerzen, Schwindel) minimieren kann.

Im Elektronystagmogramm war nach Lidschluß in 32,4% (n = 84) ein diskreter Spontannystagmus nachweisbar. In 8 Fällen, in denen ein streng einseitiger Kopfgelenksbefund vorlag und bei denen ein Spontannystagmus bestand, war der Nystagmus *zur Gegenseite* gerichtet. Fast rein einseitige Störungen im Kopfgelenksbereich sind jedoch sehr selten, so daß eine sichere Aussage nicht möglich ist (Tabelle 4).

Tabelle 4. Spontan- oder Provokationsnystagmen, mit oder ohne Frenzel-Brille erkennbar. Diese Angaben sind deshalb von Bedeutung, als nach anerkannter Lehrmeinung im Gegensatz zum Elektronystagmogramm ein mit bloßem Auge oder unter der Frenzel-Brille erkennbarer Nystagmus immer ein pathologisches Zeichen ist

	Pat.-Zahl	Prozent (259 = 100%)
Spontannystagmus (mit und ohne Frenzelbrille)	16	6,2
Spontannystagmus (nach Lidschluß im ENG)	84	32,4
Provokationsnystagmus (z. B. Kopfschüttelnystagmus)	47	18,2
Zervikalnystagmus (mind. 3 Nystagmusschläge unter Frenzel-Brille)	94	36,3

Kopfschüttelnystagmus

Ein Kopfschüttelnystagmus war in 47 Fällen (= 18,2%) unter der Frenzel-Brille erkennbar. Untersucht wird der Kopfschüttelnystagmus nach 10maligem Schütteln, bei nicht eindeutigen Befunden wird der Versuch wiederholt. Erst nach dieser Prüfung wird unter der Frenzel-Brille nach einem Zervikalnystagmus gefahndet. (Die abrupten, schnellen Kopfbewegungen scheinen einen Zervikalnystagmus zu faszilieren, weshalb der Kopfschüttelnystagmus vor dem CN untersucht wird.)

Zervikalnystagmus („CN") unter der Frenzel-Brille

Hierbei wird zunächst der Kopf mit den Händen fixiert und der Untersuchungsstuhl nach rechts und nach links gedreht. Anschließend wird bei geradem Oberkörper der Kopf nach vorne und nach hinten flektiert. Nach der Retroflexion wird auch die de Kleijn-Probe zum Ausschluß einer funktionellen A. vertebralis-Insuffizienz durchgeführt. Verdacht auf einen Zervikalnystagmus besteht dann, wenn unter der Frenzel-Brille mindestens 3 eindeutige Nystagmen beobachtet werden können. Einen positiven Befund konnten wir in 94 Fällen (= 36,3%) erheben.

[Diese Zahl entspricht der Beobachtung von Scholtz et al. (1988), der angibt, daß ein Zervikalnystagmus in „mehr als der Hälfte der Fälle“ unter der Frenzel-Brille nicht nachweisbar ist.] Abschließend wird der Patient aufgefordert, einen Schwindel zu provozieren. Auf die Untersuchung mit der Frenzel-Brille darf nicht verzichtet werden, da einerseits anerkannt wird, daß ein SPN und ein Provokationsnystagmus unter der Frenzel-Brille immer pathologisch ist (im Gegensatz zum ENG) und andererseits so erst eine Beurteilung des ENG möglich wird.

Untersuchung des Zervikalnystagmus mit elektronystagmographischer Kontrolle

Während lange Zeit ein propriozeptiver Zervikalnystagmus, abgesehen von einem beidseitigen Labryinthausfall, geleugnet wurde, ist das Pendel nun in die andere Richtung ausgeschlagen und ein Zervikalnystagmus wird auch bei gesunden Probanden regelmäßig beschrieben.

Die zervikalen Propriorezeptoren sind Proportional-/Differentialfühler, die in Abhängigkeit vom Adaptationsverhalten der Rezeptoren sowohl die Kopfstellung als auch die Geschwindigkeit der Kopfdrehung anzeigen (ten Bruggencate 1984). Üblicherweise wird der Zervikalnystagmus untersucht, indem die notwendigen Drehstuhlbewegungen sowie die Fixierung des Kopfes des Patienten manuell durchgeführt werden. Damit sind labormäßig reproduzierbare Testbedingungen nicht gegeben. Holtmann u. Reimann (1989) führen nun eine Fixierung des Kopfes mit einem „Kopffixiergestänge“ und einer zusätzlichem Oberkieferzahnfixierung durch. Erfolgte nun eine Rumpfdrehung mit einer Geschwindigkeit von 5°/s, so war bei den gesunden Probanden „fast immer“ (Holtmann u. Reimann 1989) ein Zervikalnystagmus zu registrieren. Ähnliche Angaben über das regelmäßige Auftreten eines CN beim Gesunden finden sich schon 1981 bei Doerr et al. Fast regelmäßig war auch ein sog. zervikaler Nachnystagmus zu beobachten, der *einige* Sekunden in den tonischen Halteteil der Untersuchung hineinreicht. Die Untersuchungen von Holtmann et al. (1988, 1989) betonen, daß subjektive Empfindungen, die Instruktionen an den Patienten bei der Untersuchung und die Rumpfdrehgeschwindigkeit das Untersuchungsergebnis wesentlich beeinflussen. [Bei den Untersuchungen von Scholtz et al. (1988) fand sich bei 55 gesunden Probanden 16mal ein „traditioneller Zervikalnystagmus.“] In ihrem Artikel schreiben Holtmann et al. (1989) abschließend: „Der Halsdrehtest wird sich nur dann als eine gültige klinische Untersuchungsmethode etablieren, wenn sich die zerviko-okulären Reizantworten Gesunder von denen Kranker unterscheiden und wenn die erhobenen Befunde reproduzierbar sind.“

Während in unserer Klinik bis 1983 noch streng den Empfehlungen von Moser et al. (1972) bei der Untersuchung des Zervikalnystagmus gefolgt wurde und die Beurteilung auch noch nach der Einteilung 1., 2. und 3. Grades erfolgte, hat sich der Untersuchungsgang in der Folgezeit deutlich gewandelt. Ein CN 1. und seltener auch 2. Grades auch bei HWS-Gesunden schränkt die Aussagekraft eines CN erheblich ein. Da die reine Körperrotation einen eher physiologischen CN erkennen läßt, wird bei manuell fixiertem Kopf der Stuhl innerhalb von 5–10 s soweit wie vom Patienten toleriert gedreht. In der Regel werden also 70–80° erreicht. Eine

Augenunruhe oder ein Nystagmus werden nicht gewertet. Diese Stellung wird mindestens 60 s, bei Auftreten eines Nystagmus bis zu 120 s, beibehalten. Der Nystagmus wird dann als echter „Zervikalnystagmus" gewertet, wenn er in mindestens 15 s mindestens 6 Schläge aufweist und eine Amplitude von $>2°$ pro Schlag besitzt (Abb. 6).

Damit wird verhindert, daß ein „zervikaler Nachnystagmus" (Holtmann u. Reimann 1989), der „nur wenige Sekunden anhält", als pathologisches Signum gewertet wird. Unter diesen Kriterien konnte bei gesunden, schwindelfreien Patienten ohne HWS-Befund *kein* „Zervikalnystagmus" registriert werden.

Die Untersuchungen von Dörr u. Thoden (1988), Holtmann u. Reimann (1989) und Thoden et al. (1983) heben hervor, daß ein Zervikalnystagmus wesentlich durch die subjektiven Empfindungen und Erwartungen verstärkt wird. Möglicherweise wird deshalb auch bei Patienten mit einer funktionellen Kopfgelenksstörung ein Zervikalnystagmus verstärkt, weil eine „endgradige" Bewegung in diesem Bereich zumindest in der Erwartung eines Schmerzes bewußt und „ängstlich" registriert wird. Aus Tabelle 5 geht hervor, daß auch bei Patienten mit einem zervikogenen Schwindel und einem nachgewiesenen funktionellen Defizit der Kopfgelenke in 27,8 % (n = 72) ein typischer Zervikalnystagmus zunächst nicht nachweisbar war. Dies ist verständlich, da eine reine Kopfrotation zwischen Atlas und Axis erfolgt, die Gelenke bei C0/1 und C2/3 aber erst bei Extremstellungen tangiert werden. Von der neurophysiologischen und neuroanatomischen Grundlagenforschung her ist aber bekannt, daß für die Gleichgewichtsfunktionen die Zervikalsegmente C1–C3, teilweise auch C4 relevant sind. Es darf also nicht auf die weiteren Untersuchung mit Kopfretroflexion und -anteflexion sowie Seitneigung nach rechts und links verzichtet werden.

Bei der Ante- und Retroflexion wird – wegen mangelnder Aussagekraft – nicht nur eine bei C0/1 ablaufende „Nickbewegung" durchgeführt, sondern der Patient wird aufgefordert, den Kopf möglichst weit nach hinten zu neigen oder nach vorn zu beugen. Damit erfolgt eine Bewegung in mehreren HWS-Gelenken. Diese Untersuchung berücksichtigt aber die Angabe der Patienten, daß Schwindelbeschwerden bei Kopfvorneigen (z. B. nach längerem, konzentriertem Lesen oder beim

Tabelle 5. Auflistung der verschiedenen Körper- oder Kopfstellungen, die zu einem Zervikalnystagmus geführt haben (n = 259 Patienten)

Provokation	Pat.-Zahl
Körperrotation: CN in beide Richtungen	187
Körperrotation: CN nur in eine Richtung	45
Kopfreklination	22
Kopfanteflexion	25
Kopfseitneigung	63

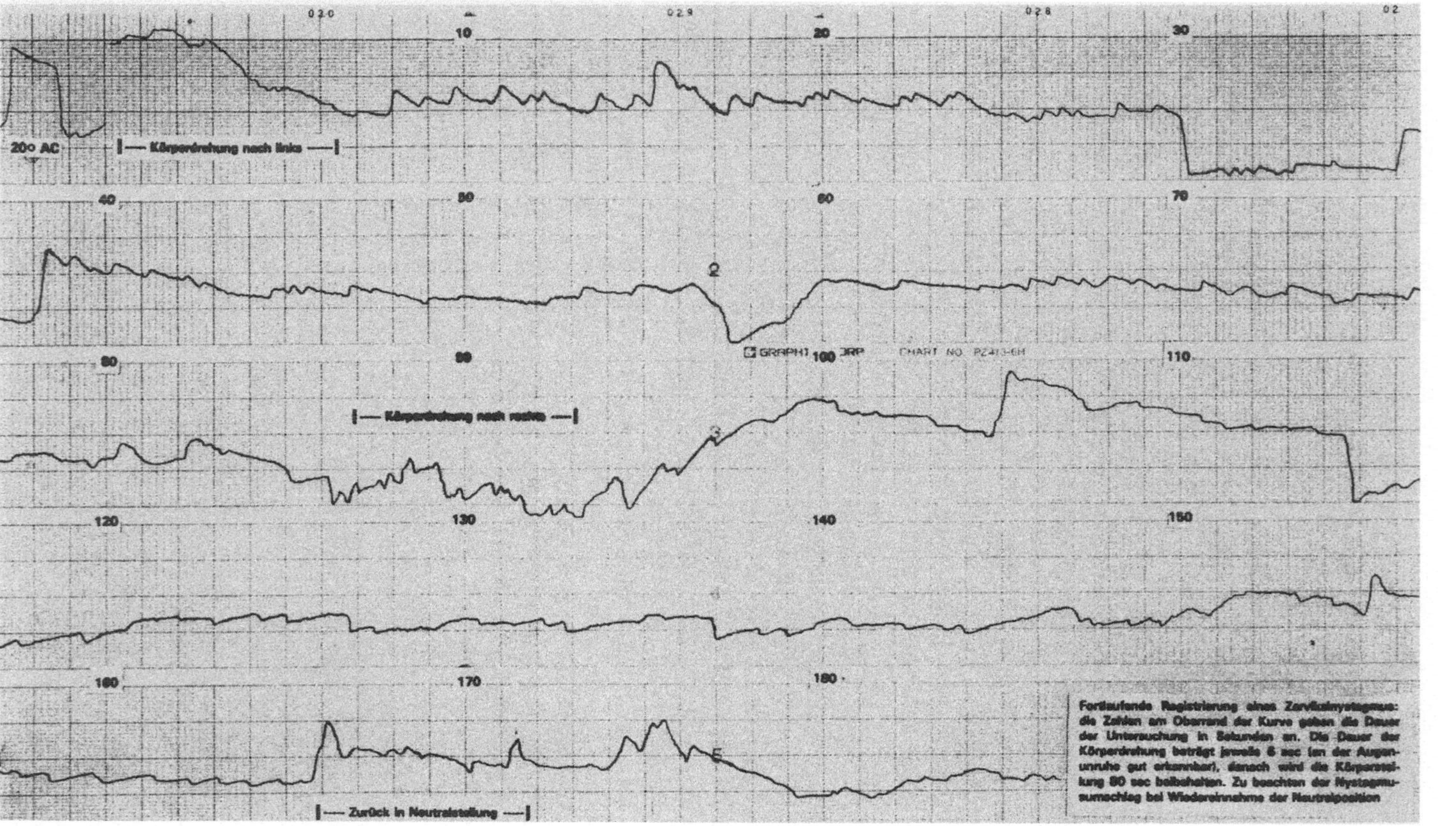

Abb. 6. Komplette Aufzeichnung eines Zervikalnystagmus, ausgelöst durch Körperrotation bei fixiertem Kopf. Nach der Körperdrehung nach links innerhalb von 6 s wurde ein CN über 80 s registriert. Ohne Unterbrechung wurde dann der Körper bei fixiertem Kopf in 6 s nach rechts gedreht und bei unveränderter Körperstellung der CN über 72 s registriert. Die nicht unterbrochene Kurvenaufzeichnung läßt erkennen, daß es sich nicht um einen „zervikalen Nachnystagmus" handelt

Treppe Hinuntersteigen) auftreten. Aus Tabelle 5 geht hervor, daß ein CN bei Kopfanteflexion häufiger und eher auftritt als bei der Retroflexion. Damit scheidet auch ein vaskulärer Faktor als Erklärung für diesen CN aus.

Wenn auch schon die Kopfanteflexion mehrere Etagen der HWS untersucht, fällt die „Kopfseitneigung" noch komplexer aus. Durch die Kopfseitneigung werden die Wirbelgelenke der gleichen Seite zusammengeführt und die der Gegenseite gedehnt. Gleichzeitig wird der Axis zur Gegenseite rotiert.

Diese komplexe Bewegung der HWS erklärt die Häufigkeit des provozierten CN bei der Seitneigung. Wird durch die Körperrotation ein CN nur nach einer Seite provoziert, erlaubt erst die Kopfseitneigung die Entscheidung, ob ein latenter Spontannystagmus lediglich aktiviert wurde oder ob doch ein Zervikalnystamus vorliegt.

Es ist durchaus bewußt, daß diese Untersuchung auf einen CN bei weitem nicht den labormäßigen Kriterien von Holtmann oder Thoden genügt. Grundlage ist jedoch die pragmatische Vorstellung, daß ein Patient unter den Bedingungen untersucht werden muß, unter denen er einen Schwindel provozieren kann. Mit dieser groben Untersuchungsmethode und den genannten Kriterien läuft man kaum Gefahr, einen physiologischen Nystagmus zu registrieren.

Daß der von uns beschriebene und registrierte CN tatsächlich von pathognomonischer Bedeutung für den „zervikogenen" Schwindel ist, ist daran zu erkennen, daß, wenn die subjektive Schwindelsymptomatik nach erfolgreicher Manualtherapie abgeklungen ist, ein CN nicht mehr nachweisbar ist.

Eine Normalisierung des Kopfgelenkbefundes, die mit einem Abklingen der subjektiven Schwindelbeschwerden einhergeht, dürfte kaum zum Verschwinden eines „physiologischen" Phänomens führen.

Unterstrichen wird dies nicht nur durch eigene Befunde, sondern auch durch die von Moser (1985) und Scholtz et al. (1988) publizierten Erfahrungen.

Der experimentelle Nystagmus

Die kalorische Vestibularisuntersuchung gibt uns einen Eindruck über die Funktion der peripheren Gleichgewichtsorgane. Gleichzeitig erhält man auch eine Aussage über einen latenten Spontannystagmus, ein pathologisches Richtungsüberwiegen der Nystagmusrichtung. Eine einseitige Unter- oder Unerregbarkeit gehört nicht zum Bild einer zervikalen Gleichgewichtsstörung.

Gleichwohl schließen sich beide Krankheitsbilder nicht aus, sie scheinen sich eher zu verstärken. Vergleichende Untersuchungen über die „zervikovestibuläre Interaktion" bei gesunden Personen und bei Patienten mit einer einseitigen Labyrinthstörung lassen erkennen, daß der Einfluß der zervikalen Afferenzen bei den Patienten wesentlich größer ist als bei den Ohrgesunden (Kobayashi et al. 1986). Dieses Problem tauchte erstmals anläßlich einer Begutachtung in unserer Klinik auf: Der Betroffene war 10 Jahre zuvor wegen eines Innenohrcholesteatoms labyrinthektomiert worden und blieb in regelmäßiger Kontrolle einer Uni-HNO-Klinik. Die anfänglichen Schwindelbeschwerden waren nach ¼ Jahr abgeklungen, so daß der Betroffene seine Tätigkeit als Vertreter wieder aufnehmen konnte. Er fuhr im Jahr ca. 100–120000 km. Nach einem Bagatelltrauma mit HWS-Beteiligung vor 2 Jahren trat nach jeder Kopfbewegung ein minutenlanges Unsicherheitsgefühl auf, so daß er nicht mehr selbständig ein Auto führen konnte. Die Untersuchung bei uns bestätigte den kompletten einseitigen Labryinthausfall, die rotatorische Prüfung ließ eine gute Kompensation erkennen. Die manuelle Untersuchung offenbarte eine funktionelle Kopfgelenksstörung, die durch einen deutlichen CN bestätigt wurde. Dieser Kasus läßt erkennen, daß eine funktionelle Kopfgelenksstörung zu einer Dekompensation eines kompensierten Gleichgewichtsausfalles führen kann. Tierexperimentell war dieses Phänomen bereits 1976 von Azzena et al. beschrieben worden. In unserem Patientengut finden sich 3 Patienten, die in der Klinik Jahre zuvor wegen einer Neuronopathia vestibularis behandelt und beschwerdefrei geworden waren. Jahre später nach einer funktionellen Kopfgelenksstörung traten erneut Schwindelbeschwerden in Form eines Unsicherheitsgefühles auf.

Bei 20 Patienten (= 7,7 %) fand sich eine einseitige, periphere Untererregbarkeit, deren Ursache nicht geklärt werden konnte. Auffälligerweise konnte nicht nur ein CN in beide Richtungen nachgewiesen werden, der CN war dem zu erwartenden „latenten Spontannystagmus" entgegengesetzt ausgeprägter als in die Richtung des Spontannystagmus. In 16 Fällen konnte durch eine Manualtherapie eine subjektive Schwindelsymptomatik zum Verschwinden gebracht werden, der kalorische Funktionszustand der Labyrinthe blieb jedoch unverändert.

Der gesamte experimentelle Nystagmus war in 65 Fällen (= 25,1 %), vor allem nach der Amplitude ausgewertet, sehr ausgeprägt, so daß von einer Hyperexzitabilität gesprochen werden muß (Albertus 1984). Eine solche Hyperexzitabilität wurde angenommen, wenn die Gesamtamplitude des kalorischen Nystagmus bei jeder der 4 Spülungen innerhalb der ersten 60 s 800° überstieg (nach Vergleichsuntersuchungen an einem gesunden Kollektiv erreichen nur 10 % der Probanden > 700° pro Spülung). Eine solche Hyperexzitabilität ist bei einer Häufigkeit von 25 % nur von statistischer Bedeutung. Sie kann aber dennoch als weiterer Hinweis auf eine zervikale Gleichgewichtsstörung gewertet werden.

Zusammenfassung

Nach dem großen Patientengut mit einem „zervikogenen Schwindel" kann an der Existenz eines Morbus sui generis nicht gezweifelt werden. Die vorgelegte Arbeit mit der großen Patientenzahl belegt, daß nicht „Einzelbeobachtungen überbewertet werden" (Hamann 1985). Die Diagnose ergibt sich aus der richtungsweisenden Anamnese, dem typischen Manualbefund der oberen HWS und dem Nachweis eines Zervikalnystagmus, wie er in der oben beschriebenen Weise aufgezeichnet werden muß. Die Therapie der Wahl ist die gezielte Manualtherapie der HWS. Ist noch nicht eine Chronifizierung der funktionellen HWS-Störung eingetreten, kann der zervikogene Schwindel innerhalb von Minuten bis Tagen zum Abklingen gebracht werden. Berichte von Moser (1985), Hülse (1991) und Scholtz et al. (1988) lassen erkennen, daß die Besserung der subjektiven Symptomatik mit einem

Verschwinden des Zervikalnystagmus einhergehen kann. Dieses Verschwinden des Zervikalnystagmus belegt eindeutig die pathognomonische Bedeutung des CN für den zervikogenen Schwindel. Ein „physiologischer Zervikalnystagmus" (Holtmann u. Reimann 1989) wird kaum durch einen manualtherapeutischen Eingriff zum Abklingen zu bringen sein.

Die manuelle Untersuchung der oberen HWS sollte aber auch bei Patienten mit einer otogenen Gleichgewichtssymptomatik nicht unterlassen werden. Es soll hier nicht auf die in einigen Publikationen angeführte Vermutung (die nicht geteilt wird) eingegangen werden, daß z. B. eine Menière-Erkrankung oder eine Neuronopathia vestibularis zervikaler Genese sein kann.

Der oben angeführte Gutachtenpatient mit Zustand nach Labyrinthektomie wie auch die Patienten mit Neuronopathia vestibularis lassen jedoch erkennen, daß eine funktionelle Kopfgelenksstörung die zentrale Kompensation eines Gleichgewichtsausfalles verzögern kann oder aber auch eine Teil-Dekompensation verursacht. In diesen Fällen kann eine gezielte Manualtherapie zur Beschwerdeminderung beitragen.

Literatur

Albertus S (1984) Cervical vertebral problems as a cause of variations in the nystagmographic R-factor. Acta Otolaryng (Stockh) 97:27–32

Azzena G, Mameli O, Tolu E (1976) Vestibular nuclei of hemilabyrinthectomized guinea pigs during decompensation. Arch Ital Biol 114:389–398

Bankoul S, Neuhuber WL (1992) A direct projection from the medial vestibular nucleus to the cervical spinal dorsal horn of the rat as demonstrated by anterograde and retrograde tracing. Anat Embryol 185:77–85

Biboulet R, Uziel A (1989) Le vertige positionel paroxytique bénigne. Les Cahiers d'ORL 24:581–596

Biesinger E (1987) Diagnostik und Therapie des vertebragenen Schwindels. Laryng Rhinol Otol 66:32–36

Boenninghaus HG, Mayer B (1985) Zervikalnystagmus nach Kopfgelenksverletzung. Laryng Rhinol Otol 64:446–447

Boyle R, Pompeiano O (1980) Response characteristics of cerebellar interpositus and intermediate cortex neurons to sinusoidal stimulation of neck and labyrinth receptors. Neuroscience 5:357–368

Brandt Th, Büchele W (1983) Augenbewegungsstörungen. Fischer, Stuttgart

Brodal A (1967) Anatomical organisation of cerebello-vestibulo-spinal pathways. Ciba Foundation, London

Büttner U, Büttner JA, Henn V (1978) The vestibular thalamus; neurophysiological and anatomical studies in the monkey. In: Hood JD (ed) Vestibular mechanisms in health and neck disease. Academic Press, London, pp 80–113

Decher H (1969) Die zervikalen Syndrome in der Hals-Nasen-Ohren-Heilkunde. Thieme, Stuttgart

Doerr M, Leopold HC, Thoden U (1981) Vestibulo-ocular-reflex, cervico-ocular-reflex and its interaction in active head movements. Arch Psychiatr Nervenkr 230:117–127

Doerr M, Thoden U (1988) Zervikal ausgelöste Augenbewegungen. In: Wolff HD (Hrsg) Die Sonderstellung des Kopfgelenkes. Springer, Berlin Heidelberg New York Tokyo, S 83

Doerr M, Schmitt HJ, Thoden U, Köster W (1991) Tonic cervical stimulation: Does it influence eye position and eye movements in man? Acta Otolaryngol (Stockh) 111:2–9

Donevan AH, Neuber-Hess M, Rose PK (1990) Multiplicity of vestibulospinal projections to the upper cervical spine cord of the cat. J Comp Neurol 302:1–14
Dutia MB (1991) The muscles and joints of the neck: their specialisation and role in head movement. Progr Neurobiol 37:165–178
Dvořák J, Orelli F v (1982) Das Verhältnis der Komplikationen zu durchgeführten Manipulationen in der Schweiz. Schweiz Rundschau Med Prax 71:64–69
Fitz-Ritson D (1985) The direct connections of the C2 dorsal root ganglia in the Macaca irus monkey. J Manipulative Physiol Ther 8:147–156
Fredrickson JM, Schwarz D, Kornhuber HH (1965) Convergence and interaction of vestibular and deep somatic afferents upon neurons in the vestibular nuclei of rat. Acta Otolaryngol (Stockh) 61:168–188
Grüsser O, Gulding W, Lefèbre Ch (1989) Cortical representation of head in space movement and some psychophysical considerations. 2nd Symposium on head movement control. 17.–20. Juli, Fontainebleau/France
Gutmann G (1968) Schulkopfschmerz und Kopfhaltung. Z Orthop 105:497–502
Gutmann F, Biedermann H (1984) Die Halswirbelsäule. In: Gutmann G (Hrsg) Funktionelle Pathologie und Klinik der HWS, Bd 1/2. Fischer, Stuttgart
Hamann KF (1985) Kritische Anmerkungen zum sog. zervikogenen Schwindel. Laryng Rhinol Otol 64:156–157
Häusler R, Pampurik J (1989) Die chirurgische und die physiotherapeutische Behandlung des benignen paroxysmalen Lagerungsschwindels. Laryng Rhino Otol 68:342–346
Hikosaka O, Maeda M (1973) Cervical effects on abducens motoneurons and their interaction with vestibulo-ocular reflex. Exp Brain Res 18:512–530
Holtmann S, Reimann V (1989) Zervikale Afferenzen und ihre Einbindung in die Gleichgewichtsregulation. Laryng Rhino-Otol 68:72–77
Holtmann S, Reimann V, Beinert U (1988) Quantifizierung der Reizparameter beim Halsdrehtest. Laryng Rhinol Otol 68:460–464
Hülse M (1983) Die zervikalen Gleichgewichtsstörungen. Springer, Berlin Heidelberg New York
Hülse M (1990) Nicht gleich auf „Zervikalsyndrom“ tippen. Therapiewoche 40:1924–1929
Hülse M (1991) The cervical dysequilibrium. In: Haid CT (ed) Vestibular diagnosis and neurootosurgical management of the skull base. Demeter, Gräfelfing
Jongkees LBW (1969) Cervical vertigo. Laryngoscope 79:1473–1479
Kobayashi Y, Yagi T, Kamio T (1986) Cervico-vestibular interaction in eye movements. Auris Nasus Larynx 13 (Suppl 2):87–95
Lewit K (1987) Manuelle Medizin, 5. Aufl. Urban & Schwarzenberg, München
Liedgren Ch, Ölquist L (1979) The morphological and physiological basis for vertigo of cervical origin. Proc Neuroequilibrium Soc 567–587
Linder H (1986) Zur Chronifizierung posttraumatischer Zustände der Halswirbelsäule und der Kopfgelenke. Manuelle Med 24:77–80
Moser M (1985) Objektivierung von HWS-Schwindel durch Zervikalnystagmus. Arch Ohr-, Nasen-Kehlkopfheilkd. Suppl II:124–125
Moser M, Conraux C, Greiner GF (1972) Der Nystagmus zervikalen Ursprungs und seine statistische Bewertung. Monatsschr Ohrenheilk 106:259–273
Neuhuber WL, Bankoul S (1992) Der „Halsteil“ des Gleichgewichtsapparats – Verbindung zervikaler Rezeptoren zu Vestibulariskernen. Manuelle Medizin 30:35–39
Neuhuber WL, Zenker W (1989) The central distribution of cervical primary afferents in the rat, with emphasis on proprioceptive projections to vestibular, perihypoglossal and upper thoracic spinal nuclei. J Comp Neurol 280:231–253
Neuhuber WL, Zenker W, Bankoul S (1990) Central projections of cervical primary afferents in the rat. In: Zenker W, Neuhuber WL (eds) The primary afferent neuron. Plenum, New York, pp 173–188
Ödkvist LM, Liedgren SRC, Larsby B, Jerlvall L (1975) Vestibular and somatosensory inflow to the vestibular projection area in the postcruciate dimple region of the cat cerebral cortex. Exp Brain Res 22:185–191

Oosterveld WJ, Kortschot HW, Kingma GG, de Jong HAA, Saatci MR (1991) Electronystagmographic findings following cervical whiplash injuries. In: Haid CT (ed) Vestibular diagnosis and neurootosurgical management of the skull base. Demeter, Gräfelfing

Proske U, Schaible HG, Schmidt RF (1988) Joint receptors and kinaesthesia. Exp Brain Res 72:219–224

Scherer H (1985) Halsbedingter Schwindel. Arch Otorhinolaryngol Suppl II:107–123

Scholtz JH, Buchmann J, Sievert U (1988) Erweiterte Fahndung nach Zervikalnystagmus. HNO Prax 13:3–8

Seifert K (1987) Peripher-vestibulärer Schwindel und funktionelle Kopfgelenksstörung. HNO 35:363–371

Seifert K (1990) Zur Differentialdiagnose und Therapie des vertebragenen Schwindels. Laryng Rhino Otol 69:394–397

ten Bruggencate GT, Taichmann R, Weller E (1975) Neuronal activity in the lateral vestibular nucleus of the cat. Pflügers Arch 360:302–305

ten Bruggencate GT (1984) Medizinische Neurophysiologie. Thieme, Stuttgart

Terrahe K (1985) Das zervikokraniale Syndrom in der Praxis des HNO-Arztes. Laryngol Rhinol Otol 64:292–299

Thoden U, Doerr M, Leopold HC (1983) Motion perception of head or trunk modulates cervicoocular reflex. Acta Otolaryng (Stockh) 96:9–14

Wolff HD (1983) Neurophysiologische Aspekte der manuellen Medizin. Springer, Berlin Heidelberg New York

Wolff HD (1988) Die Sonderstellung des Kopfgelenkbereiches. Springer, Berlin Heidelberg New York Tokyo

Zenker W (1988) Anatomische Überlegungen zum Thema Nackenschmerz. Schweiz Rundschau Med (Praxis) 77:333–339

Zenner P (1987) Die Schleuderverletzung der Halswirbelsäule und ihre Begutachtung. Springer, Berlin Heidelberg New York Tokyo

Gibt es einen zervikogenen Schwindel?

M. Doerr und U. Thoden

In der gesamten Literatur zum Thema wird in Analogie zum vestibulären Schwindel und Nystagmus überwiegend nach einem zervikalen Nystagmus gesucht und dabei die Beschreibung zervikaler Schwindelformen vernachlässigt.

Ein zervikogener Schwindel sollte allein durch Reizung zervikaler Strukturen auslösbar sein. Für jede Untersuchung zu diesem Thema ist also zu fordern, daß der Schwindel nur bei Drehung des Rumpfes unter dem im Raum feststehenden Kopf auftritt, und zwar als phasisches Phänomen während der Bewegung und/oder als tonisches nach einer solchen.

Hypothesen zur Genese eines zervikogenen Schwindels

Als mögliche Ursachen eines zervikogenen Schwindels wurden bis in die Gegenwart folgende Mechanismen diskutiert:

Auslösung durch Kompression einer Vertebralarterie

Bei Patienten mit klinischen Zeichen einer vertebrobasilären Insuffizienz soll ein Zervikalnystagmus *während* der Drehung zwischen Kopf und Rumpf wesentlich häufiger gefunden werden als bei Gesunden (Coll et al. 1982: 75 % von 60; Collard et al. 1967: 80 % von 125; Moser 1974: 77 % von 57; Norré et al. 1981: 78 % von 130). Dieser großen Zahl stehen wenige Beobachtungen eines *tonischen* Zervikalnystagmus bei einer bestimmten Stellung des Kopfes gegen den Rumpf gegenüber (Courtin et al. 1975; de Kleyn u. Versteegh 1922; Jongkees 1969; Sandström 1961).

Entgegen den Beobachtungen eines „*nystagmus* de privation vertebrobasilaire" von Causse et al. (1979) fanden Norré et al. (1981) und Norré u. Stevens (1987) bei 50 gesunden jungen Probanden während 5minütiger *Drehung* zwischen Kopf und Rumpf keinen Nystagmus. Auch von 130 Patienten mit der Verdachtsdiagnose vertebrobasiläre Insuffizienz zeigte nur einer einen verdächtigen Befund, obgleich bei dreien die Angiographie einen Vertebralisverschluß ergeben hatte.

Die Anatomie scheint ein Substrat für diesen Schwindel bei Kopfdrehung zu liefern: nämlich häufige Asymmetrien der Weite der Vertebralarterien (Stopford 1916) bis hin zu einseitigen Hypo- bzw. Aplasien (de Kleyn u. Nieuwenhuyse 1927 bei Leichen, George u. Laurian 1987 in vivo). Da andererseits *Reklination und*

B. Kügelgen (Hrsg.)
Neuroorthopädie 5

Drehung des Kopfes bei menschlichen Leichen zu einer Kompression der gegenseitigen A. vertebralis (de Kleyn u. Nieuwenhuyse 1927) im Bereich ihrer Atlasschlinge (Gerlach 1884) führt, wobei häufig schon $\leq 45°$ ausreichen, den Fluß zu drosseln und weitere 5–10° ihn zum Stillstand zu bringen (Toole u. Tucker 1960), verwundert es nicht, daß die oben beschriebene Kopfbewegung bei Hypoplasie der ipsilateralen A. vertebralis zu Durchblutungsstörungen im vertebrobasilären Gebiet führen kann (Rosengart et al. 1993).

Die auf den ersten Blick widersprüchlichen Ergebnisse anatomischer und klinischer Studien lassen sich sehr wohl in Einklang bringen. Nach allgemeiner klinischer Erfahrung kann *Reklination und Drehung* des Kopfes zu Schwindel (Jongkees 1969: „Rasierstuhlschwindel"), Durchblutungsstörungen und manifesten Insulten führen. Daß aber eine *Drehung alleine* zu solchen Problemen führt, ist sicher sehr selten (Rosengart et al. 1993) und den Autoren aus eigener Erfahrung nicht bekannt. Aufgrund der Funktion des Circulus arteriosus Willisii wäre eine solche Situation eigentlich auch nur bei multiplen Verschlüssen von Hirnbasisarterien denkbar, wenn praktisch die gesamte Versorgung von einer A. vertebralis abhinge. Der zur Diskussion stehende zervikogene Schwindel ist aber in aller Regel ein Phänomen bei jüngeren Leuten, häufig nach HWS-Distorsion, so daß eine vorbestehende Gefäßasymmetrie nicht als Ursache angenommen werden kann.

Selbst konnten wir 20 Patienten mit HWS-Verletzungen dopplersonographisch untersuchen, die unter anderem auch Schwindel angaben. In keinem Fall war bei maximaler Seitwärtsdrehung des Kopfes eine Änderung der Durchströmung der Vertebralarterien meßbar (s. S. 233).

Auslösung durch reflektorische Engstellung einer Vertebralarterie

Als Ursache von Nystagmus infolge einer Hirnstammdurchblutungsstörung bei Kopfdrehung wird auch eine Engstellung der Vertebralarterien infolge Reizung des die Vertebralarterien umgebenden Sympathikusgeflechts (= N. vertebralis) diskutiert. Dieses entspringt aus dem Ganglion stellatum und ist bis zu den oberen Kleinhirnarterien und den Aa. cerebri posteriores nachweisbar (Lang 1987). Bei degenerativen oder traumatischen HWS-Veränderungen könnte Kopfdrehung zu einer mechanischen Irritation dieses Nervengeflechts führen und damit eine reflektorische Engstellung der Vertebralarterien bewirken. Aufgrund der Ausdehnung dieses Nervengeflechts sind multiple vaskuläre Symptome vorstellbar, die Barré (1926) als „syndrome sympathique cervical postérieur" zusammenfaßte. Dazu gehören Nystagmus und Schwindel, okzipitale Kopfschmerzen, rasche Ermüdbarkeit, Ohrgeräusche und Sehstörungen. Auch Pfaltz u. Richter (1958: Patienten mit Zervikalsyndrom) sowie Sandström (1961: Patienten mit degenerativen HWS-Veränderungen) hielten aufgrund des beobachteten Beschwerdebildes diesen Mechanismus für eine mögliche Mitursache des bei Kopfdrehung auftretenden Nystagmus. Für diese Genese spräche auch, daß bei Patienten mit Zervikalsyndrom eine Stellatumblockade den durch Kopfdrehung ausgelösten Nystagmus und Schwindel häufig besserte (Savary et al. 1973). Auch die systemische Gabe von Pharmaka, die auf das sympathische Nervensystem wirken, beeinflußt Schwindel, vegetative

Symptome und Nackenschmerzen bei Verspannung der Nackenmuskulatur nach HWS-Schleudertrauma: β-Rezeptoren-stimulierende Substanzen, wie Isoproterenol, führen meist zu einer Zunahme der Beschwerden und der EMG-Aktivität der Nackenmuskulatur, während Propranolol, als β-Rezeptor-hemmende Substanz, zu einer Besserung der Beschwerden und einer Abnahme der EMG-Aktivität führt (Hinoki u. Niki 1975).

Auslösung durch Reizung zervikaler Propriozeptoren

Schon lange wird diskutiert, ob Reizung zervikaler Rezeptoren reflektorisch einen Nystagmus auslösen und bei Läsionen der oberen HWS zu Schwindel führen kann. Das „*obere HWS-Syndrom*" beinhaltet neben Schmerzen im Nacken und Hinterkopf oft auch eine subjektive Störung der Stabilisation im Raum mit Gangunsicherheit und ungerichtetem Schwindel.

Da Schwindel ein schlecht quantifizierbares Phänomen ist, wurde in Analogie zu vestibulären Phänomenen nach Augenbewegungen, die durch Bewegung in der oberen HWS ausgelöst werden, als objektivem Zeichen des Schwindels gesucht.

Solche Augenbewegungen beschrieb als erster Bárány (1906) beim Kaninchen und später bei menschlichen Neugeborenen (1918/19). Die Kombination von Nystagmus mit Schwindel und Ataxie beschrieb Biemond 1940 und 1961 nach einseitiger Durchtrennung der 2. und 3. Zervikalwurzel.

Die Propriozeptoren dieser „Halsreflexe auf Augen-, Hals- und Extremitätenmuskeln" wurden von McCouch et al. (1951) in den Gelenken der ersten drei zervikalen Segmente lokalisiert. Spätere Untersuchungen sprechen aber eher dafür, daß die tiefen Halsmuskeln mit ihrer enormen Dichte an Muskelspindeln Auslöser dieser Halsreflexe sind (Richmond u. Abrahams 1975, 1979).

Die erste Verrechnung der Information dieser Propriozeptoren über die Stellung zwischen Kopf und Rumpf mit der vestibulären Information (Kopf im Raum) findet in den Vestibulariskernen statt (Anastasopoulos u. Mergner 1982; Fredrickson et al. 1966; Kasper u. Thoden 1981; Rubin et al. 1975), wobei ein und dasselbe Neuron Position und Geschwindigkeit des zervikalen Reizes und Geschwindigkeit und Beschleunigung des vestibulären codieren kann. Weitere Konvergenz von vestibulären mit halspropriozeptiven Signalen findet sich in der Formatio reticularis (Kubin et al. 1981), den Augenmuskelkernen (Hikosaka u. Maeda 1973), in Teilen des Kleinhirns (Boyle u. Pompeiano 1980; Denoth et al. 1979) sowie in kortikalen vestibulären Projektionsfeldern (Becker et al. 1979; Mergner et al. 1985), welche gleichzeitig somatosensible Extremitätenafferenzen erhalten. Dies spricht dafür, daß auch in höheren Hirnzentren verschiedenartige somatosensible Signale mit zervikalen und vestibulären verrechnet werden, um die Kontrolle der Körperhaltung zu gewährleisten.

Befunde beim Menschen

Beim Menschen lassen sich Augenbewegungen und Schwindel bei Reizung zervikaler Rezeptoren in folgender Anordnung untersuchen: Der Proband sitzt mit verdeckten Augen auf einem Drehstuhl, der um eine zur Kopfdrehachse koaxiale Achse gedreht werden kann. Wird dabei der Kopf relativ zur Umgebung stabil gehalten, können zervikogene Phänomene analysiert werden (zervikookuläre Reaktion = COR). Wird der Kopf mit dem Rumpf mitbewegt, treten vestibuläre Reflexe auf (vestibulookulärer Reflex = VOR).

Eigene Untersuchungen wurden mit sinusförmigen (Amplitude: ± 20 bis $\pm 60°$; Reizfrequenz: 0,05 bis 0,2 Hz) bzw. trapezförmigen Bewegungen gemacht ($\pm 40°$ in 1 bzw. 4 s, Plateau: 10 s). Während bei sinusförmiger Bewegung die phasische Komponente analysiert wird, kann bei Trapezreizen während des Plateaus der Effekt eines rein tonischen Reizes untersucht werden. Alle Augenbewegungen wurden binokulär elektronystagmographisch in DC-Verstärkung registriert.

Effekte tonischer zervikaler Reizung

Während einer 10 s anhaltenden Kopfdrehung sind bei gesunden Probanden keine schnellen reizabhängigen Augenbewegungen zu beobachten. Eine nach Ende der Bewegung erreichte Bulbuswendung in der Orbita (entgegen der Rumpfbewegung) wird in etwa 50 % der Reize über 10 s beibehalten, während es bei den anderen zu einer Rückstellung unterschiedlichen Ausmaßes kommt (Doerr et al. 1991).

Eine andauernde Drehung des Kopfes gegen den Rumpf hat keinen Einfluß auf die Geschwindigkeit optisch ausgelöster Sakkaden (Gresty 1977) oder auf den horizontalen optokinetischen Nystagmus (Doerr et al. 1991).

Effekte sinusförmiger Reizung

Während der VOR bei wachen, gesunden Versuchspersonen aus langsamen Augendeviationen entgegen der Drehrichtung (kompensatorisch) und Rückstellsakkaden besteht, zeigt die COR zwar auch Sakkaden in Richtung der relativen Bewegung des Kopfes gegen den Rumpf, die langsame Komponente ist aber sehr unterschiedlich ausgeprägt und zeigt meist ebenfalls in Richtung der relativen Kopfbewegung (antikompensatorisch). Dabei ist die COR in hohem Maße variabel, so tritt sie z. B. bei langsamer Reizung häufiger auf als bei schneller, ist aber auch dann höchstens in der Hälfte aller Versuche auszulösen. In den übrigen Fällen treten keine reizabhängigen Augenbewegungen auf (Doerr et al. 1981). Als Ursache für diese hohe Variabilität kommen mehrere, im folgenden besprochene Faktoren in Betracht.

Mögliche Einflüsse auf die Ausprägung der COR

Vigilanz

Wie der vestibulookuläre Reflex ist auch die zervikookuläre Reaktion vigilanzabhängig. Bei Minderung der Vigilanz nimmt die Sakkadenaktivität des VOR ab und die langsamen Augenbewegungen werden deutlicher. Eine ähnliche Minderung der Sakkadenaktivität bei Zunahme langsamer pendelnder Augenbewegungen zeigte sich auch für die COR bei bisher nur wenigen untersuchten Probanden, wobei allerdings auch die langsame Augenbewegung, wie für die COR typisch, in Richtung der relativen Kopfbewegung weist, also antikompensatorisch ist.

Bewegungsperzeption

Die Ausprägung der COR hängt auch stark vom Bewegungseindruck ab. Die Probanden können bei dem oben beschriebenen Reiz (Drehung des Rumpfes gegen den im Raum fixierten Kopf) bei *niedriger Geschwindigkeit* drei verschiedene Bewegungseindrücke empfinden:
a) der Rumpf dreht sich gegen den fixierten Kopf (real),
b) Rumpf und Kopf bewegen sich gegeneinander (real und illusionär),
c) nur der Kopf bewegt sich (entgegen der tatsächlichen Rumpfbewegung), wobei der Rumpf als im Raum stillstehend empfunden wird (illusionär).

Bei *höherer Geschwindigkeit* wird fast nur noch die reale Rumpfbewegung wahrgenommen. Bei niedriger Geschwindigkeit können viele Versuchspersonen willentlich zwischen dem Eindruck einer Kopfbewegung bzw. einer Rumpfbewegung im Raum wechseln. An diesem Paradigma läßt sich zeigen, daß nicht allein die Reizgeschwindigkeit (s. oben), sondern auch der Bewegungseindruck Einfluß auf die Augenbewegung hat: Bei gleichen Reizparametern kommt es nämlich bei illusionärer Kopfbewegung (c) statistisch häufiger zu großen sakkadischen Augenbewegungen in Richtung der relativen Kopfbewegung als bei den anderen Bewegungsempfindungen. Da dieses Empfindungsverhalten nicht ständig konstant zu halten ist, könnte auch hierdurch die Varianz der COR miterklärt werden (Jürgens u. Mergner 1989; Mergner et al. 1983; Thoden et al. 1983).

Bedeutung der COR

Nach der obigen Darstellung ist die COR kein Reflex, bei dem Reiz und Reizerfolg in einem eindeutig definierten Verhältnis zueinander stehen. Vielmehr ist für die COR die hohe Variabilität in unterschiedlichen Untersuchungssituationen charakteristisch. Die COR ist durch zentrale Einflüsse stärker modulierbar als der VOR. Aufgrund dieser Variabilität, eines anderen Arbeitsbereiches und ihrer deutlich geringeren Ausprägung im Vergleich zum VOR ist die COR bei Menschen nicht in der Lage, diesen bei Ausfall der Labyrinthfunktion zu ersetzen.

Die COR dient also der Bahnung von Sakkaden in Richtung einer Bewegung des Kopfes relativ zum Rumpf und somit, wie schon 1928 von Frenzel vorgeschlagen, mehr dem Erfassen eines neuen Sehziels bei einer willkürlichen Kopfbewegung als der retinalen Fixation, welche der VOR, vor allem bei unwillkürlichen Kopfbewegungen, gewährleistet.

Diagnostischer Wert der COR für die Erfassung eines „zervikogenen Schwindels"

In Anbetracht des oben Dargestellten muß die klinisch-diagnostische Aussagekraft der COR als sehr gering angesehen werden. Dies gilt auch für ältere Menschen mit degenerativen HWS-Veränderungen und arteriosklerotisch veränderten Aa. vertebrales. Zu der Vorstellung, daß bei diesen Patienten bei Kopfdrehung durch eine Kompression der A. vertebralis eine Durchblutungsstörung im *vertebrobasilären Versorgungsgebiet* und damit ein „Zervikalnystagmus" ausgelöst werden kann, einige Anmerkungen:

1. Die Hypoplasie einer A. vertebralis ist relativ selten (s. S. 227).
2. Dopplersonographisch läßt sich auch bei *Reklination und Drehung* des Kopfes fast nie eine Strömungsverlangsamung in einer A. vertebralis nachweisen.
3. Bei Hypoplasie einer Vertebralarterie dürften Symptome wie Nystagmus und Schwindel nur bei Kopfdrehung zu dieser Seite auftreten.
4. Diese Symptome müßten anhalten solange diese Kopfstellung beibehalten wird und müßten,
5. da Hirnstammischämie nicht sofort zu Symptomen führt, mit Latenz auftreten und
6. mit weiteren Hirnstammsymptomen kombiniert sein.

Selbst wenn selten einmal ein andauernder Nystagmus nur bei Kopfdrehung zu einer Seite zu beobachten ist, muß dieser nicht vaskulärer Genese sein: Bronstein u. Hood (1985) beobachteten einen solchen bei einem Patienten mit einer Kleinhirnmetastase. Und auch bei Patienten mit vertebrobasilärer Insuffizienz (s. S. 227) ist ein Nystagmus bei Kopfdrehung wohl nicht in erster Linie vaskulären Ursprungs, ist er doch fast nie bei andauernder Kopfdrehung zu beobachten, dagegen in 75–80 % während der Drehung. Außerdem tritt er ohne Latenz auf (eine Latenz von 15–30 s beschrieb nur Sandström 1961) und ändert seine Richtung sofort mit Umkehr der Drehrichtung des Rumpfes. Des weiteren genügt häufig schon eine Drehung des Rumpfes gegen den Kopf um wenige Grad, um einen „Zervikalnystagmus" hervorzurufen (Badet u. Picart 1979), während bis zum Auftreten einer Kompression der A. vertebralis der Kopf relativ weit gedreht werden muß (Toole u. Tucker 1960, s. S. 228).

Auf der anderen Seite muß auch die Existenz eines „propriozeptiven Zervikalnystagmus" als Zeichen einer Störung im Bereich der oberen HWS in Zweifel gezogen werden, da sich durch vergleichbaren Reiz ausgelöste Augenbewegungen auch bei gesunden Probanden beobachten lassen und die Ausprägung eines solchen Nystagmus von zahlreichen Faktoren abhängig ist. Unter Umständen ist das gelegentliche Auftreten eines „Zervikalnystagmus" bei schmerzhaften Affektionen der HWS Folge einer dann mehr willkürlich durchgeführten Kopfbewegung, die Blicksakkaden aktiviert. Bei unseren bisherigen Untersuchungen von 20 Patienten mit leichter HWS-Distorsion ohne Schädelprellung oder Schädel-Hirn-Trauma klagten nur 3 Patienten über einen unsystematischen Schwindel, zeigten aber keinen „Zervikalnystagmus". Auf der anderen Seite war zwar bei 2 Patienten eine COR auszulösen, diese berichteten aber nicht über Schwindel. Auch auf Grund dieser Beobachtung kann eine strenge Korrelation zwischen Schwindel und COR bei Patienten mit HWS-Distorsion bezweifelt werden.

Außerdem muß in Erwägung gezogen werden, daß ein vorbestehender vestibulärer Spontannystagmus bei Kopfdrehung eine Aktivierung oder Hemmung durch zervikale Afferenzen erfahren und dann als „Halsnystagmus" angesehen werden kann.

Literatur

Anastasopoulos D, Mergner T (1982) Canal-neck interaction in vestibular nuclear neurons of the cat. Exp Brain Res 46:269-280

Badet JM, Picart P (1979) La recherche du nystagmus d'origine cervicale per stimulation rotatoire pendulaire. Bull Audiophonol 9/7:41-58

Bárány R (1906) Augenbewegungen, durch Thoraxbewegungen ausgelöst. Zbl Physiol 20:298-302

Bárány R (1918/19) Über einige Augen- und Halsmuskelreflexe bei Neugeborenen. Acta Otolaryngol 1:97-102

Barré JA (1926) Le syndrome sympathique cervical postérieur. Rev Neurol 45:248-249

Becker W, Deecke L, Mergner T (1979) Neuronal responses to natural vestibular and neck stimulation in the anterior suprasylvian gyrus of the cat. Brain Res 165:139-143

Biemond A (1940) Further observations about the cervical form of position-nystagmus and its anatomical base. Proc Ned Akad Wet 43:901-906

Biemond A (1961) Nystagmus de position d'origine cervicale. Psychiatr Neurol Neurochir 64:149-157

Boyle R, Pompeiano O (1980) Response characteristics of cerebellar interpositus and intermediate cortex neurons to sinusoidal stimulation of neck and labyrinth receptors. Neuroscience 5:357-372

Bronstein AM, Hood JD (1985) Cervical nystagmus due to loss of cerebellar inhibition on the cervico-ocular reflex: a case report. J Neurol Neurosurg Psychiatry 48:128-131

Causse JB, Conraux C, Causse B (1979) Le nystagmus de privation vertebrobasilaire. Acta Otorhinolaryngol Belg 54:444-452

Coll J, Mouchard J, Cros M (1982) Nystagmographie et pathologie cervicale. Rev Otoneuroophthalmol 54:417-445

Collard M, Conraux C, Thiébaut MS, Thiébaut F (1967) Le nystagmus d'origine cervicale. Rev Neurol 117:677-688

Courtin PH, Boismare F, Boquet J (1975) Le nystagmus cervical dans les séquelles des traumatisés cranio-cérébraux. Agressologie 16:27-31

Denoth F, Magherini PC, Pompeiano O, Stanojevic M (1979) Responses of Purkinje cells of the cerebellar vermis to neck and macular vestibular inputs. Pflügers Arch 381:87-89

Doerr M, Leopold HC, Thoden U (1981) Vestibulo-ocular reflex (VOR), cervico-ocular reflex (COR) and its interaction in active head movements. Arch Psychiatr Nervenkr 230:117-127

Doerr M, Schmitt HJ, Thoden U, Köster W (1991) Tonic cervical stimulation: does it influence eye position and eye movements in man? Acta Otolaryngol 111:2-9

Fredrickson JM, Schwarz D, Kornhuber HH (1966) Convergence and interaction of vestibular and deep somatic afferents upon neurons in the vestibular nuclei of the cat. Acta Otolaryngol 6:168-188

Frenzel H (1928) Rucknystagmus als Halsreflex und Schlagfeldverlagerung des labyrinthären Drehnystagmus durch Halsreflexe. Z Hals-Nasen-Ohrenheilkd 21:177-187

George B, Laurian C (1987) The vertebral artery. Pathology and surgery. Springer, Wien New York

Gerlach L (1884) Über die Bewegungen in den Atlasgelenken und deren Beziehungen zu der Blutströmung in den Vertebralarterien. Beitr Morphologie Morphogenie 1:104–117

Gresty M (1977) Eccentric head positions reveal disorders of conjugate eye movement. J Neurol Neurosurg Psychiatry 40:992–1002

Hikosaka O, Maeda M (1973) Cervical effects on abducens motoneurons and their interaction with vestibulo-ocular reflex. Exp Brain Res 18:512–530

Hinoki M, Niki H (1975) Neurotological studies on the role of the sympathetic nervous system in the formation of traumatic vertigo of cervical origin. Acta Otolaryngol Suppl 330:185–196

Jongkees LBW (1969) Cervical vertigo. Laryngoscope 79:1473–1484

Jürgens R, Mergner T (1989) Interaction between cervico-ocular and vestibulo-ocular reflexes in normal adults. Exp Brain Res 77:381–390

Kasper J, Thoden U (1981) Effects of natural neck afferent stimulation on vestibulo-spinal neurons in the decerebrate cat. Exp Brain Res 44:401–408

Kleyn A de, Nieuwenhuyse AC (1927) Schwindelanfälle und Nystagmus bei einer bestimmten Stellung des Kopfes. Acta Otolaryngol 11:155–157

Kleyn A de, Versteegh C (1922) Schwindelanfälle und Nystagmus bei einer bestimmten Lage des Kopfes. Acta Otolaryngol 6:99–105

Kubin L, Manzoni D, Pompeiano O (1981) Responses of lateral reticular neurons to convergent neck and macular vestibular inputs. J Neurophysiol 46:48–64

Lang J (1987) The cranio-cervical junction – Anatomy. In: Voth D, Glees P (eds) Diseases in the cranio-cervical junction. Walter de Gruyter, Berlin New York, pp 27–61

McCouch GP, Deering ID, Ling TH (1951) Location of receptors for tonic neck reflexes. J Neurophysiol 14:191–195

Mergner T, Nardi GL, Becker W, Deecke L (1983) The role of canal–neck interaction for the perception of horizontal trunk and head rotation. Exp Brain Res 49:198–208

Mergner T, Becker W, Deecke L (1985) Canal–neck interaction in vestibular neurons of the cat's cerebral cortex. Exp Brain Res 61:94–108

Moser M (1974) Zervicalnystagmus und seine diagnostische Bedeutung. HNO 22:350–355

Norré ME, Stevens A (1987) Cervical vertigo. Diagnostic and semiological problem with special emphasis upon "cervical nystagmus". Acta Otorhinolaryngol Belg 41:436–452

Norré ME, Stevens A, Roose H (1981) Nos experiences concernant le nystagmus "cervical". Rev Otoneuroophthalmol 53:51–57

Pfaltz CR, Richter HR (1958) Die cochleo-vestibuläre Symptomatologie des Cervicalsyndroms. Arch Ohr-Nasen-Kehlkopfheilkd 172:519–534

Richmond FJR, Abrahams VC (1975) Morphology and distribution of muscle spindles in the dorsal muscles of the cat neck. J Neurophysiol 38:1322–1339

Richmond FJR, Abrahams VC (1979) Physiological properties of muscle spindles in dorsal neck muscles of the cat. J Neurophysiol 42:604–617

Rosengart A, Hedges III TR, Teal PA, DeWitt LD, Wu JK, Wolpert S, Caplan LR (1993) Intermittent downbeat nystagmus due to vertebral artery compression. Neurology 43:216–218

Rubin AM, Young JA, Milne AC, Schwarz DWF, Fredrickson JM (1975) Vestibular-neck integration in the vestibular nuclei. Brain Res 96:99–102

Sandström J (1961) Cervical syndrome with vestibular symptoms. Acta Otolaryngol 54:207–226

Savary P, Giguere P, Aube L, Fradet JF (1973) Le nystagmus cervical en electronystagmographie: correlation radiologique et clinique. Can J Otolaryngol 2:313–317

Stopford JSB (1916) The arteries of the pons and medulla oblongata. J Anat Physiol (Lond) 50 (3. Serie, Band 11):131–164

Thoden U, Doerr M, Leopold HC (1983) Motion perception of head or trunk modulates cervico-ocular reflex (COR). Acta Otolaryngol 96:9–14

Toole JF, Tucker SH (1960) Influence of head position upon cerebral circulation. Studies on blood flow in cadavers. Arch Neurol 2:616–623

Probleme in der Begutachtung in der Neuroorthopädie (Schwerpunkt HWS)

(Neuroorthopädische Problematik der Schleuderverletzung – vom Befund zur Befindlichkeit?)

P. Zenner

Jeder Wirbelsäulenabschnitt bietet seine besondere Symptomatik: z. B. die untere LWS diskogene Beschwerdebilder, die BWS funktionelle Gelenkstörungen der Rippenwirbelgelenke, die untere HWS diskogene brachiale Reizsymptome. Die beiden Endpunkte der Wirbelsäule – Iliosakralgelenke bzw. Kopfgelenke – haben ihre eigene Klinik, mit ligamentären Schmerzen bei der Kreuzdarmbeinblockierung bzw. funktionellen Gelenkstörungen der oberen HWS, d. h. des Kopfgelenkbereichs.

Die „Schleuder"-„Verletzung" bildet ein doppeltes begriffliches Dilemma aus den verschiedensten Dimensionen heraus. Der Nachweis einer „Verletzung" gelingt nur mittels wissenschaftlicher Methoden, die letztendlich an unsere eigene Sinneswahrnehmung gebunden sind: Erleben ist eine Sinneserfahrung, und heute dominiert das Visuelle. Daher die erste Erwartung: Man sucht die Läsion (Schaden bzw. Verletzung) sichtbar zu machen durch bildgebende Verfahren, um die Schädigung *objektiv* zu erfassen (hierbei lasse ich erst mal außer acht, welche Validität der Sinneserfahrung des Tastens, welches das Arbeitsmittel der manuellen klinischen Untersuchung ist, zugemessen wird).

Wenn eine Darstellung mit bildgebenden Verfahren nicht gelingt, müßte dann bei *fehlendem* Verletzungsnachweis der Begriff „Verletzung" aufgegeben werden?

Wenn dem so wäre, käme zumindest dem *chronischen* Schmerzgeschehen eine andere, psychosomatische Diagnose näher, nämlich die einer *funktionellen* Störung. (Diese im Gegensatz zu a) einer Psychoneurose (Ängste, Depressionen, Zwänge), b) einer echten psychosomatischen Organerkrankung mit organischer Veränderung, wie sie z. B. beim Magenulcus vorliegt.)

Der Begriff „funktionelle Störung" meint eine Minderung oder Störung einer Organleistung ohne bleibendes faßbares organisches Defizit, wie z. B. eine Vernarbung.

Träfe dieses zu, so wäre die frühere und überwiegend heute anzutreffende ausschließlich *organische* Diagnostik, Therapie und Begutachtung der *chronifizierten* Störung fehlindiziert und eine Besserung durch entsprechende Maßnahmen nicht zu erwarten. Was ich hier unter „chronifiziert" verstehe, müßte näher eingegrenzt werden, eine schwere Chronifizierung ist für mich nach meinen eigenen Erfahrungen ab einem Zeitraum von ca. 2 Jahren anzunehmen.

Wenn dem so wäre, dann steckten wir in einer Sackgasse: Entstanden aus der Notwendigkeit, eine Definition und Beschreibung dessen beibringen zu müssen, was wir in der Realität beobachten, nämlich die verschiedenartigsten Verläufe nach

B. Kügelgen (Hrsg.)
Neuroorthopädie 5

den verschiedenartigsten Unfällen, die die HWS tangieren. Wir hätten sozusagen „auf's falsche Pferd gesetzt".

Der Begriff „Schleuderung" ist immer noch umstritten. Ich habe dazu eigene Gedanken veröffentlicht (Zenner 1987), die Diskussion unter Unfallexperten und Rechtsmedizinern dauert weiter an.

Es ist nicht auszuschließen, daß Therapie und Begutachtung gelegentlich mit dazu beitragen, gerade dasjenige zu erzeugen, wogegen sie sich richten: nämlich zunehmendes Schmerz- und Schonverhalten. Sollte es sich wirklich um eine funktionelle psychosomatische Störung handeln, so wird sie unter dem Druck der Begutachtung Demonstrationstendenzen provozieren bzw. wird eine ausschließliche *physiotherapeutische* Behandlung am Kern der Störung vorbeigehen. Bestenfalls wird durch zufällig auftretende Spontanereignisse – Selbstheilungskräfte, die wir immer nutzen – eine Besserung zustande kommen können.

Kann ein Patient z. B. bei Funktionsröntgenaufnahmen – oder bei der Untersuchung – nicht kooperieren, so bleibt im Behandler, je nach Grad seiner Erfahrenheit oder auch nach Temperament, ein Rest Unsicherheit bestehen. Habe ich alles getan, um z. B. eine diskoligamentäre Läsion ausgeschlossen zu haben? Tue ich dem Patienten vielleicht nicht doch Unrecht – und er hat etwas, was ich nicht sehe? Oder auch: Bei diesem Patienten dauert es vielleicht etwas länger, also weiter zuwarten und ständige Kontrollen? Wenn eine solche Behandlung an einen ängstlichen, mißtrauischen oder hypochondrischen Patienten herangetragen wird, so ist die weitere Chronifizierung möglicherweise schon implizit angebahnt.

Angenommen, daß der im obersten HWS-Bereich anzusiedelnde pathologische Befund eine funktionelle Störung sein sollte, nämlich eine Kopfgelenkblockierung, dann wäre abzuleiten, daß als einzig brauchbares Diagnostikum der Tastbefund von Hand übrig bliebe.

Ein weiterer Gedanke bezieht sich auf die Art und Weise, wie ein Patient auf seine Krankheit reagiert. Bei allen Krankheiten mit chronischen Verläufen bzw. bleibenden Funktionsminderungen sind psychologische Anpassungsprozesse notwendig, um mit diesen Belastungen weiterleben zu können. Man spricht dabei von der sog. „Krankheitsbewältigung". Das Scheitern solcher Veränderungsprozesse bewirkt häufig weitere psychosomatische Reaktionen, die einen höheren Krankheitswert bekommen als der organische Defekt selber. Ob und wie ein Patient mit seiner Erkrankung fertig wird, wird oft genug noch als selbstverständlicher Vorgang angesehen, für den der Patient allein verantwortlich und zuständig ist. Die traditionelle Medizin hat es noch nicht als eigene Aufgabe erkannt, den Patienten dabei zu unterstützen.

Das verhaltensmäßige Resultat einer mißlungenen Krankheitsbewältigung läßt sich als chronisches Krankheitsverhalten beobachten (Sturm u. Zielke 1988):

1. Die Patienten haben kaum Selbsthilfemöglichkeiten im Umgang mit ihrer Erkrankung, bleiben meistens passiv und demonstrieren häufig ihre Hilflosigkeit.
2. Es ist ständig der Wunsch vorhanden, daß medizinische Interventionen, Betreuung und Versorgung gewährleistet sein müssen.
3. Die Patienten erklären sich vordergründig bereit, an ihrer eigenen Behandlung mitzuwirken, ohne die dazu nötige Willensanstrengung aufbringen zu können.

4. Es entwickelt sich immer mehr die Übernahme der sozialen Rolle des chronisch Kranken, was durch die vermehrte Aufmerksamkeit und Fürsorge der Umgebung begünstigt wird, aber auch auf ein ausgeprägtes Vermeidungsverhalten für anstrengendere Übungen oder unangenehme Situationen zurückzuführen ist.
5. Durch die Symptomatik kommt es zu einem Rückzug von sozialen Aktivitäten („sekundärer Krankheitsverlust", s. Förster 1988, S. 171) und einer Einschränkung der Leistungsfähigkeit mit negativen Auswirkungen auf die Arbeitsfähigkeit.

Das Bedingungsgefüge zur Entstehung und Aufrechterhaltung chronischer zervikaler Kopfschmerzen läßt sich anhand des folgenden Schaubildes darstellen (Zenner 1992).

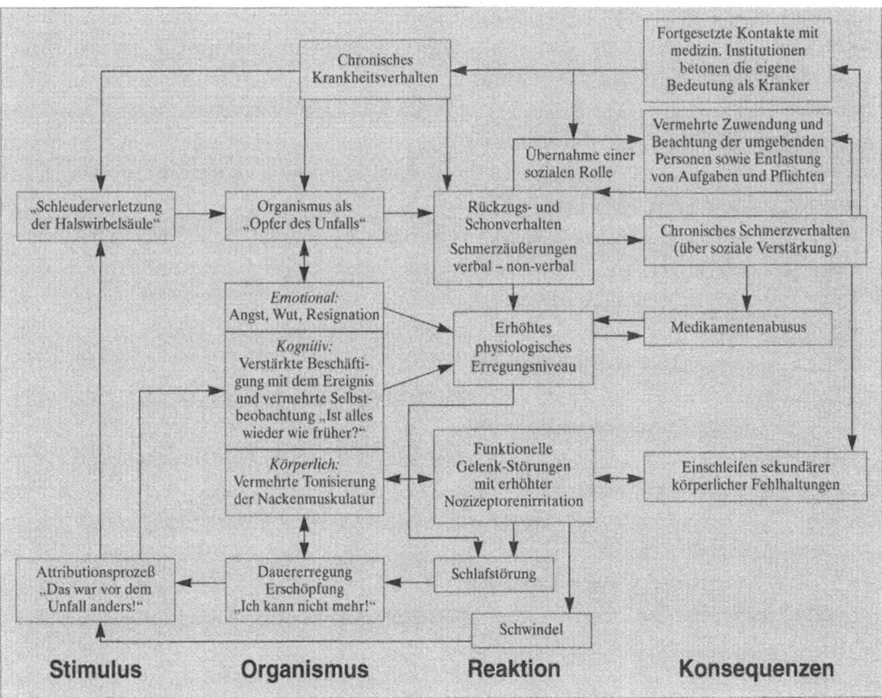

Abb. 1. Elemente des chronischen Schmerzverhaltens

In der Horizontalen von links nach rechts befindet sich eine Verhaltensgleichung, die mit dem auslösenden Stimulus „Schleuderverletzung" beginnt. Darüber sind externe, darunter interne Rückkopplungsprozesse und ihre gegenseitige Beeinflussung angeordnet. Zum Verständnis des chronischen Schmerzgeschehens ist es außerordentlich bedeutsam, sich über den wesentlichen Unterschied zum akuten Schmerz klar zu werden, daß nämlich

a) Erinnerungsvorgänge einen wesentlichen Einfluß auf das Schmerzempfinden nehmen und
b) die affektiven Prozesse die Muskelspannung im Nacken modulieren (Gellhorn 1970, S. 64), wobei eine Erhöhung des propriozeptiven Afferenzstromes gleichzeitig die Balance des autonomen Nervensystems weiter in Richtung sympathischer Erregung verändert (Gellhorn 1970, S. 61).

Dies kann jeder leicht im Eigenexperiment nachprüfen: Indem man sozusagen „im Rollenspiel" eine wütende Kampfhaltung einnimmt und eine sofortige Anspannung der Schulter-, Nacken- und Atemmuskulatur beobachten kann, oder sei es das Gegenteil – indem man sich z. B. an ein angenehmes, kürzlich zurückliegendes Ereignis erinnert. Augenblicklich wird man eine Lockerung der posturalen und mimischen Muskulatur registrieren können, evtl. bis hin zu einem leichten Lächeln mit Bewegung der Mundwinkel nach außen.

Zusammenfassend vertrete ich die Meinung, daß die nach HWS-Distorsionen auftretenden späteren Schmerzzustände auf funktionellen Gelenkstörungen der oberen HWS basieren. Daß die Spannung der Nackenmuskulatur bei uns Menschen mit seelischen Affekten verbunden ist, liegt in der Natur der Sache und läßt sich nicht dadurch beseitigen, daß in der Begutachtung eine Trennung zwischen somatischem Befund und psychischem Geschehen und Befinden vorgenommen wird. Die gutachterliche Beurteilung muß dem allgemein akzeptierten Stand der Wissenschaft entsprechen und sie wird nach Kriterien wie „Richtig" oder „Falsch" getroffen. Dabei wäre es aus systemischer Gesamtsicht heraus wichtiger, weniger danach zu fragen, ob etwas falsch oder richtig ist, sondern ob diese Verfahrensweise im Gesamtkontext nützlich ist.

Psychosomatisches Denken definiert sich in der Art und Weise, wie auf den Patienten zugegangen wird, und dem Verständnis, wie sich das Krankheitsgeschehen im Kontext von Biographie, Lernerfahrungen, sozialen Gegebenheiten sowie fehlenden Problem- und Konfliktlösungsstrategien für die verschiedensten Lebensbelastungen entwickelt hat. Von daher wird die Frage an den psychosomatischen Gutachter gerichtet, ob es sich bei den geklagten Beschwerden um Unfallfolgen oder eine vorübergehende bzw. richtungsweisende Verschlimmerung eines Vorzustandes handelt. Trotzdem bleibt es im Einzelfall auch für denjenigen, der es gelernt hat, mit diesen Dingen umzugehen, eine schwierige Aufgabe, eine solche Unterscheidung vorzunehmen – und trotzdem die Belange des Ganzen dabei zu wahren.

Literatur

Förster K (1988) Psychosomatik oder Soma-Psyche. In: Wolff H-D (Hrsg) Die Sonderstellung des Kopfgelenkbereichs. Grundlagen, Klinik, Begutachtung. Springer, Berlin Heidelberg New York Tokyo, S 164–173

Gellhorn E (1970) The emotions. Psychologische Forschung 34:48–94

Sturm J, Zielke M (1988) Chronisches Krankheitsverhalten – die klinische Entwicklung eines neuen Krankheitsparadigmas. Praxis der klinischen Verhaltensmedizin und Rehabilitation, Heft 1, 1. Verlag Modernes Lernen, Dortmund, S 17–27

Zenner P (1987) Die Schleuderverletzung der HWS und ihre Begutachtung. 2. Aufl. 1991. Springer, Berlin Heidelberg New York Tokyo

Zenner P (1992) Schleuderverletzung der HWS – Psychosomatischer Ansatz zur Diagnostik, Prävention und Therapie chronischer Schmerzzustände nach HWS-Distorsion. Psycho 18(9):594–604

Zenner P (1993) Verhaltens- und Funktionsanalyse der Chronifizierung nach HWS-Schleuderverletzung. In: Moorahrend U (Hrsg) Die Beschleunigungsverletzung der HWS (8. Enzensberger Tage), Gustav Fischer Verlag, Stuttgart

Probleme in der Begutachtung in der Neuroorthopädie

(Die Begutachtung als Konsens von Recht und Medizin)

F. Schröter

„Alle anspruchsbegründenden Tatsachen erfordern den Vollbeweis" (Spohr 1991)

Diese nüchterne Feststellung bestimmt den Dialog zwischen Arzt und Jurist, ist das Ziel jeder Begutachtung und scheitert nicht selten an den unterschiedlichen Denkweisen der Mediziner und Juristen.

Wirklichkeit contra Ideologie

Belastet wird der gutachtliche Dialog aber auch durch das trotz aller wissenschaftlichen Fortschritte stets verbleibende Ungenügen an medizinischen Erkenntnissen. Besonders problematisch erscheint jedoch eine fachspezifisch geprägte, anschauungsmäßig oder gar mentalitätsbedingte Uneinigkeit der Ärzte, begünstigt durch Neigungen, sich von schulmedizinischen Grundsätzen zu lösen und diese durch „erfahrungsmedizinische" Erkenntnisse zu ersetzen (Jenzer 1990). Kennzeichnend hierfür ist der Gebrauch von Subjektivismen anstelle objektivierbarer Fakten, besonders bei der Gewichtung verzögerter Heilverläufe nach einer Unfalleinwirkung ohne faßbares organisches Korrelat.

Hypothetische Vorstellungen zum sog. „Schleudertrauma" ersetzten rationale und analytische Denkweisen, obwohl die medizinischen Wissenschaften das pathogenetische Verständnis um Einzelheiten bereichert hat, die keineswegs die Grundfesten der Traumatologie fundamental zu erschüttern vermochten.

Immer eindrucksvollere bildgebende Verfahren haben dem menschlichen Auge zu einem hohen diagnostischen Rang verholfen, aber auch der Gefahr ausgesetzt, der Faszination des Röntgenbildes zu erliegen. Eugen Roth (1977) schrieb hierzu mit dem ihm eigenen Charme:

„Ein Meister allen Jüngern riet,
nur das zu glauben, was man sieht.
Und doch – der Einwand sei erlaubt,
daß mancher das sieht, was er glaubt."

Die Erleuchtung des Röntgenbildes im wahrsten Sinne des Wortes und das anerzogene Kausalitätsbedürfnis bestimmen die Interpretation: Die so häufige mediale Protrusion avanciert vor dem Hintergrund einer Unfalleinwirkung verbal zum „traumatischen Bandscheibenvorfall", gelegentlich auch ungeachtet des neurolo-

B. Kügelgen (Hrsg.)
Neuroorthopädie 5

gischen und/oder des manuellen Befundes einer anderen segmentalen Beschwerdeursächlichkeit.

Nicht zuletzt der zunehmende Zwang einer Rechtfertigung der ärztlichen Liquidation trifft den Patienten mit der Wucht des wortgewaltigen „Syndroms". Besonders der emotional belastete Patient verinnerlicht solche scheinbar inhaltsschweren Formulierungen des behandelnden Arztes. Sie werden zur geglaubten Scheinobjektivität, die bei fehlenden reproduzierbaren Befunden nicht gegeben ist. Die leere Worthülse „zervikoenzephales Syndrom nach Schleudertrauma" ist hierfür ein besonders anschauliches Beispiel.

Juristisch gesehen ist es eine Selbstverständlichkeit, daß ursächliche Zusammenhänge beweisbar sind, weil der Beweis auf Fakten beruht! Fehlen diese, treten an ihre Stelle Vermutungen, die als Prämisse erste Verknüpfungspunkte mit rational entwickelbaren, aber auch irrationalen Ideologien ergeben. Deren tolerierbares Maß an Einfluß zu bestimmen, ist nicht nur eine medizinische und juristische, sondern eine gesellschaftspolitische Herausforderung ersten Ranges (Jenzer 1992). Hippokratische Gesinnung im akademischen Elfenbeinturm kann diese Aufgabe nicht bewältigen. Dieses Kompetenzvakuum läßt sich auch nicht ausgleichen mit Lehraufträgen an den, der die Ideologie am eloquentesten vertritt!

Die wissenschaftliche Vernunft ist mit ideologischer Fixierung unvereinbar. Die Ratio des „Ungläubigen" wird zum Feind, da sie die Ideologie gefährdet! So gesehen ist die Gründung eines „Schleudertrauma-Verbandes" (Schweiz) geradezu logisch, desgleichen die diesem Kreis entstammenden „Info's" bis hin zur öffentlichen Verleumdung ärztlicher Sachverständiger.

Die juristisch geforderte Strenge einer wissenschaftlich begründeten Beweisführung zwingt den gutachtlich tätigen Arzt zur ideologischen Distanz: Er darf der Faszination der Ideologie nicht erliegen. Auf diese Selbstverständlichkeit zielt nicht selten der Vorwurf der Ignoranz bis hin zur persönlichen Diskreditierung: Der Sachverständige wird kurzerhand für unfähig erklärt, weil er sich nicht der Ideologie bedient.

Die Mitwirkung des medizinischen Sachverständigen in unfallmedizinischen Belangen, insbesondere bei der Feststellung versicherungsrechtlich relevanter Unfallfolgen, hat sich auf die Wirklichkeit des Faktischen zu beschränken. Die andere Wirklichkeit des Ideologischen, deren Bedeutung und Gewicht keiner medizinischen Kritik, schon gar nicht nach Kriterien wie „richtig" oder „falsch" unterliegen kann – unwissenschaftliche Theorien sind nicht falsifizierbar – beruht auf hypothetischen Erwägungen und muß deshalb notwendigerweise in einer sinnvollen Diskussion – insbesondere im Gutachten – durch Abgrenzung klar erkennbar gemacht werden.

Die Neigung, rechtlich wie wissenschaftlich rationale Betrachtungsweisen als Inkompetenz zu diskreditieren, gefährdet nur die Akzeptanz z. B. auch der zweifelsfrei sinnvollen manuellen Diagnostik und Therapie, die eigentlich schon zur Propädeutik der orthopädischen Ausbildung gehören sollte.

Diagnose contra Syndrom

Die für den Sachverständigen gebotene Strenge der wissenschaftlichen Orientierung bedarf als Grundlage, sozusagen als Vehikel des Dialoges, einer wechselseitig akzeptierten Definition der Begriffe, die im Einzelfall und insbesondere im Nachhinein nicht mehr verhandelbar sein dürfen, um nicht ihre Bedeutung und damit ihren kommunikativen Wert zu verlieren. Letztendlich beruht hierauf auch der Stellenwert der ärztlichen Wahrnehmung, z. B. nach einem sog. „Schleudertrauma", die nicht ersetzt werden darf durch eine Weitergabe patienteneigener Subjektivismen.

Nur die unzweideutige Definition von Begriffen verhindert die Konfusion, ist somit eine Conditio sine qua non für die Information zwischen den Ärzten, ohne die eine Verständigung mit Jursiten gar nicht möglich sein kann!

Einer solchen klaren Definition bedarf prinzipiell bei jeder Verletzung schon der primäre Körperschaden. Welcher Chirurg käme auf die Idee, die Diagnose „Oberschenkelbruch" mit den Worten „erhebliche schmerzhafte Bewegungsstörung mit fehlender Belastbarkeit" unnötig zu verschleiern? Genausowenig ist die Diagnose einer Unfallfolge am Hals mit der „schmerzhaften HWS-Bewegungsstörung" oder gar dem Begriff „Schleudertrauma" definiert. Spätestens der medizinische Sachverständige benötigt für die von ihm abverlangte Beschreibung der Unfallfolgen als unverzichtbare Basis eine klare Definition der Primärschädigung.

Die so oft an den Gutachter gestellte Frage, wie weit denn nun die – insbesondere apparative – gutachtliche Diagnostik zu betreiben sei, muß sich demnach konsequenterweise an den Erstbehandler richten. Der Gutachter kann nur gezielt das überprüfen, was an Folgen der definierten Primärverletzung überhaupt ernsthaft in Betracht kommt!

Das ausufernde diagnostische „Screening" kann schon deshalb nicht Aufgabe des Gutachters sein, da sein Befund nur im Abgleich mit dem bekannten primären Körperschaden eine sinnvolle Beurteilung ermöglicht. Er kann und darf daher diagnostisch nur gezielt vorgehen. Ansonsten wäre seine Aufgabe noch schwerer als die Suche nach der Nadel im Heuhaufen: Ohne definierte Primärschädigung entspräche dies der Suche nach einem unbekannten, allenfalls vermuteten Objekt.

Die zweifelsfreie Definition der primären Schädigung stellt vernünftigerweise auch eine Voraussetzung für jede gezielte Therapie dar. Werden nämlich die verständlichen psychischen Erregungen und ihre hinlänglich bekannten begleitenden vegetativ-somatischen Erscheinungsbilder – z. B. der erhöhte Muskeltonus – verkannt und „organisch" z. B. mit einer Schanz-Halskrawatte behandelt, dann kann diese Behandlung nicht erfolgreich sein! Sie wird im Gegenteil das Bewußtsein des Versicherten dahingehend lenken, daß er an eine zusätzliche organische Läsion glauben muß: Wie käme sonst der Arzt zu einer solchen Verordnung?

Die aufgezeigten Mängel der Kommunikation, das iatrogene Moment bis hin zum „Therapieschaden" und der ideologische Konflikt begründen den häufigen Dissens zwischen behandelndem Arzt und dem Sachverständigen (Ludolph 1989). Der Dialog mit dem Juristen und dem Versicherer unterliegt dann zwangsläufig der Verunsicherung. Dies gilt um so mehr, wenn schon dem medizinischen Laien die groben Diskrepanzen zwischen dem Bagatellcharakter des Unfallgeschehens, dem Ausmaß der subjektiv erlebten Beschwerden und dem Mangel an objektivierbaren Befunden erkennbar sind.

Fakten contra Glauben

Der orthopädische und neurologische Sachverständige ist – will er seine Aufgabe rechtlich einwandfrei erfüllen – gebunden an die Beweisregeln unserer Rechtsordnung. Nur der objektiv belegbare – und damit auch in der Befunderhebung reproduzierbare – unfallbedingte Körperschaden eröffnet die Möglichkeit einer Bewertung desselben zur Begründung einer Entschädigung bzw. Versicherungsleistung. Die Rechtsprechung fordert den Vollbeweis.

Ohne objektivierbare Verletzungsfolgen bleibt dem Gutachter nur die Feststellung, daß für die geklagten Beschwerden kein unfallbedingt-organisches Korrelat zu erkennen ist. Die Glaubwürdigkeit des Probanden steht dabei prinzipiell nicht zur Diskussion. Hierüber zu urteilen ist allenfalls dem Richter vorbehalten. Sieht sich der Gutachter auch außerstande, die Beschwerden mit den schicksalhaften Befunden in Einklang zu bringen, so ist die psychiatrisch-philosophische Wissenschaft gefordert mit der Frage, ob allein ein subjektives Beschwerdeerleben – bei zervikalen Erkrankungen und Verletzungen regelhaft als „zerviko-enzephales Syndrom" bezeichnet – als Unfallfolge interpretiert werden kann und wie eine solche – notabene ideologische – Bestätigung nach den Beweisregeln unserer Rechtsordnung juristisch umzusetzen ist. Diese Aufgabe kann nicht vom Orthopäden oder Neurologen bewältigt werden. Es reicht zweifelsfrei auch nicht aus, derartige subjektive Symptomenkomplexe – nur weil sie statistisch häufig geklagt werden – als Zeichen einer organisch nicht belegbaren Hirnbeteiligung, z. B. im Sinne eines Hirnstammsyndroms, zu interpretieren (Kügelgen 1989). Dies wäre nichts anderes, als die erneute Suggestion einer Hypothese, wie sie im Geschichtsbuch der Medizin mit mehreren Beispielen zu finden ist. Sowohl die „railway spine" als auch der „Telefonunfall" mit nachfolgenden komplexen und verblüffend ähnlichen Beschwerdebildern, wie sie heute dem sog. „Schleudertrauma" zugeordnet werden, wurden über Jahrzehnte ernsthaft diskutiert, geradezu erforscht (Podoll 1991) und führen heute nur noch zur Erheiterung. Die Entgleisung eines Heilverlaufes nach allen nur denkbaren Verletzungsarten beim „problembeladenen" Patienten bis hin zu einer Kongruenz des Störungsbildes im Sinne eines „Hirnstammsyndromes" nach einem Milzverlust (Ludolph u. Niezold 1991) steht dem notwendigen Wahrscheinlichkeitsbeweis eines begründeten Kausalzusammenhanges im Wege.

Systematik der Begutachtung

Die Begutachtung von neuroorthopädischen Unfallfolgen hat sich stets zu stützen auf einfache Prinzipien, die – werden sie beachtet – vor Fehlbeurteilungen schützen. Folgende Themenkreise sind grundsätzlich zu beachten und abzuhandeln:

- — Altbestand
- — Primäres Verletzungsbild
- — Heilverlauf (Komplikationen etc.)
- — Befund der Verletzungsfolgen

↓

Umsetzung in eine versicherungsrechtlich relevante Beurteilung

Der *Altbestand* kann einerseits eine Erklärung bieten für das Ausmaß der Verletzung infolge einer erhöhten Reaktionsbereitschaft, muß aber andererseits auch abgrenzend bei der Beschreibung der Verletzungsfolgen beachtet werden.

Ohne Kenntnis des *primären Verletzungsbildes* ist es nicht möglich, etwas über die Folgen desselben auszusagen. Läßt sich eine organische Primärverletzung nicht belegen, hat es sich also nur um eine „funktionelle" (nichtstrukturelle) Verletzung, allenfalls bis hin zu mikrostrukturellen Läsionen gehandelt, so ist regelhaft von einer organisch-folgenlosen Ausheilung auszugehen, es sei denn, das Gegenteil läßt sich anhand objektivierbarer und reproduzierbarer Befunde – in Abgrenzung zum Altbestand – belegen. Diese Ausnahme – und nicht die Regel – bedarf der nachvollziehbaren und wissenschaftlich haltbaren Begründung!

Bei strukturellen Verletzungen erlaubt die Kenntnis des *Heilverlaufes*, insbesondere eventueller Komplikationen, auch Rückschlüsse auf die Folgen und die weitere Prognose.

Es entspricht somit eigentlich einer Selbstverständlichkeit im Dialog zwischen Ärzten, Juristen und Versicherern, aber auch mit dem betroffenen Probanden, daß nur der objektiv belegbare und reproduzierbare *Befund der Verletzungsfolgen* Grundlage einer versicherungsrechtlichen Regulierung sein kann: „Alle anspruchsbegründenden Tatsachen erfordern den Vollbeweis" (Spohr 1991).

Diese Orientierung an der normativen Kraft des Faktischen sollte beginnen mit der ersten Kommunikation zwischen Unfallverletztem und Arzt. Schon zu diesem Zeitpunkt – und nicht erst bei der Begutachtung – bedarf es einer nüchternen Information über die Schwere des Unfallgeschehens und damit des Verletzungsrisikos, um den Rahmen der notwendigen Diagnostik abzustecken. Dabei schließt der Bagatellunfall eine relevante Schädigung am Achsenorgan aus, während umgekehrt auch der schwere Unfall keineswegs automatisch eine relevante Verletzung bewirken muß. Schon deshalb erscheint eine Einteilung nach Schweregraden, abgeleitet aus der Dimension des Unfallgeschehens, wenig sinnvoll. Eine Orientierung zur Verletzungsschwere an subjektiven Beschwerdemerkmalen – auf der u. a. auch die Graduierung von Erdmann (1973) beruht – erscheint noch sinnloser: Das emotionale Engagement des Verletzten würde auf diesem Wege avancieren zum Gradmesser einer organischen Schädigung. Fehlbeurteilungen werden damit geradezu vorprogrammiert: Nur allzu häufig findet man im Gutachten die scheinbar gewichtige und doch völlig inhaltslose „Diagnose" eines „Schleudertraumas im Schweregrad II nach Erdmann" als einzige Begründung, daß die subjektiven Beschwerden noch unfallbedingt seien. Die angebotene Orientierungshilfe des Erdmann-Schemas verkommt damit zum Feigenblatt für die Hilflosigkeit des Sachverständigen!

Warum lösen wir uns nicht von solchen Schematisierungen und bemühen uns um nüchterne Bezeichnungen dessen, was die Diagnostik offenbart? Die Orientierung an anatomischen Gegebenheiten erlaubt, die Verletzung einfach zu definieren:

1. Die „funktionelle" (nichtstrukturelle) Verletzung
2. Die discoligamentäre Zerreißung
3. Die knöcherne Läsion
4. Die neurogene Begleitläsion
5. Die begleitende Gefäßläsion

Die Auflistung umfaßt alle anatomisch vorgegebenen Schädigungsmöglichkeiten an der Wirbelsäule. Somit kann sich auch die Diagnostik hieran orientieren:

ad 1: Die „funktionelle" (nichtstrukturelle oder allenfalls mikrostrukturelle) Verletzung, also die Zerrung oder Distorsion, stellt die harmloseste Form einer Schädigung am Achsenorgan dar. Sie bedarf nur einer kurzfristigen Behandlung, gehorcht den einfachen Gesetzen der körpereigenen Reparation und wird nur Tage, allenfalls wenige Wochen Beschwerden verursachen können. Diese Kategorie betrifft die weit überwiegende Zahl aller Beschleunigungsverletzungen. Ein Dauerschaden kann per definitionem – in gleicher Weise wie bei einer Commotio cerebri – nicht verbleiben.

ad 2. Die makrostrukturelle discoligamentäre Verletzung kann sich bei adäquater klinischer und radiologischer Untersuchung nicht der Objektivierbarkeit entziehen. Nur ohne relevante Instabilität ist sie der konservativen Behandlung zugänglich, zeitigt regelhaft reparative, mit bildgebenden Verfahren faßbare Veränderungen und bereitet somit auch in der Begutachtung keine Schwierigkeiten.

ad 3. Knöcherne Läsionen sind in aller Regel noch einfacher diagnostisch zu erfassen, unterliegen in der Beurteilung ihrer Wertigkeit ähnlichen Kriterien und erweisen sich gutachtlich stets als unproblematisch.

ad 4. Nervale Begleitläsionen mit ihren charakteristischen Symptomen sind diagnostisch schwerlich zu übersehen und durch eine neurologische Untersuchung leicht zu definieren. Schon die Verlaufsbeobachtungen führen in solchen Fällen fast automatisch zu einer korrekten gutachtlichen Einschätzung.

ad 5. Die nur selten zu beobachtende Gefäßschädigung ist stets charakterisiert durch ein dramatisches primäres Krankheitsbild, das zu raschem diagnostischen und therapeutischen Handeln zwingt, insofern fast automatisch die Definition der primären Läsion ermöglicht und – ähnlich wie die neurogene Läsion – schon durch den Heilverlauf die gutachtliche Einschätzung vorgibt.

Diese anatomisch geordneten Verletzungsanteile können selbstverständlich kombiniert auftreten. Voraussetzung jeder strukturellen Läsion ist jedoch die grobe Distorsion durch eine Krafteinwirkung, die die strukturelle Festigkeit der Gewebe überfordert. Ist jedoch noch nicht einmal eine Distorsion belegbar, sind strukturelle Läsionen nicht denkbar und jede hypothetische Überlegung zu einem vermuteten Unfallschaden überflüssig.

Allen Verletzungsmustern ist stets eines gemeinsam: Die abrupt herbeigeführte Schädigung bewirkt im unfallnahen Zeitraum das Beschwerdemaximum, um mit den natürlichen Heilvorgängen in den hierfür typischen „Decrescendo-Verlauf" einzumünden. Die Ausnahme hiervon beruht auf der Komplikation und entspricht nicht der Regel. Ein beschwerdefreies Intervall, welches über eine erlebnisreaktive Verdeckung des Schmerzempfindens hinausgeht, erscheint selbst bei einer harmlosen Distorsion suspekt und widerspricht unser aller alltäglicher Erfahrung mit harmlosen Prellungen und Zerrungen jeglicher Art. Die fehlende Primärsymptomatik ist insofern ein sicheres Ausschlußkriterium für eine gewichtige strukturelle Läsion!

Der orthopädische Gutachter hat vordergründig die Stabilität der Ausheilung und das eventuell verbliebene funktionelle Defizit zu prüfen.

Es obliegt dem neurologischen Sachverständigen, den Heilverlauf der primär festgestellten neurogenen – oder gefäßbedingten – Läsion zu beschreiben und irreversible Störungen festzustellen. In Anbetracht der aufgezeigten anatomischen Verletzungsmöglichkeiten werden andere Fachgebiete in der Begutachtung nur ausnahmsweise gefordert sein. Eines psychiatrischen Sachverständigen bedarf es nicht, es sei denn, daß ein veränderter gesellschaftspolitischer Konsens generell zur Anerkennung einer seelisch unbewältigten Lebenserfahrung als versicherte Unfallfolge führen sollte. Dann wäre die somatisch orientierte neuroorthopädische Begutachtung wohl nicht mehr die Regel, sondern nur noch die Ausnahme.

Literatur

Erdmann H (1973) Die Schleuderverletzung der Halswirbelsäule. Schriftenreihe: Die Wirbelsäule in Forschung und Praxis, Bd 56. Hippokrates, Stuttgart

Jenzer G (1990) Das Schleudertrauma der Halswirbelsäule – eine interdisziplinäre Herausforderung. Schweiz Versich Kurier 1990/3–17, Sonderdruck zum Thema Schleudertrauma

Jenzer G (1992) Zum Stellenwert ärztlicher Wahrnehmungen nach Beschleunigungsverletzung (sog. „Schleudertrauma") der HWS. Schweizerische Ärztezeitung 73(8):273–275

Kügelgen B (1989) Schmerzbild, Befund und Verlauf aus der Sicht des Nervenarztes. In: Krause W (Hrsg) Traumatologie der Halswirbelsäule, Bd 19: Praktische Orthopädie. Stork, Bruchsal, S 237–247

Ludolph E (1989) Das sog. Schleudertrauma der Halswirbelsäule. Gutachtenkolloquium 4. Springer, Berlin Heidelberg New York Tokyo, S 25–33

Ludolph E, Niezold D (1991) Die psychische Komponente bei der Behandlung und Begutachtung des sog. Schleudertraumas der Halswirbelsäule. In: Willert HG, Willert GW (Hrsg) Psychosomatik in der Orthopädie. Huber, Bern, S 179–185

Podoll K (1991) Der Telefonunfall – ein Beitrag zur Geschichte der traumatischen Neurosen. Fortschr Neurol Psychiatr 59:387–393

Roth E (1977) Heitere Verse: „Ein Mensch", Bd 1. Hanser, München Wien

Spohr H (1991) Fragen und Probleme bei der Erstellung chirurgischer Gutachten – ausgewählte Rechtsfragen. Heft 76 der BG-Schriftenreihe. Niessen, Essen, S 117–125

Indikationen zur lumbalen Bandscheibenoperation

M. SCHIRMER

Einleitung

Die wohl erste Beschreibung einer lumbalen „Bandscheiben"-operation stammt von Krause u. Oppenheim aus dem Jahre 1909, die bei einem Patienten, der typische Symptome einer Lumboischialgie entwickelte hatte, ein „Ekchondrom" entfernten. Derartige Ekchondrome wurden in der Folgezeit des öfteren entfernt; sie wurden als Tumoren angesehen. Dem bekannten amerikanischen Neurochirurgen Walter Dandy schreibt man zu, daß er in den 20er Jahren bei der Operation eines solchen Ekchondroms den Ausspruch getan haben soll, daß diese Ekchondrome wohl Ursache vieler Beschwerden seien. Nach den grundlegenden Arbeiten über den Bandscheibenvorfall von Schmorl u. Junghanns beschrieben schließlich Mixter u. Barr 1934 im New England Journal of Medicine die ersten Bandscheibenoperationen, bei denen sie sowohl im thorakalen als auch im zervikalen und erst recht im lumbalen Bereich nach Laminektomie Bandscheibenvorfälle entfernten. Die erste Verfeinerung des Eingriffes ergab sich dann 1938 durch Love, der bei einem relativ großen Patienten die interlaminäre Fensterung als ausreichend für den Zugang zum lumbalen Bandscheibenraum erkannte. In den folgenden Jahren entwickelte sich die noch heute bekannte Operationstechnik, wo neben der Entfernung des Sequesters auch der Bandscheibenraum so weit ausgeräumt wurde, daß kein freies Bandscheibenmaterial mehr nachrutschen konnte. Eine weitere Neuerung ergab sich im Jahre 1977 durch die Einführung mikrochirurgischer Techniken durch Caspar u. Loew, die in der Folgezeit geringfügig modifiziert wurden. Wie die Erfahrungen gezeigt haben, sind die Ergebnisse der ohne und mit Mikroskop durchgeführten Bandscheibenoperationen durchaus vergleichbar, der Vorteil des kleinen Zuganges der mikrochirurgischen Verfahren wurde inzwischen auch bei den ohne Operationsmikroskop durchgeführten Operationen erkannt; große Schnitte gehören der Vergangenheit an, die paravertebrale Muskulatur wird soweit wie möglich geschont.

Bereits in den 60er Jahren und schließlich wieder Anfang der 80er Jahre wurde die Chemonukleolyse mit Chymopapain und zum Teil auch mit Kollagenase als alternative Methode der Bandscheibenoperation angesehen, in den letzten Jahren ist die Chemonukleolyse durch die Verfahren der perkutanen Nukleotomie ersetzt worden, wobei diese noch als in Erprobung begriffen angesehen und in ihrer Indikationsstellung ebenso wie die Chemonukleolyse mit äußerster Skepsis betrachtet werden müssen. Ziel der folgenden Ausführungen ist es *nicht*, die Indika-

B. Kügelgen (Hrsg.)
Neuroorthopädie 5

tionen zur perkutanen Nukleotomie oder Chemonukleolyse darzustellen, sondern zur „offenen Nukleotomie".

Dieser Eingriff wird nach einer Schätzung von Wenker u. Schirmer von 1977, die auf einer Befragung der damaligen Neurochirurgischen Kliniken in der Bundesrepublik Deutschland beruhte, etwas 30000mal pro Jahr in der Bundesrepublik Deutschland durchgeführt und gehört damit zu einem der häufigsten chirurgischen Eingriffe überhaupt und stellt in praktisch allen Neurochirurgischen Kliniken den häufigsten Eingriff dar.

Nachdem Bandscheibenleiden durchaus als eine Volkskrankheit beruhend auf den Folgen des aufrechten Ganges und der Art der modernen Fortbewegung angesehen werden, und nachdem nahezu alle erwachsenen Menschen irgendwann einmal mit Beschwerden konfrontiert werden, die dem Formenkreis des Bandscheibenleidens zugerechnet werden oder werden können, nimmt es nicht Wunder, daß gerade über das Krankheitsbild Bandscheibenvorfall und die lumbale Bandscheibenoperation zum Teil äußerst merkwürdige und logisch nicht nachvollziehbare Fehlbeurteilungen auch unter Ärzten kolportiert werden.

Bei richtiger Indikationsstellung ist die lumbale Bandscheibenoperation ein relativ ungefährlicher und sehr erfolgreicher Eingriff, bei falscher Indikationsstellung oder mangelhafter operativer Technik kann dieser Eingriff aber zur lebenslangen Invalidisierung eines Patienten führen.

In den zahllosen Publikationen zur lumbalen Bandscheibenoperation werden in aller Regel die dringliche Indikation, die absolute und die relative Indikation unterschieden. Eine dringliche Indikation besteht bei akut aufgetretener Blasenlähmung oder bei akut aufgetretenen Muskellähmungen am Bein. Die absolute Indikation wird gesehen, wenn nach entsprechender konservativer Behandlung keine Besserung der Beschwerden herbeizuführen ist und klinischer Befund sowie bildgebende Verfahren für einen Bandscheibenvorfall sprechen. Die problematische relative Indikation ergibt sich dann, wenn langwierige konservative Behandlungsversuche keine Erfolge zeitigten und die Umstände für einen Bandscheibenvorfall sprechen. Hier sind die Erfolgsaussichten primär als begrenzt anzusehen. Dieses Schema erscheint uns nicht mehr zeitgemäß.

Darüber hinaus ergeben sich Probleme dadurch, daß nicht nur Bandscheibenvorfälle, sondern auch Engen des Spinalkanals, infolge sog. degenerativer Veränderungen, im wesentlichen dem gleichen Indikationsmodus unterworfen sind, praktisch auf dem gleichen Wege operiert werden, aber pathophysiologisch eine andere Krankheitseinheit darstellen. Dennoch bestehen für diese Krankheitsbilder ähnliche Indikationsstellungen, dringliche Indikationen entfallen in aller Regel.

Die Bedeutung anamnestischer Angaben für die Indikation

In allen Lehrbüchern der Medizin wird auf die Bedeutung der Anamneseerhebung hingewiesen, in der Praxis besteht dafür oft zu wenig Zeit oder die Umschweifigkeit anamnestischer Angaben durch den Patienten langweilt den Arzt und läßt ihn wesentliche Fakten nicht bemerken, oder der Patient erzählt sie – seine Krankheit interpretierend – nicht. Letzterem läßt sich durch eine gezielte Gesprächsführung bei der Anamneseerhebung vorbeugen. Jeder neurologisch versierte Arzt weiß, daß aus einer klaren Anamneseerhebung bei den meisten neurologischen Krankheitsbildern bereits eine topische Diagnose möglich ist.

In diesem Zusammenhang hüte man sich bei den Patienten, topographisch anatomischen Angaben zu glauben, sondern man sollte sich die beschriebene Region grundsätzlich zeigen lassen: Der „Fuß" des Süddeutschen reicht bekanntlich bis in jene Region, wo die meisten Menschen ihre Nieren zu tief vermuten. Desgleichen sind Angaben über Schmerzen bzw. die Schmerzqualität stets zu hinterfragen, da Paraesthesien wie Kribbeln, Einschlafgefühl, Taubheitsgefühl und „Ameisenlaufen" mangels anderer Ausdrücke von dem Patienten häufig unter der Bezeichnung Schmerzen subsummiert werden. Auch sollte man sich grundsätzlich die Stellen, wo der Schmerz auftritt oder wo Paraesthesien bemerkt wurden, zeigen lassen. Höchst selten werden Lähmungserscheinungen vom Patienten bemerkt, eher schon werden Gefühlsstörungen als Lähmungen interpretiert. Die in der Diagnostik des lumbalen Bandscheibenvorfalles häufig vorkommende Großzehenheberlähmung bemerken die Patienten fast nie, auch sind bei erheblichen Fußheberlähmungen Angaben darüber, daß der Fuß „schlappt", fast nie zu erhalten. Nach einigem Nachdenken können aber viele Patienten Angaben dazu machen, ob sie häufiger umgeknickt sind oder Schwierigkeiten beim Treppensteigen haben, wobei es dann der klinischen Untersuchung vorbehalten bleibt, inwieweit das Treppensteigen schmerzbehindert oder durch eine Schwäche des Musculus quadriceps femoris bedingt ist.

Zur Anamneseerhebung gehört grundsätzlich die Frage nach Miktionsstörungen, wobei wahrscheinlich relativ viele Patienten mit lumbalen Bandscheibenvorfällen leichte Miktionsstörungen im Sinne der Überlaufblase haben, dies aber nicht bemerken, während akute Miktionsstörungen äußerst selten sind. Relative Störungen der Miktion werden auch dann empfunden, wenn das Pressen zu einer Schmerzverstärkung und auf diese Weise zu einer Erschwerung des Wasserlassens führt. Fragen nach dem Stuhlgang führen selten weiter, allenfalls in der Bewertung, ob beim Pressen eine Schmerzverstärkung auftritt.

Länger wegen eines Bandscheibenleidens immobilisierte Patienten leiden ohnehin unter Obstipation, eine Stuhlinkontinenz kommt auch beim akuten Kaudasyndrom nur als äußerste Rarität vor.

Neben den im Vordergrund stehenden Beschwerden, die sich in aller Regel als Lumbago und/oder in das Bein ausstrahlende Schmerzen bemerkbar machen, sind anamnestische Angaben einzuholen über evtl. Vorerkrankungen und stattgehabte Verletzungen. Angaben über eine krankengymnastische Behandlung im Kindesalter, das Gipskorsett im Kindesalter, das kurze Bein können durchaus für zurückhaltende Indikationsstellung von Bedeutung sein. Auch Angaben über Varikosis, Leistenhernien ist hinsichtlich einer Bindegewebsschwäche des Patienten Bedeutung beizumessen. Die Schenkelhernie kann zur Fehldeutung ebenso Anlaß geben wie der Ureterstein.

Brennparästhesien sollten an eine Polyneuropathie denken lassen, nächtlich auftretende Beschwerden durchaus auch einmal an einen spinalen Tumor, der immer in die Differentialdiagnose des lumbalen Bandscheibenvorfalles einbezogen werden sollte, auch wenn diese Möglichkeit sehr selten ist. Früher durchgemachte Karzinomleiden müssen an die Möglichkeit einer spinalen Metastasierung denken lassen und damit zu weitergehender Diagnostik Anlaß geben. Andererseits treten Bandscheibenvorfälle auch bei Patienten mit Karzinomen auf, so daß die Angabe des Grundleidens noch keineswegs den Abbruch weiterer therapeutischer Maßnahmen in bezug auf die Bandscheibe rechtfertigt.

Während der Anamneseerhebung sollte man ein klares Bild darüber gewinnen, welchen Beruf der Patient ausübt: Die Angabe kaufmännischer Angestellter, Beamter oder Kraftfahrer ist schlechter als keine Angabe. Man muß sich ein Bild machen können von der körperlichen Belastung des Patienten, ob er bei seiner Arbeit in Zwangshaltungen tätig ist, ob er lange sitzen muß, ob er schwer heben und tragen muß und welchen sonstigen Belastungen er ausgesetzt ist. In diesem Zusammenhang muß die soziale Situation des Patienten miterfaßt werden: Schwebende Rentenverfahren oder Verfahren vor dem Sozialgericht sollten gefühlsmäßig zu einer äußerst peniblen Überprüfung einer eventuellen Operationsindikation führen. Ähnliches gilt bei der Beurteilung der psychischen Zusammenhänge, die im anamnestischen Gespräch nicht ohne weiteres deutlich werden können, da vielfach für den Untersucher zunächst nicht erkennbar ist, ob die schmerzhafte, eventuell schon länger ertragene Lumboischialgie den Patienten psychisch alteriert, oder ob die gelegentlich auftretenden Rückenbeschwerden Ausdruck dafür sind, daß die Wirbelsäule das größte psychosomatische Erfolgsorgan des Menschen darstellt. Man hüte sich hier, die Patienten vorschnell in die eine oder andere Kategorie einstufen zu wollen – erinnert sei an die Tatsache, daß die extrem lateralen (extraforaminalen) lumbalen Bandscheibenvorfälle bei der Myelographie überhaupt nicht erfaßt und bei der Computertomographie häufig übersehen werden (s. Abb. 4), erhebliche Beschwerden bereiten, und der Patient mangels faßbarem Befund oder diagnostischem Können als Psychopath eingestuft wird.

Das Lebensalter des Patienten läßt hinsichtlich der Indikation zur lumbalen Bandscheibenoperation bei der Beschwerdeschilderung primär keinerlei Schlüsse zu. Wir beobachten eine Verschiebung der operationsbedürftigen lumbalen Bandscheibenvorfälle von dem früheren Häufigkeitsgipfel im 5. Lebensjahrzehnt in das 3. und 4., und operationsbedürftige lumbale Bandscheibenvorfälle bei Patienten unter 20 Jahren sind keine Rarität mehr. Andererseits können auch ältere Patienten, bei denen von der Pathophysiologie her eine Prolabierung von Bandscheibengewebe nahezu nicht mehr zu erwarten ist, doch noch Bandscheibenvorfälle entwickeln, was sich häufig in der anamnestischen Angabe des plötzlichen Auftretens von Schmerzen ablesen läßt. Obwohl das plötzliche Auftreten von Beschwerden eher charakteristisch für den Bandscheibenvorfall ist, können auch länger anhaltende Beschwerden durchaus Zeichen eines letztendlich operationsbedürftigen lumbalen Bandscheibenvorfalles sein; die Angaben dazu sind ebenso wie die pathophysiologischen Zusammenhänge fließend. Beim älteren Menschen ist eher eine Angabe über die Claudicatio intermittens spinalis zu erwarten, wenn durch eine Wirbelkanalenge die Durchblutung der Cauda equina gestört und nach kürzerer oder längerer Gehstrecke der betreffende Patient gezwungen ist, sich zu setzen. Bei der Claudicatio intermittens bei arterieller Verschlußkrankheit bleibt der Patient stehen. Auch Abortivformen der Claudicatio intermittens spinalis lassen sich durchaus häufig anamnestisch erfragen, wenn z. B. ischialgiforme Beschwerden oder Gefühlsstörungen im Bein nach längerem Gehen zunehmen, was bei einer Vielzahl von lumbalen Bandscheibenvorfällen durchaus der Fall ist, aber häufig nicht erfragt wird.

Im Falle des bereits an einem lumbalen Bandscheibenvorfall voroperierten Patienten ist von entscheidender Bedeutung, wie er sich nach der Operation fühlte und wann wiederum Beschwerden aufgetreten sind. Die Ursachen für das Nichterreichen von Beschwerdefreiheit nach einer lumbalen Bandscheibenoperation sind – auch nach dem Vorbeschriebenen – vielfältig und bedürfen durchaus weiterer Abklärung. Können Patienten die Angabe machen, daß es nach einer deutlichen Besserung durch die Voroperation oder gar nach Beschwerdefreiheit nach der Voroperation *plötzlich* wieder zum Auftreten von Beschwerden gekommen ist, ist dies pathognomonisch für den Rezidivprolaps. Gerade bei bereits operierten Patienten ist die Anamneseerhebung von entscheidender Bedeutung, da die bildgebenden Verfahren hier häufig nicht weiterhelfen, die klinische Untersuchung bei neurologischen Restausfällen (ASR-Ausfall, klinisch unbedeutsame Großzehenheberlähmung) nicht hilfreich sein kann.

Die Bedeutung der bisherigen Behandlung für die Indikationsstellung zur lumbalen Bandscheibenoperation

Abgesehen von den seltenen Fällen, wo plötzlich aufgetretene Lähmungen, oder den noch selteneren Fällen, wo eine plötzliche Miktionsstörung zum raschen operativen Handeln zwingt, ist bei allen anderen Formen des lumbalen Bandscheibenvorfalles eine konservative Vorbehandlung notwendig.

In der Praxis erhebt sich die Frage, wie lange konservativ behandelt werden soll und was man unter konservativer Behandlung überhaupt zu verstehen hat. Es steht außer Frage, daß die konservative Behandlung unter stationären Bedingungen mit Einsatz aller physiotherapeutischer Maßnahmen und zeitweiser Immobilisation des Patienten als ausreichend angesehen werden muß, während die Behandlungsansätze in den unterschiedlichen ärztlichen Praxen unter ambulanten Bedingungen eine außergewöhnliche Variationsbreite aufweisen, die von der Gabe einiger Medikamente über die „Spritzenkur" bis hin zur Ausreizung aller physiotherapeutischen Maßnahmen reicht.

Die unter ambulanten Bedingungen durchführbaren konservativen Behandlungsmöglichkeiten finden ihre Beschränkung in den Vorschriften der Kassenärztlichen Vereinigung einerseits und im Gesundungswillen des Patienten und den örtlichen Gegebenheiten an Therapiemöglichkeiten andererseits. Auch wenn sich durch eine lumbale Bandscheibenoperation unter Umständen die Behandlungsdauer einer konservativen Behandlung abkürzen läßt, sollte dieser – im wesentlichen mit wirtschaftlichen Gründen begründeten – „Indikation" kein Vorrang eingeräumt werden, sofern nicht durch klinische Untersuchungen oder bildgebende Verfahren eine weitere Fortführung konservativer Behandlungsmaßnahmen sich als nicht sinnvoll erweist.

Je heftiger die Schmerzen und/oder je deutlicher die neurologischen Ausfälle sind, desto schneller sollte man an eine Operation bzw. wenigstens an weiterführende bildgebende Verfahren denken. Die mehr als konsequente Weiterführung einer konservativen Therapie bei zunehmenden Schmerzen z.B. über 3 Wochen oder gar bei zunehmenden neurologischen Ausfällen ohne weiterführende bildgebende Diagnostik ist abzulehnen.

Eine allgemein gültige Angabe über die Dauer konservativer Behandlungsmaßnahmen ist grundsätzlich nicht möglich, da Schmerzempfindung und Art der Behandlung unterschiedlich sind. Sobald bildgebende Verfahren einen Bandscheibenvorfall nachweisen und konservative Behandlungsmöglichkeiten nach 2–3 Wochen keine Besserung bringen, sollte eine Operation grundsätzlich ins Auge gefaßt werden.

Die Bedeutung der klinischen Untersuchung für die Indikationsstellung zur lumbalen Bandscheibenoperation

Die tägliche Erfahrung zeigt uns, daß sehr häufig an die Indikationsstellung zur Bandscheibenoperation überhaupt nicht gedacht wird, weil „der Patient ja noch keine neurologischen Ausfälle aufweist“. Diese pathophysiologisch ungerechtfertigte Argumentation, die in ihrer letzten Konsequenz inhuman ist, basiert auf früheren Vorstellungen, wo man mangels entsprechender bildgebender Verfahren gezwungen war, sich allein auf klinische Befunde in der Indikationsstellung zu verlassen. Damit soll nicht frühzeitiger Diagnostik durch bildgebende Verfahren das Wort geredet werden, da diese immer erst dann, und zwar gezielt Anwendung finden sollten, wenn neben der Anamnese die klinische Untersuchung Hinweise dafür ergibt, daß unter Umständen ein operationsbedürftiger lumbaler Bandscheibenvorfall oder eine spinale Enge im Lumbalkanal vorliegt.

Der erfahrene Untersucher kann sich in der Praxis aus relativ wenigen Untersuchungsvorgängen ein Bild machen, wenn er die Anamnese vor Augen hat, während der unerfahrene grundsätzlich eine vollständige Untersuchung einschließlich neurologischer Befunderhebung durchführen sollte.

Zur orientierenden Untersuchung gehört die Beurteilung der Beweglichkeit der Lendenwirbelsäule, der Gesamtwirbelsäule, des Ganges und der Beweglichkeit der großen Gelenke. Dies ist großenteils dann schon zu beobachten, wenn der Patient das Sprechzimmer betritt und sich setzt oder sich vom Sitzen erhebt. Der Fingerbodenabstand ist eine relative Größe, abhängig von der Länge des Patienten und vom Geschlecht: Frauen können sich wegen des größeren Kollodiaphysenwinkels des Femur wesentlich besser bücken, auch wenn dabei die LWS steilgestellt bleibt. Die Steilstellung und der Stauchungsschmerz der LWS sind ein wesentliches Kriterium neben dem paravertebralen Hartspann für das Vorliegen lumbaler Beschwerden.

Durch Prüfung der Beweglichkeit im Hüftgelenk können Affektionen dieses Gelenkes ausgeschlossen werden, die Prüfung der Beweglichkeit im Kniegelenk ist wichtig zur Differentialdiagnose bei einem L4- oder seltenerem L3-Syndrom.

Nachdem von ganz seltenen Ausnahmen abgesehen *der Rückenschmerz nie eine Indikation zur Bandscheibenoperation* darstellt, sondern stets nur die gleichzeitig mit dem Rückenschmerz auftretende oder allein vorhandene Ischialgie, kommt der Beurteilung der segmentalen Versorgung des Beines bei der Untersuchung die höchste Bedeutung zu. Durch den Zehenspitzengang läßt sich eine Schwäche des Musculus triceps surae nachweisen, durch Prüfung der Fuß- und Zehenhebermuskulatur Ausfälle, die der Nervenwurzel L5 zuzuordnen sind, durch Prüfung der Kraft des Musculus quadriceps femoris Ausfälle, die den Nervenwurzeln L2–L4 zuordenbar sind. Der PSR ist ausgefallen oder geschwächt bei Affektion der Nervenwurzeln L2–L4, der selten auslösbare Tibialis-posterior-Reflex gilt als Kennreflex der Nervenwurzel L5, der Achillessehnenreflex als Kennreflex der Nervenwurzel S1. Die üblichen Dermatomschemata weichen geringfügig voneinander ab. Die Schmerzausstrahlung allein läßt bei genauen Angaben des Patienten bereits eine segmentale Zuordnung zu, häufig sind zwei Nervenwurzeln bezüglich der Schmerzausstrahlung tangiert. Während die Oberflächen- und Tiefensensibilität eine segmentale Zuordnung schwieriger erkennen läßt, ist diese deutlicher bei Prüfung der Schmerzempfindlichkeit. Häufig sind Hypalgesien, die an der Bein- und Fußaußenseite dem Dermatom S1, bei Ausstrahlung in Richtung auf die große Zehe dem Dermatom L5 und bei Ausstrahlung an der Vorderseite des Ober- und Unterschenkels dem Dermatom L4 zuordenbar sind.

Die häufig von Patienten angegebenen Schmerzen im Bereich der Leiste und des Hüftgelenkes lassen sich ebenfalls segmental zuordnen. Wenn sie nicht durch Leisten-, Schenkelhernien oder Veränderungen am Hüftgelenk bedingt sind, kommen diese Schmerzen zustande durch eine Affektion ebenfalls der Nervenwurzeln L5 und S1, die als Sklerotome die Knochen des Beckens und des Oberschenkels versorgen.

Eine orientierende Untersuchung ist in wenigen Minuten möglich, zur auch differentialdiagnostische Möglichkeiten einbeziehenden neurologischen Untersuchung gehört darüber hinaus ein gesamter neurologischer Status einschließlich zum Beispiel auch der Prüfung der Tiefensensibilität zum Ausschluß von Polyneuropathien oder der Überprüfung der Beinarterien zum Ausschluß eines immer in die Differentialdiagnose einzubeziehenden Beinarterienverschlusses.

Eine elektromyographische Untersuchung ist entbehrlich, wenn eindeutige Paresen vorliegen, da bei der Elektromyographie frühestens 2 Wochen nach Auftreten einer Parese erst sichere Veränderungen gefunden werden können. Die Elektromyographie kann unter Umständen hilfreich sein zum Ausschluß eines Simulanten. Die Überprüfung der Nervenleitgeschwindigkeit ist dann angezeigt, wenn eine Polyneuropathie in die Differentialdiagnose einzubeziehen ist. In aller Regel sind die Beschwerden bei lumbalen Bandscheibenvorfällen in ihrem klinischen Bild so typisch, daß auf elektrophysiologische Untersuchungen verzichtet werden kann.

Im Rahmen der klinischen Untersuchung unter stationären Bedingungen ist die Lumbalpunktion zur Liquorgewinnung vollständig entbehrlich, außer wenn durch Anamnese und vollständige neurologische Untersuchung sich Hinweise dafür finden, daß außer dem lumbalen Bandscheibenvorfall zusätzliche oder andere in die Differendialdiagnose einzubeziehende Erkrankungen in Frage kommen, die durch Liquordiagnostik sicher abgegrenzt werden können.

Die Wertigkeit bildgebender Verfahren für die Indikationsstellung zur lumbalen Bandscheibenoperation

Das am häufigsten in der Diagnostik der lumbalen und lumboischialgiformen Beschwerden angewandte bildgebende Verfahren sind die Röntgenaufnahmen der LWS in 2 Ebenen. Die Diagnose eines lumbalen Bandscheibenvorfalles läßt sich daraus nicht stellen, wohl aber können indirekte Zeichen wie die Erniedrigung eines Zwischenwirbelraumes, eine Osteochondrose, darauf hinweisen. Sinn der Übersichtsaufnahmen der LWS sollte vielmehr sein, degenerative Veränderungen am Skelett auszuschließen bzw. zu erfassen, eine Spondylolisthesis zu erkennen, eine Metastase nicht zu übersehen und unter Umständen eine Spondylolyse (Abb. 1a, b) zu beobachten. Nach unserer Erfahrung werden bei Patienten mit chronischen Schmerzen in schöner Regelmäßigkeit in gewissen Zeitabständen Röntgenaufnahmen der LWS neu angefertigt, während auf dieses einfache bildgebende Verfahren bei akuten Beschwerden häufig zugunsten teurerer Untersuchungen verzichtet wird.

Bei der Indikationsstellung zur Röntgenaufnahme der LWS oder der Computertomographie der LWS sollte grundsätzlich bei Frauen die Strahlenbelastung der Gonaden bedacht, also unnötige Strahlenbelastungen vermieden werden.

Die Röntgennativaufnahmen der LWS braucht der Operateur grundsätzlich, um festzustellen, ob bei dem Patienten eine normal konfigurierte Wirbelsäule mit 5 Lendenwirbeln vorhanden ist oder ob Übergangsanomalien bestehen, ob eine Skoliose ausgebildet ist, inwieweit Spondylarthrosen den operativen Zugang erschweren oder wie die Zuordnung der LWS zum Beckenkamm ist. In der Praxis hat sich bei uns bewährt, bei Übergangsanomalien mit 4 oder häufiger 6 Lendenwirbeln diese Tatsache nur zu beschreiben und nicht die Art der Anomalie zu werten, indem wir voranstellen, daß bei dem Patienten eine 4- oder 6teilige LWS besteht. Dem Patienten selbst muß diese Tatsache mitgeteilt werden, da er bei der evtl. anderen Zählweise z. B. bei der Computertomographie, unter Umständen andere diagnostische Angaben erhält, die ihn im günstigsten Falle verwirren, im ungünstigsten Falle juristische Konsequenzen für den behandelnden Arzt haben können (falsche Höhe operiert).

Funktionsaufnahmen der LWS in extremer Inklination und Reklination sind angezeigt beim Vorliegen von Spondylolysen oder Spondylolisthesen, um evtl. hieraus schon die über die Bandscheibenoperation hinausgehende Indikation zur Spondylodese zumindest anzudenken. Beim bereits an einem Bandscheibenvorfall operierten Patienten helfen die Nativaufnahmen der LWS unter Umständen, das operierte Segment zu erkennen, man sollte aber – gerade bei weiten Zwischenbogenräumen – diesem bildgebenden Verfahren nicht allzu viel Bedeutung beimessen, sondern in jedem Falle versuchen, den Operationsbericht der Voroperation auszuwerten.

In dem Jahrzehnt von 1970–1980 spielte die lumbale Myelographie mit wasserlöslichen Kontrastmitteln in der Diagnostik des lumbalen Bandscheibenvorfalles eine wesentliche Rolle. Rückschauend bleibt festzuhalten, daß diese invasiv-diagnostische Methode im indirekten Bild eine Reihe von Veränderungen zeigte, die

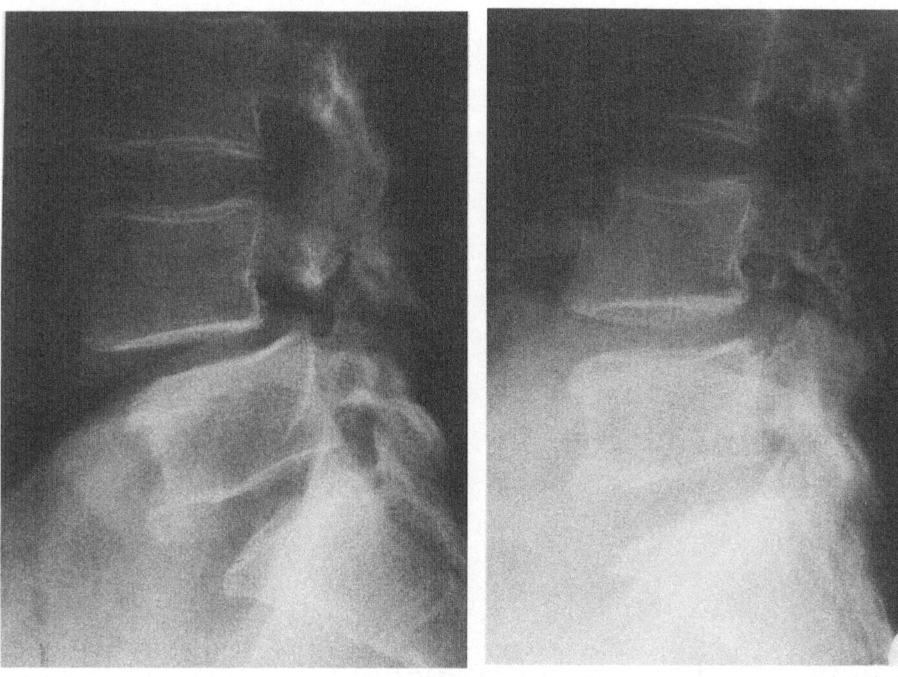

Abb. 1a, b. Entwicklung einer Spondylolyse zwischen 4. und 5. Lendenwirbel im Abstand von 13 Jahren (Bilder mit freundlicher Genehmigung des St. Willibrordus-Hospitals Emmerich)

letztendlich nicht operationsbedürftig waren: „Dauerwellen" (Abb. 2), und z. B. die extrem lateralen Bandscheibenvorfälle nicht erkennen ließ. Nicht auszuschließen ist, daß ein Teil der bei der Myelographie verwendeten Kontrastmittel arachnitische Verklebungen verursacht hat, die später Ursache weitergehender Beschwerden waren. Aus unserer Sicht ist die lumbale Myelographie als invasiv-diagnostisches Verfahren in der Diagnostik des lumbalen Bandscheibenvorfalles nicht mehr indiziert und stellt, wenn Computertomographie oder magnetische Resonanztomographie möglich sind, eine nicht mehr vertretbare Belastung für den Patienten durch Strahlen und invasive Kontrastmittelgabe dar. Ausnahmen ergeben sich, wenn Computertomographie oder magnetische Resonanztomographie z. B. bei sehr fettleibigen Patienten sich als unmöglich erweisen, wenn eine schnelle mehrsegmentale Diagnostik z. B. beim akuten Kaudasyndrom mit Verdacht auf spinalen Tumor im unteren Thorakalbereich erforderlich ist oder wenn die Myelographie mit einer ausgiebigen Liquordiagnostik in der Differentialdiagnose anderer spinaler Erkrankungen kombiniert wird; all dies sind Ausnahmen, die im Zweifelsfall einer genauen Begründung bedürfen. Ähnlich verhält es sich mit der Myelographie in der Diagnostik des sog. Bandscheibenrezidivvorfalles, wo sie in aller Regel durch eine genaue Anamneseerhebung bereits entbehrlich wird.

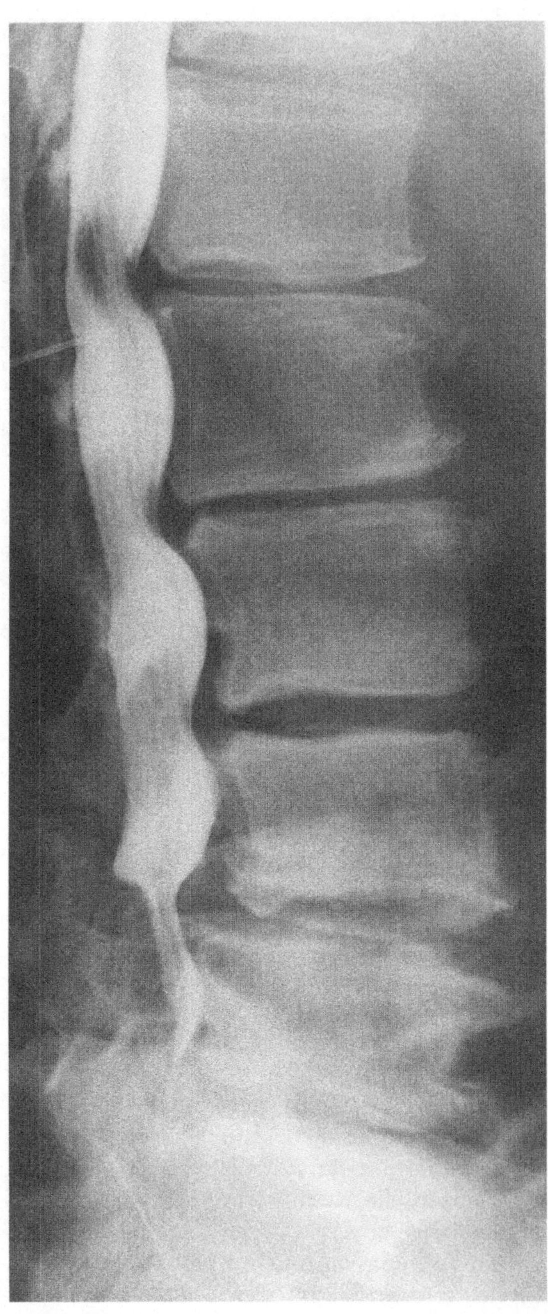

Abb. 2. Sogenanntes „Dauerwellen"-Myelogramm bei erheblichen degenerativen Veränderungen der Gesamtlendenwirbelsäule mit ausgeprägter Spondylosis deformans und Spondylolyse LW4/5

Das am häufigsten angewandte und diagnostisch zur Zeit beste bildgebende Verfahren in der Diagnostik des lumbalen Bandscheibenvorfalles und der Spinalkanalstenose im Lumbalbereich ist die Computertomographie, die aber wie alle anderen bildgebenden Verfahren erst dann eingesetzt werden sollte, wenn durch eine klinische Untersuchung eine segmentale Zuordnung des vermuteten Bandscheibenvorfalles zumindest eingegrenzt ist. Es zeigt sich häufig, daß das in etwa 5% der Fälle bei Bandscheibenvorfällen befallene Segment LW3/4 nicht computertomographisch untersucht wurde, weil die klinische Untersuchung der Patienten nicht vollständig war oder gar nicht erfolgte. Mit Hilfe der Computertomogramme lassen sich alle Formen der Bandscheibenvorfälle erkennen, entsprechend dünne Schichten erlauben auch Aussagen über den Verlauf der Nervenwurzel im Foramen intervertebrale. Auf die Strahlenbelastung der Computertomographie insbesondere bei Frauen wurde bereits hingewiesen. Im Falle der Notwendigkeit einer Untersuchung der LWS mit bildgebenden Verfahren ist dann auf die magnetische Resonanztomographie auszuweichen.

Die Computertomographie stellt zwar zur Zeit das beste bildgebende Verfahren zur Diagnostik des lumbalen Bandscheibenvorfalles dar, da im weitesten Sinne bildlich die Strukturen dargestellt werden, die auch bei einem eventuellen operativen Eingriff erkennbar sind (Abb. 3–5). Demgegenüber zeigt sich bei der magnetischen Resonanztomographie, daß neben diesen Strukturen auch die physikalischen Eigenschaften sowohl der Bandscheiben als auch der benachbarten Wirbel und der Strukturen des Nervensystems in die Bildgebung einfließen, so daß manche Befunde vorgetäuscht sind und andere vom Bildbetrachter, der die physikalischen Grundlagen der magnetischen Resonanztomographie nicht kennt, über- oder unterbewertet werden (Abb. 6a, b). Wir schätzen an der Bildgebung der magnetischen Resonanztomographie die Möglichkeit der mehrdimensionalen Darstellung, wir schätzen im Bereich der *Halswirbelsäule* auch die Tatsache, daß es anhand der magnetischen Resonanztomographie möglich ist, die Degeneration angrenzender Bandscheiben gut erkennen zu können. Im Bereich der LWS spielt die Degeneration angrenzender Bandscheiben bezüglich der Indikationsstellung keine wesentliche Rolle, da nur der einer Nervenwurzel zuordnenbare Bandscheibenvorfall – entsprechend der klinischen Untersuchung – eine Operationsindikation darstellt, nicht evtl. weitere im bildgebenden Verfahren beschriebene Bandscheibenschäden.

Zur Verwirrung trägt häufig bei, daß der Radiologe sowohl bei der computertomographischen als auch bei der magnetresonanztomographischen Untersuchung gezwungen ist, Befunde zu beschreiben, was dann in der Praxis dazu führt, daß Patienten in heller Aufregung zur stationären Aufnahme gelangen. Die Notwendigkeit der Operation von zwei Bandscheibenvorfällen im Lumbalbereich in zwei übereinander liegenden Segmenten besteht in etwa 0,1 % der operierten Patienten.

Nach unserer Erfahrung ist in der Diagnostik des lumbalen Bandscheibenvorfalles die Computertomographie der magnetischen Resonanztomographie vorzuziehen, sofern Überlegungen der Strahlenbelastung keine Rolle spielen.

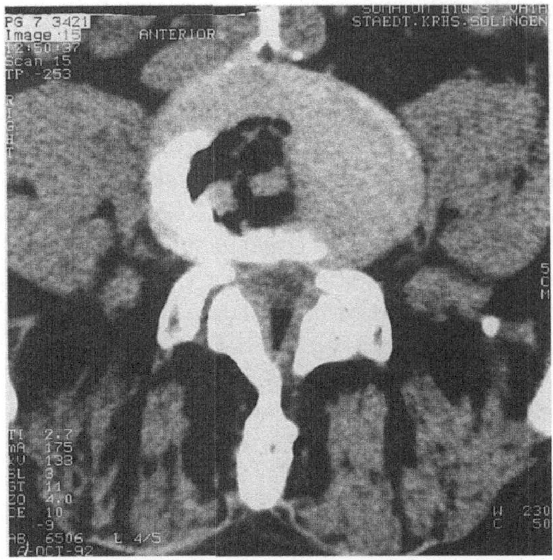

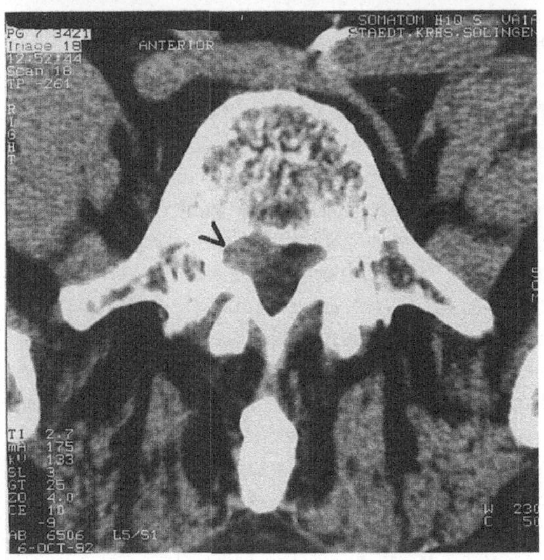

Abb. 3. Darstellung eines rechtsseitigen Bandscheibensequesters unterhalb des Zwischenwirbelraumes LW4/5, so daß aufgrund der Lage des Befundes auf einen Sequester geschlossen werden kann, während die Gaseinschlüsse in der Bandscheibe selbst auf erhebliche degenerative Veränderungen hinweisen

Die Abschätzung eventueller Komplikationen und Spätfolgen bei der Indikationsstellung

Die Operation des lumbalen Bandscheibenvorfalles oder der Spinalkanalstenose der LWS erfolgt praktisch nie aus einer vitalen Indikation heraus, oft aber zur Wiedererlangung erheblich eingeschränkter Lebensqualität oder der Arbeitsfähigkeit. Unter diesen Voraussetzungen sind für diesen Eingriff Kontraindikationen und eventuell zu erwartende Komplikationen und Spätfolgen durchaus zu beden-

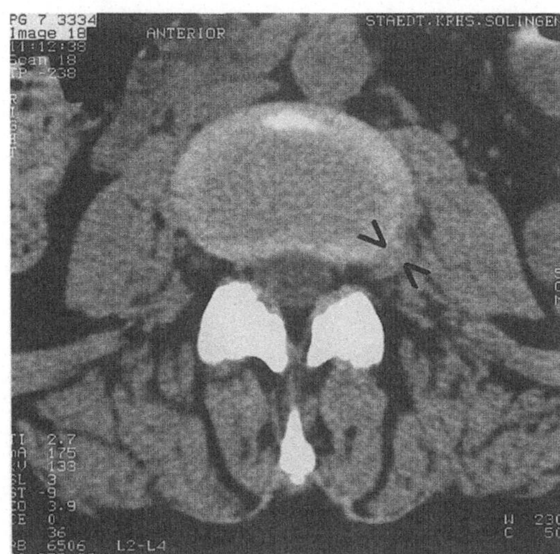

Abb. 4. Extrem lateraler (extraforaminaler) Bandscheibensequester in Höhe LW3/4, der zur Kompression der Nervenwurzel L3 geführt hat, während die medialen im Spinalkanal gelegenen Bandscheibenvorfälle dieses Segmentes zu Kompressionen der Nervenwurzel L4 führen

ken, wenn nicht die nahezu vitale Indikation dadurch bedingt ist, daß eine akute Kaudalähmung besteht.

Es ist selbstverständlich, daß Patienten, die wegen kardialer oder pulmonaler Erkrankungen nicht narkosefähig sind, also bei denen eine absolute Kontraindikation vorliegt, nicht wegen eines lumbalen Bandscheibenvorfalles operiert werden können. Man wird aber auch in diesen Fällen abschätzen müssen, inwieweit z. B. die schmerzbedingte Blutdrucksteigerung beim Hypertoniker gegenüber der Narkose- und Operationsgefährdung abzuwägen ist.

Während die absoluten Kontraindikationen relativ selten die Indikationsstellung zur lumbalen Bandscheibenoperation beeinflussen werden, da respiratorische und kardiale, zur eingeschränkten Narkosefähigkeit führende Erkrankungen häufig einem älteren Patientengut zuzuordnen sind, das nicht mehr unter Bandscheibenvorfällen leidet, sind eine Reihe von Komplikationen infolge Vorerkrankungen auch bei jüngeren Patienten möglich. Es ist aus diesem Grunde erforderlich, vor einer geplanten Bandscheibenoperation durch laborchemische Untersuchungen (Blutsenkung, C-reaktives Protein, Blutbild) sicherzustellen, daß der betreffende Patient nicht unter einer floriden Entzündung leidet, da sonst Wundheilungsstörungen und schlimmstenfalls auch eine Spondylodiszitis vorprogrammiert sind.

Grundsätzlich sollte deshalb anamnestisch auch erfragt werden, inwieweit Zystitiden, vereiterte Zähne, Furunkelbildung, offene Beine bei dem betreffenden Patienten bekannt sind. Desgleichen empfehlen sich bei einer bekannten Pyelonephritis oder einem Diabetes mellitus zusätzliche Laboruntersuchungen und ggf. auch eine antibiotische perioperative Abschirmung.

In Schüben verlaufende Erkrankungen wie Enzephalomyelitis disseminata, rheumatische Erkrankungen, die primär chronische Polyarthritis können – wie bei jedem operativen Eingriff – auch durch eine lumbale Bandscheibenoperation exazerbiert werden, so daß hier die Indikationsstellung besonders streng erfolgen

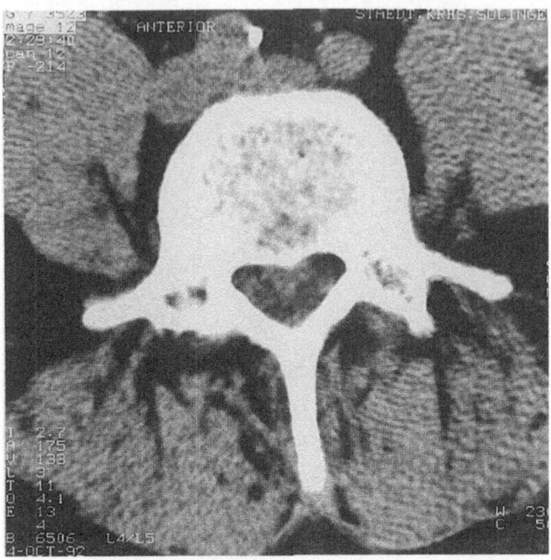

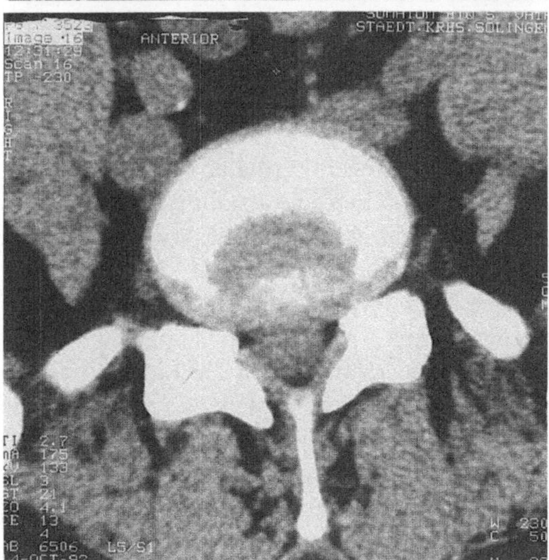

Abb. 5. Vortäuschung eines fast normalen computertomographischen Befundes bei riesigem medial gelegenem Bandscheibensequester (nur aufgrund der klinischen Symptomatik wurde der computertomographische Befund richtig interpretiert) (Abb. 2–5 mit freundlicher Genehmigung von Herrn Dr. Gilly, Chefarzt des Strahleninstitutes des Städtischen Krankenhauses Solingen)

sollte. Auch sollten Operationen in diesen Fällen nur dann durchgeführt werden, wenn eindeutig durch klinische Untersuchungen und bildgebende Verfahren eine segmentale Zuordnung des Schmerzes bzw. der klinischen Ausfälle sicher ist.

Komplikationen sind prinzipiell auch dann zu erwarten, wenn Patienten unter Varizen leiden oder früher stattgehabte Thrombosen und Lungenembolien angeben, so daß hier eine entsprechende Prophylaxe mit Heparin und seinen Abkömmlingen erforderlich ist. Darüber hinaus hat sich grundsätzlich bei allen Patienten, die wegen eines lumbalen Bandscheibenvorfalles vorübergehend immobilisiert sind – unabhängig, ob sie konservativ oder operativ behandelt werden – eine Thromboseprophylaxe bewährt.

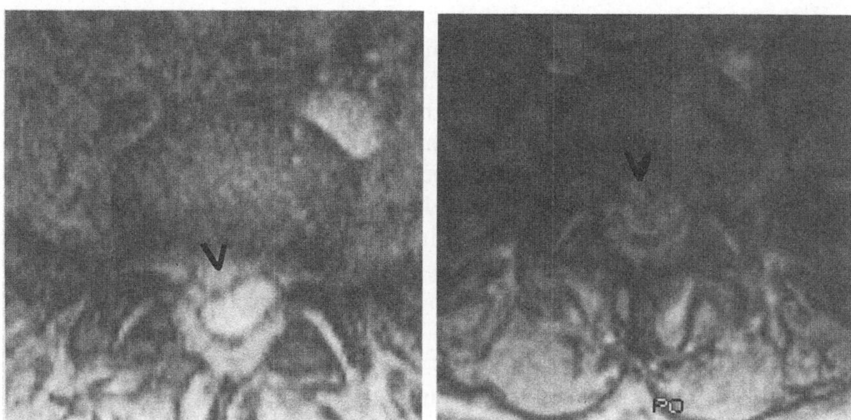

Abb. 6a, b. Verlaufsbeobachtungen eines rechtsseitigen präsakralen Bandscheibenvorfalles innerhalb von 4 Monaten im magnetischen Resonanztomogramm mit scheinbarer Verkleinerung des Befundes infolge geringfügig anderer bildlicher Darstellung (**6b**); intraoperativ Bandscheibensequester. (Mit freundlicher Genehmigung von Herrn Dr. Hans-Jürgen Daus, 40547 Düsseldorf)

Auf die grundsätzliche Gefahr einer Wundheilungsstörung beim Diabetes mellitus wurde bereits oben hingewiesen; bei schweren obstruktiven Gefäßerkrankungen sollte das ebenfalls bedacht werden. Beide Krankheitsbilder können darüber hinaus durch die Polyneuropathie einerseits und gefäßbedingte Schmerzen andererseits ähnliche Symptome wie lumbale Bandscheibenvorfälle verursachen.

Der lumbale Bandscheibenvorfall ist eine Erkrankung, die sich an der am stärksten belasteten und bewegungsreichsten Stelle der Gesamtwirbelsäule manifestiert. Er weist auf die Tatsache hin, daß insgesamt eine den Anforderungen des aufrechten Ganges nicht gewachsene Wirbelsäule vorliegt; auf diese Tatsache sollten die Patienten grundsätzlich aufmerksam gemacht werden. Für die Indikationsstellung bedeutet das, wenn zusätzliche statische Veränderungen an der Wirbelsäule oder dem Gesamtskelett vorliegen, daß diese statischen Veränderungen und der Bandscheibenvorfall bzw. die durchzuführende Bandscheibenoperation sich gegenseitig nachteilig beeinflussen können. Hier sind in erster Linie Patienten mit skoliotischen Veränderungen, Beinlängendifferenzen, Beinamputierte zu nennen. Darüber hinaus spielt die Spondylolisthesis in einem anderen Segment durchaus eine entscheidende Rolle für die Gesamtstatik; Spondylarthrosen können spätere Beschwerdefreiheit verhindern, eine Spondylolyse in einem anderen als dem zu operierenden Segment weist auf weitere Bandscheibenschäden hin. In allen vorgenannten Fällen besteht sicher dann eine Indikation zum operativen Eingriff, wenn das Beschwerdebild entsprechend ist, und – wie bereits oben erwähnt – klinischer Befund und bildgebendes Verfahren eindeutig auf den Bandscheibenvorfall als Ursache der Beschwerden ausweisen.

Während die vorgenannten Erkrankungen und Zustände durchaus morphologisch faßbar sind, muß in diesem Zusammenhang noch auf die Erfahrung hingewiesen werden, daß Patienten, bei denen im gleichen Segment Chemonukleolysen und perkutane Nukleotomien vor der zu erfolgenden offenen Bandscheibenoperation durchgeführt wurden, häufig nicht beschwerdefrei werden. Eine eindeutige Erklärung dafür können wir nicht geben. Zu warnen ist auch vor der Operation medianer Bandscheibenvorfälle, die lediglich Rückenschmerzen bedingen, da die operativen Ergebnisse häufig in eine lumbale Instabilität einmünden. In diesen Fällen ist eine konservative Behandlung praktisch immer ausreichend, außer wenn durch riesige mediane Bandscheibenvorfälle später Schwierigkeiten im Sinne des engen Spinalkanals zu erwarten sind.

Im Hinblick auf die Lebensqualität sollte die Indikation zur lumbalen Bandscheibenoperation bei Patienten, die infolge eines Tumorleidens nur noch eine beschränkte Lebensdauer haben, sehr sorgfältig, aber nicht zu eng gestellt werden.

Die Indikation zur Bandscheibenerstoperation und die Operationsaufklärung

Unter Berücksichtigung der im Vorstehenden aufgeführten Abschätzungen sehen wir eine Indikation zur lumbalen Bandscheibenoperation dann, wenn klinische und bildgebende Verfahren darauf hinweisen, daß die von dem Patienten angegebenen Beschwerden und/oder neurologischen Ausfälle durch einen Bandscheibenvorfall, eine Enge des Spinalkanals oder beide im Zusammenwirken bedingt sind. Nachdem es nicht möglich ist, durch bildgebende Verfahren sicherzustellen, ob ein Bandscheibensequester vorliegt, sollten derartige Definitionen auch in der Befundbeschreibung bildgebender Verfahren nicht auftauchen. Aus der Erfahrung wissen wir, daß Bandscheibenvorfälle, die kranial oder kaudal des Bandscheibenraumes lokalisiert sind (s. Abb. 3), aller Wahrscheinlichkeit nach freie Sequester sind. Es ist erforderlich, daß – abgesehen von der perakuten Symptomatik der akuten Kaudalähmung und der plötzlich eingetretenen Quadrizeps-, Fußheber- und Fußsenkerlähmung – grundsätzlich erst eine konservative Therapie versucht werden sollte, die entsprechend ausreichend sein muß. Die Fortführung einer konservativen Therapie bei zunehmenden Schmerzen oder gar bei Ausfallserscheinungen bzw. das Unterlassen einer bildgebenden Untersuchung wie der Computertomographie muß als äußerst bedenklich gewertet werden.

Noch einmal muß betont werden, daß unabhängig von der Dringlichkeit der Operation bildgebende Verfahren, Beschwerden und klinischer Befund übereinstimmen müssen, bevor man sich zu einer Operation entschließt. In Einzelfällen wird es notwendig sein, auch dann einen operativen Eingriff durchzuführen, wenn konservative Behandlungsmaßnahmen nicht zum Erfolg führen, die Beschwerden für einen Bandscheibenvorfall sprechen, aber die bildgebenden Verfahren einen solchen nicht sicher nachweisen lassen. Derartige Indikationsstellungen sind außerordentlich schwierig; der Eingriff sollte stets vom erfahrensten Operateur durchgeführt werden. In diesem Zusammenhang ist zu erwähnen, daß laterale Bandscheibenvorfälle, die extraforaminal liegen (s. Abb. 4), häufig übersehen werden. In verschiedenen Kliniken wird nach unserer Erfahrung leider die Meinung vertreten, daß diese Bandscheibenvorfälle nicht operationsbedürftig sind, was eine fahrlässige und grobe Fehleinschätzung bedeutet; es ist richtig, daß ein Teil dieser lateralen Bandscheibenvorfälle sich durch konservative Behandlung bessern läßt, andererseits bestehen häufig erhebliche Schmerzsymptome und zum Teil massive Ausfallserscheinungen, die einen Eingriff unumgänglich machen.

Vor einer geplanten Operation eines lumbalen Bandscheibenvorfalles oder auch der lumbalen Wirbelkanalstenose müssen die Patienten neben den allgemeinen Operationsrisiken wie Wundheilungsstörungen (2%) und Nachblutung (0,1%) auf spezielle Komplikationen, aber auch mögliche Spätfolgen aufmerksam gemacht werden.

Ein Eingriff an den tragenden Strukturen der Wirbelsäule kann eine Instabilität bedingen, so daß mit einer Beschwerdefreiheit hinsichtlich Rückenschmerzen grundsätzlich nicht zu rechnen ist (eine lumbale Bandscheibenoperation bei Rükkenschmerzen als alleinigem Symptom wird in aller Regel nicht durchgeführt). Es hat sich als praktisch erwiesen, die Patienten auch darauf aufmerksam zu machen, daß postoperativ Schmerzen im Rücken bestehen können, damit sie nicht dadurch verunsichert sind. Typische Komplikationen bestehen grundsätzlich darin, daß während des operativen Eingriffs Zugwirkungen an den Nervenwurzeln erfolgen können, wodurch im schlimmsten Falle sogar Lähmungserscheinungen ausgelöst werden können. Prinzipiell ist eine direkte Verletzung der Nervenwurzel möglich (unter 1%), so daß bleibende Schäden resultieren können. Vorübergehende Blasenstörungen sind häufig, bleibende selten, außer wenn ein Kaudasyndrom vorgelegen hat. Hier ist von Bedeutung, daß bei vorbestehenden Lähmungserscheinungen die Patienten zweifelsfrei darüber aufgeklärt werden müssen, daß diese Lähmungen sich unter Umständen nicht zurückbilden. Eine Chance dazu besteht aber in jedem Fall. Es hat sich bewährt, die Patienten insoweit über das operative Vorgehen aufzuklären, daß sie einsehen können, daß weder eine Reparatur des Nerven noch eine Erneuerung der LWS stattfindet, sondern daß durch Wegnahme des Druckes auf die Nervenwurzel dieser die Möglichkeit zur Erholung gegeben wird.

Verletzungen der retroperitoneal gelegenen Gefäße, des Darmes oder der Ureteren sind äußerst seltene Komplikationen (0,1%), sie sollten kursorisch erwähnt, der Patient aber nicht in Angst und Schrecken dadurch versetzt werden.

Nachdem viele Patienten sich bereits – und leider oft fragwürdig – vorinformiert haben, muß auf die Problematik der Rezidivbildung bei der Aufklärung eingegangen werden (ca. 10%), wobei ja echte Rezidive im gleichen Segment möglich sind, andererseits aber auch Bandscheibenoperationen in anderen Segmenten als Rezidiv gerechnet werden. Häufig ist die Frage der Patienten nach den sog. Verwachsungen nach der Bandscheibenoperation, die man dahingehend beantworten sollte, daß grundsätzlich jeder operative Eingriff individuell nicht vorhersagbare Vernarbungen begünstigt, die jedoch im Regelfalle nach der lumbalen Bandscheibenoperation keine Beschwerden verursachen. Meines Erachtens wird diesen „Vernarbungen" viel zu oft eine Bedeutung beigemessen, ohne daß die tatsächlichen Ursachen für das Nichteintreten von Beschwerdefreiheit eruiert oder pathophysiologisch erkannt werden.

Die Aufklärung vor der Operation sollte auch in groben Zügen entsprechend dem Beruf des Patienten spätere Verhaltensmaßregeln einschließlich des Verhaltens in den ersten postoperativen Tagen einschließen.

Die Indikationsstellung zur wiederholten lumbalen Bandscheibenoperation

Es wurde bereits oben ausgeführt, daß die Indikationsstellung zur Bandscheibenrezidivoperation mehr noch als bei der Erstoperation auf anamnestischen Angaben des Patienten beruht, da zumindest bei Rezidiven im gleichen Segment die bildgebenden Verfahren häufig nicht eindeutig sind.

Unter einem Rezidiveingriff versteht man im landläufigen Sinne jede erneute Bandscheibenoperation an der LWS, im engeren Sinne Bandscheibenvorfälle an der bereits voroperierten Stelle, d. h. im gleichen Segment auf der gleichen Seite. Die Namensgebung ist leider nicht einheitlich, so daß man im Zweifelsfalle die Problematik genauer beschreiben muß.

Treten Bandscheibenvorfälle bei einem voroperierten Patienten in einem anderen Segment auf, wird die klinische Symptomatik sich meist von der des voroperierten Bandscheibenvorfalles unterscheiden, doch hängt es von der Intelligenz, dem Erinnerungsvermögen und der Schmerzqualität des Patienten ab, ob dessen Angaben hinsichtlich des gleichen oder anderen Schmerzes verwertbar sind. Weiterhelfen kann sicherlich die klinische Untersuchung in Zusammenschau mit den Vorbefunden, sofern diese erreichbar sind. Man sollte grundsätzlich versuchen, sich Klarheit darüber zu verschaffen, wo der Patient operiert wurde und welche intraoperativen Bedingungen geherrscht haben. Besonders wichtig erscheint dies bei Übergangsstörungen im thorakolumbalen und lumbosakralen Bereich. Röntgenaufnahmen sind deshalb ebenfalls unerläßlich, wobei sie nicht immer sichere Aussagen über die Voroperation erlauben.

Besteht nach den klinischen Befunden und anamnestischen Angaben des Patienten der hinreichende Verdacht, daß es sich um ein Rezidiv im gleichen Segment handelt, ist zu klären, ob die Beschwerden nach der ersten Operation sich geändert oder gebessert haben oder gleichblieben. Im Falle gleichbleibender Beschwerden erscheint es wahrscheinlich, daß kein Bandscheibenrezidivvorfall vorliegt, sondern entweder noch Bandscheibenmaterial drückt, eine lumbale Instabilität vorliegt, eine psychische Fixierung auf die Beschwerden oder chronische Veränderungen in den Nervenwurzeln selbst. Haben Beschwerden sistiert oder wurden durch die Voroperation deutlich besser, haben dann jedoch wieder plötzlich begonnen, ist ein Rezidiv wahrscheinlich, auch wenn die bildgebenden Verfahren dieses nicht immer zeigen können. In jedem Falle sollte man zunächst konservativ behandeln, bevor man sich vorschnell zu einem erneuten operativen Eingriff entschließt. Führt die konservative Behandlung beim plötzlichen Wiederauftreten von Beschwerden nicht zum Erfolg, ist eine Reoperation indiziert, desgleichen bei Bandscheibenvorfällen auf der Gegenseite oder in einem anderen Segment.

Schwieriger ist die Problematik, wenn die Beschwerden postoperativ nie aufgehört haben. Auch in diesem Fall muß man grundsätzlich daran denken, daß ein Bandscheibenvorfall in einem anderen Segment ähnliche Beschwerden verursachen kann, auch wenn das selten ist!

Hier ist noch mehr die konservative Behandlung von Bedeutung, auch die psychische Komponente sollte nicht außer acht und ein Rentenbegehren sicher ausgeschlossen sein, bevor man sich mit aller Zurückhaltung zum erneuten Eingriff entschließt.

Die Indikation zur lumbalen Bandscheibenoperation aus der Sicht des niedergelassenen Arztes

Der erstbehandelnde Arzt eines Patienten mit einem lumbalen Bandscheibenvorfall ist sein Hausarzt oder sein Orthopäde, in praktisch keinem Fall wird der spätere Operateur der erstbehandelnde Arzt sein. Aus diesem Grunde kommen dem erstbehandelnden Arzt weniger die Verantwortung für die Indikationsstellung zur Operation als die Verantwortung für die entscheidende diagnostische und therapeutische Weichenstellung zu. Letztendlich liegt die Verantwortung für die Operationsindikation grundsätzlich beim Operateur.

Wie bereits ausgeführt, sehen wir praktisch keine Indikation zu einer Bandscheibenoperation bei lokalen Rückenschmerzen, wenn man von den äußerst seltenen medianen großen Bandscheibenvorfällen absieht, die keine neurologische Symptomatik verursachen. Sie sind ausgesprochene Raritäten, ihre Operation ist nur in sehr wenigen Einzelfällen erforderlich, wenn konservative Behandlungsmaßnahmen *wirklich* keinen Erfolg bringen.

Der erstbehandelnde Arzt sollte dann die entscheidende Weichenstellung in der Diagnostik vornehmen, wenn seine konservativen Maßnahmen nicht zu einer Besserung der Beschwerden führen bzw. sich die Beschwerden verschlimmern oder durch neurologische Ausfälle verdeutlichen; abzuwarten, bis neurologische Ausfälle im Sinne von erheblichen Sensibilitätsstörungen oder gar Paresen auftreten, um erst dann eine weitergehende Diagnostik einzuleiten, ist fehlerhaft!

An eine weitergehende Diagnostik sollte gedacht werden, wenn nach etwa 3wöchiger konservativer Therapie mit entsprechender Ruhigstellung, antiphlogistischen Maßnahmen und physiotherapeutischer Unterstützung keine Besserung der Beschwerden eingetreten ist, wobei immer zuerst eine Röntgenaufnahme der LWS und danach entsprechend der segmentalen Zuordenbarkeit der Beschwerden eine Computertomographie vorzugsweise gleichzeitig in den Segmenten LW3/4, LW4/5 und präsakral gemacht werden sollte. Bei Frauen unter 40 Jahren kann aus strahlenschutztechnischen Gründen die Computertomographie durch eine magnetische Resonanztomographie ersetzt werden.

Vorsicht ist erfahrungsgemäß geboten mit der Beschreibung der bei der Computertomographie und noch mehr bei den durch magnetische Resonanztomographie erhobenen Befunden, da erfahrungsgemäß die von den Radiologen beschriebenen Bandscheibenvorfälle nicht immer sogleich eine Operationsindikation darstellen, andererseits aber auch der Radiologe mangels Kenntnis der genauen klinischen Befunde des Patienten zu einer abschließenden Beurteilung der weiteren Behandlung nicht Stellung zu nehmen vermag.

Wenn konservative Maßnahmen keine Besserung erbracht haben, bildgebende Verfahren einen Hinweis bringen, daß ein Bandscheibenvorfall vorliegen könnte, ist die Vorstellung beim operierenden Neurochirurgen oder Orthopäden erforderlich. Vorsichtshalber dürfen wir aber aus unserer Erfahrung heraus auch empfehlen, Patienten, bei denen die Ergebnisse der bildgebenden Untersuchungen nicht eindeutig waren, beim operierenden Arzt vorzustellen. Je nach den Erfahrungen der Niedergelassenen mit ihren operativen Kliniken sollten die Patienten durchaus darauf vorbereitet sein, daß eine Operation möglich ist oder daß der Operateur um Rat gefragt wird. Das sollte sich auch auf dem Überweisungsschein niederschlagen.

Für die Indikationsstellung aus der Praxis des niedergelassenen Arztes heraus kann es durchaus auch von Bedeutung sein, die Patienten dahingehend zu beraten, welche Art der Behandlung – konservativ oder operativ – für den einzelnen Patienten vorteilhafter sein kann, auch wenn dies weniger den medizinischen Gegebenheiten entspricht: Für einen selbständigen Einzelverdiener kann eine kurze operative Behandlung wesentlich günstiger sein als eine mehr oder weniger konservative Behandlung, die sich der Angestellte oder Beamte durchaus gerne leisten kann. Wirtschaftliche Gesichtspunkte dieser Art müssen hinter der medizinischen Indikationsstellung zurückstehen, sollten aber aus humanitären Gründen nicht außer acht gelassen werden.

Zusammenfassung

Eine Indikation zur Operation eines lumbalen Bandscheibenvorfalles besteht dann, wenn klinischer Befund bzw. segmentale Schmerzausstrahlung des Patienten mit den Befunden der bildgebenden Verfahren (CT!) in Übereinklang zu bringen sind, wenn eine konservative Behandlung über einen begrenzten Zeitraum keine Besserung erbracht hat und wenn ausgeschlossen ist, daß der Patient sich durch den Eingriff nicht einen Vorteil im Sinne der Anerkennung als Schwerbeschädigter oder Frührentner erhofft. Dringliche Indikationen zur lumbalen Bandscheibenoperation bestehen immer dann, wenn akut Lähmungen oder Blasen- und Mastdarmstörungen eingesetzt haben.

Indikationen zur lumbalen Bandscheibenoperation

B. Kügelgen

Indikation ist die fachliche Legitimation für alles ärztliche Handeln in Diagnostik und Therapie. Auch die juristische Überprüfung unseres Handelns fragt immer zuerst nach der Indikation. Was heißt Indikation?

Indikation ist der rational begründete Nachweis, daß eine bestimmte Maßnahme die Lage des Patienten verbessert, und zwar im Vergleich zur ärztlichen Untätigkeit (Spontanverlauf) oder einer anderen Maßnahme. In der Diagnostik wird eine Verbesserung des Erkenntnisstandes erwartet, bei der Therapie nicht zwingend eine Verbesserung, möglicherweise auch die Vermeidung oder gar nur die Verminderung einer Verschlechterung gefordert.

Die Indikation gründet sich aber nicht nur in einer Verbesserung für den Kranken, sondern gewichtet auch alle Risiken.

Fragt man Therapeuten, ob eine bestimmte Behandlung ihrer Meinung nach indiziert sei, wenn sie offenkundig erfolgreich ist, so wird dies in der Regel unumwunden bejaht. Hier ist eine kritischere Betrachtung erforderlich.

Stehen wir am Krankenbett eines Patienten mit einer lumbalen Bandscheibenerkrankung, so gibt es bei der Frage nach der operativen Intervention zwei Aspekte: Wird die vorgesehene Operation dem Kranken helfen? Welche Risiken sind damit verbunden?

Um das Problem formal übersichtlich darstellen zu können, soll zunächst nicht die ganze Fülle des großen Spektrums betrachtet werden, was den Zustand des Patienten ausmacht: Schmerzen, Funktionsfähigkeit, Schlaf, orthopädisch-manualmedizinischer Befund, neurologischer Befund, psychischer Befund. Zunächst sei ein formalistischeres Procedere gestattet, das nur von erfolgreich (+) und erfolglos (−) ausgeht. Sowohl Operation wie konservative Therapie können erfolgreich wie erfolglos sein.

Formalistisch ergeben sich beim einzelnen Kranken also vier Möglichkeiten für den weiteren Krankheitsverlauf:

1. Operation erfolgreich, konservative Therapie erfolglos
2. Sowohl OP wie konservative Therapie erfolgreich
3. OP erfolglos, konservative Therapie erfolgreich
4. Sowohl OP wie konservative Therapie erfolglos.

Sowohl bei Möglichkeit 1 wie 2 ist die Operation erfolgreich, sie ist aber nur bei 1 indiziert. Bei den Möglichkeiten 2 und 4 sind Operation und konservative Therapie gleich erfolgreich bzw. erfolglos, in beiden Fällen würde man aber wegen des geringeren Risikos die konservative Therapie vorziehen. Es ist also keineswegs der Erfolg allein, der eine bestimmte medizinische Maßnahme bereits als indiziert

B. Kügelgen (Hrsg.)
Neuroorthopädie 5

Tabelle 1. Medizinische Indikation

	1.	2.	3.	4.
A	+	+	–	–
B	–	+	+	–

A = Therapie 1 = Operation; B = Therapie 2 = konservativ (oder Spontanverlauf)
+ = erfolgreich; – = nicht erfolgreich

erscheinen läßt, sondern die Überlegenheit der einen Methode gegenüber mindestens einer anderen Methode hinsichtlich *Erfolg und Risiko*. Die zweite „Methode" kann selbstverständlich auch das Zuwarten des Arztes, also der Spontanverlauf, sein. Wesentlich komplizierter wird die Entscheidung, welche Methode indiziert ist, dadurch, daß es meist nicht *den* Erfolg und *den* Mißerfolg gibt, sondern das ganze Spektrum von Heilung über Verbesserung, Status idem bis hin zur Verschlechterung möglich ist. Um den Patienten hinsichtlich des weiteren Verlaufs je nach gewählter Therapiemethode möglichst gut beraten zu können, müßte der für ihn zu erwartende Verlauf nach Wahrscheinlichkeiten zu kalkulieren sein. Hierzu wären verläßliche Prädiktoren erforderlich. Was steht uns an Kriterien für diese Voraussagen zur Verfügung?

Auffallend häufig sehen wir Patienten mit eindrucksvollen CT-Befunden, bei denen bereits der Radiologe die OP-Indikation für unumgänglich gehalten hat. Dies ist abwegig. Der radiologische Befund *alleine* kann bei den Bandscheibenerkrankungen überhaupt nichts über den *aktuellen*, also pathogenetisch relevanten Krankheitswert aussagen. Es ist banal, wieviele Befunde ohne jede klinische Relevanz sind. Viele Patienten zeigen nach einer erfolgreichen konservativen Therapie in einem hohen Teil einen völlig unveränderten CT-Befund. Andere haben geradezu erschreckende CT-Befunde, obwohl sie sich wohlfühlen und beschwerdefrei sind. Selbst ein Patient mit einem Sequester, für einen Neurologen eine alltägliche Erfahrung, kann bei konsequenter konservativer Therapie völlig beschwerdefrei werden.

Das Computertomogramm wie überhaupt bildgebende Verfahren sind also offensichtlich ungeeignet für die Beurteilung einer Operationsindikation. Sie zeigen eindrucksvoll und in früher nicht vorstellbarer Weise den morphologischen Befund, vermögen aber im Falle der Bandscheibenerkrankung nichts über die entscheidende Frage auszusagen: Ist dieser Befund für die zu diesem Zeitpunkt geklagten Beschwerden und erhobenen Befunde das pathogenetisch relevante Korrelat?

Ein anderer zu diskutierender Prädiktor ist der klinische Befund. Hier gilt als Regel, daß Ausfälle von Seiten des Nervensystems zur Operation veranlassen, und zwar um so dringlicher, je erheblicher diese Ausfälle sind. Hinter dieser Überlegung steht offensichtlich die Vorstellung, daß eine geschädigte Nervenwurzel der sofortigen Druckentlastung bedarf. Dem stehen zwei Beobachtungen entgegen: Einmal gelingt es nur ganz selten, einen solchen Patienten in Stunden, meist noch nicht einmal in 1–2 Tagen, zur Operation zu bringen. Zum anderen ist bei Patienten, die auf die Operation warten oder die die Operation verweigert haben, in 24–36 Stunden bei konsequenter konservativer Therapie in nahezu allen Fällen eine deutliche Schmerzreduktion und eine Besserung des Lasègueschen Zeichens zu erkennen, beides Kriterien für die Intensität des Wurzelkontaktes durch den

Bandscheibenvorfall (Kügelgen 1991). In einer ganz erheblichen Zahl der Fälle beobachten wir in einigen Tagen bis allenfalls 1–2 Wochen eine ganz erhebliche Rückbildung auch einer Lähmung, wenn diese leicht bis mittelgradig war. Prädiktoren, wann sich welche Lähmungen zurückbilden, haben wir nicht finden können. Erfahrungsgemäß viel hartnäckiger sind Sensibilitätsausfälle, vor allem aber Reflexbeeinträchtigungen, wobei letztere keinerlei funktionelle Relevanz besitzen.

Ungünstige Erfahrungen bestehen allseits bei sehr schweren oder vollständigen Lähmungen, die sich offensichtlich weder unter konservativer Therapie noch unter der operativen Intervention bessern. (Dies entspräche im obigen Schema also der Möglichkeit 4.) Natürlich wird man versuchen, eine solch massive Wurzelkompression in kürzester Zeit zu dekomprimieren und hier sich nicht auf die allmählich einsetzende Dekompression durch die konservative Therapie verlassen. Das setzt aber voraus, daß ein solcher Patient wirklich binnen weniger Stunden nach der akut stattgehabten Wurzelkompression operiert wird. Die immer wieder eindrucksvoll von Chirurgen geschilderte Entlastung der Wurzel, die sie beobachten, reicht als Begründung zur operativen Intervention nicht aus, vielmehr spielt der Zeitpunkt der Therapie nach der Schädigung für die Indikation eine maßgebliche Rolle. Fraglos handelt es sich um eine geringe Zahl von Patienten, die schwere neurologische Defizite infolge einer Bandscheibenerkrankung zeigen.

Insgesamt ist festzuhalten, daß eine sichere Vorhersage im Einzelfall unmöglich ist. Es fehlt an zuverlässigen Prädiktoren sowie an hinreichend gesicherten Erkenntnissen über den zu erwartenden weiteren Krankheitsverlauf (mit Angaben zum Wahrscheinlichkeitsgrad), je nachdem welcher Patient mit welchen Beschwerden und welchem Befund zu welchem Zeitpunkt welcher Behandlung unterzogen wird.

Eine besondere Situation besteht beim Kauda-Syndrom. Aus der Traumatologie ist die schlechte Besserungstendenz bei schweren neurologischen Ausfällen infolge eines Kauda-Syndroms bekannt. Inwieweit das auch für die in aller Regel viel leichteren neurologischen Ausfälle bei einem medianen Bandscheibenvorfall zutrifft, ist nicht gesichert. Dennoch wird man auch bei Kauda-Syndromen mit nur leichten neurologischen Ausfällen zur raschen Operation raten, wiederum ist aber der Operationszeitpunkt maßgeblich, da besonders die vegetativen Funktionen (Miktion, Defäkation, Potenz) erhebliche Beeinträchtigungen verursachen, wenn sie sich nicht vollständig erholen. Insgesamt sind Kauda-Syndrome relativ selten, und es muß eingestanden werden, daß die *funktionelle Relevanz* der vegetativen Funktion und die *unterstellte schlechte Rückbildungstendenz*, wenn eine Kompression der Kauda auch nur wenige Stunden besteht, die dringliche Operation veranlassen, daß aber ein eindeutiger Beleg für die Überlegenheit der operativen Therapie fehlt.

Die Indikation zu einer lumbalen Bandscheibenoperation darf sich selbstverständlich nicht nur an dem erhofften Erfolg orientieren, sondern muß natürlich auch alle Risiken einbeziehen. Es ist immer wieder überraschend, mit welchen Vorstellungen Patienten in die Operation eingewilligt haben, wenn man sie hierzu genau befragt. Von der banalen Entfernung einer störenden Raumforderung („das muß weg") bis zur „ultima ratio in einer verfahrenen und ernsten Situation, die ein entschlossenes Handeln erfordere", werden alle Einstellungen von den Kranken berichtet. Derartig emotional gefärbte Darstellungen werden dem Problem nicht gerecht.

Tabelle 2. Ursachen des Postdiskektomie-Syndroms (in Anlehnung an Schirmer, 1984)

Prolaps übersehen	Wurzelerkrankungen
Prolaps andere Höhe	Facettenläsion
Prolaps Gegenseite	Wirbelgelenkarthrose
Diskus-Nachrutsch	Infektion
Wurzelläsion bei OP	Duraläsion
Verwachsungen	Kaudaläsion
Rezidiv	Psyche

Ausgangspunkt ist eine sehr hohe Zahl an lumbalen Bandscheibenoperationen (geschätzt in den alten Bundesländern ca. 40000 pro Jahr, orientierend an Schirmer, 1984). Die operative Intervention ist mit den allgemeinen Operations- und den methodenspezifischen Risiken behaftet. Hat der Patient nach der Operation noch Beschwerden, wird von einem sogenannten Postdiskektomie-Syndrom gesprochen (s. Tabelle 2).

Während die Komplikationen unter der Operation einigermaßen einheitlich eingeschätzt werden (Fahlbusch u. v. Poschinger, 1985), bestehen über die Häufigkeit des Postdiskektomiesyndrom (PDS) offenbar sehr unterschiedliche Beurteilungen. Dvořák (1988) hat die wohl bisher höchste international publizierte Quote mit 38% angegeben. Das PDS hängt natürlich ab von einer Fülle von verschiedenen Einflüssen wie Kunst des Chirurgen, Operationsmethode, Qualität der Nachbehandlung, Kooperation des Patienten. Art und Ausmaß der präoperativ bestehenden Krankheitserscheinungen sowie die Indikationsstellung sind von noch größerer Bedeutung.

Als Ursache des Postdiskektomiesyndroms kommen also Veränderungen, die mit der Operation im Zusammenhang stehen, in Frage sowie ein Fortbestehen präoperativer Störungen. Im letzteren Falle war die Diagnose Bandscheibenerkrankung eine Fehldiagnose und die Operation nicht indiziert („Prädiskektomiesyndrom").

Unter den mit der Operation im Zusammenhang stehenden Beeinträchtigungen finden sich immer noch falsche ärztliche Führung mit insuffizienter postoperativer Therapie. Die laut einer Umfrage von Tilscher (1984) erheblichen Differenzen in den postoperativen Empfehlungen scheinen immer noch nicht behoben. Obligat ist eine allgemeine muskuläre Rehabilitation mit intensiver Unterweisung in die Prinzipien der Rückenschulung sowie individuelle Beratungen zum Verhalten im Berufsleben, aber auch im privaten, insbesondere Freizeitbereich. Allgemeine Hinweise zur Schonung sind völlig ungeeignet.

Verheerend sind Operationen in Folge der Fehldiagnose „Bandscheibenerkrankung", weil hierdurch nicht nur Heilungsprozesse verzögert werden, sondern zusätzlich die Risiken der Operation völlig unnötig in Kauf genommen werden. Gerade die imposanten bildgebenden Verfahren sagen über den pathogenetischen Wert einer Raumforderung durch eine Bandscheibe nichts aus. Obwohl dies allgemein bekannt ist, fällt immer wieder auf, wie diagnosebestimmend solche zugegebenermaßen eindrucksvollen Befunde in den bildgebenden Verfahren sind („Denkmal"). Die Diagnose „Bandscheibenerkrankung" ist eine klinische Verdachtsdiagnose, die gelegentlich ausgesprochen schwierig sein kann. Chirurgen selbst schätzen die Zahl der Postdiskektomiesyndrome in Folge falscher Indikation auf 50%. Eine Nachuntersuchung an Patienten mit Postdiskektomiesyndrom an zervikalen Bandscheibenerkrankungen ergab einen beträchtlichen Anteil von Kranken, die an einer endogenen Depression litten (Baumhackl et al., 1978). Dies ist nicht nur ein Beispiel für eine Fehldiagnose, sondern zugleich ein Appell, eine sorgfältige präoperative, klinisch begründete Differentialdiagnose zu betreiben, um nicht wesentliche, den Patienten vital bedrohende (Suizidalität!), behandelbare Krankheiten zu übersehen.

Gelegentlich kann es auch zu einem Rezidiv nach einer Bandscheibenoperation kommen, hierunter ist eine erneute Bandscheibenerkrankung zu verstehen, die sich auf der gleichen Höhe und auf der gleichen Seite ereignet.

Ein besonderes Problem stellen die Zweit- und Mehrfachoperationen dar. Es ist erstaunlich, mit wieviel größerer Skepsis Chirurgen dieser Frage entgegentreten. Wiederum wird der Erfolg zum Maßstab der Entscheidung gemacht und nicht der Vergleich zur konservativen Therapie bzw. dem Spontanverlauf. Die für eine sachlich fundierte Indikationsstellung nötigen Informationen fehlen für diese Fragestellung natürlich erst recht.

Folgende 4 Punkte wären für eine Indikationsstellung zur lumbalen Bandscheibenoperation erforderlich:

- Erfolgsrate der Operation
- Risikorate der Operation (OP-Komplikationen, Postdiskektomiesyndrom-Quote)
- Erfolgsrate der konservativen Therapie
- Risikorate der konservativen Therapie.

Diese Zahlen fehlen, zudem sind natürlich die sehr unterschiedlichen Methoden noch gar nicht berücksichtigt sowohl für operatives wie konservatives Vorgehen. Gerade unter konservativer Therapie werden immer wieder neue Methoden angepriesen, ohne daß der Spontanverlauf, der ja bei der simplen Bandscheibenerkrankung ohne Beteiligung des Nervensystems bekanntermaßen gut ist, zum Vergleich herangezogen wird.

Die Erstellung des erforderlichen Zahlenmaterials scheitert auch an einem alltäglichen, aber nicht zu unterschätzenden psychologischen Problem: Der Chirurg ist nur sehr begrenzt mit konservativen Therapieverläufen vertraut, sieht also überwiegend operative Verläufe, die er selbstverständlich bei günstigem Ausgang niemandem konsiliarisch vorstellt. Der Neurologe sieht seine konservativen Verläufe mit den entsprechenden Erfolgen, gegenseitig überweist man sich konsiliarisch nur die Mißerfolge. Der Chirurg erhält den Eindruck, daß die konservative Therapie nichts taugt und nur eine unnötige Verzögerung darstellt, der Neurologe hält die Operation für eine waghalsige und häufig schädliche Behandlungsmethode.

Quelle allen Streites ist unser Unwissen. Die für eine sachlich fundierte Entscheidung im Einzelfall erforderlichen Daten liegen nicht vor. Es gilt daher, einen Weg zu finden, wie man trotz dieses Dilemmas die für den Kranken beste Lösung finden kann. Hierzu möchten wir folgendes Vorgehen zur Diskussion stellen:

Als erstes ist eine genaue klinische Untersuchung des Kranken zu fordern. Anamnese, Beschwerden und klinischer Befund führen zu folgender Differentialdiagnose (s. Tabelle 3):

Tabelle 3. Differentialdiagnose bei Wirbelsäulenproblemen

- Bandscheibenerkrankungen
- „degenerative" Wirbelsäulenstörungen (Muskeln, Sehnen, Bänder, Gelenke)
- Wirbelsäulenprozesse
- wirbelsäulenfremde Erkrankungen (Urogenitalsystem, Depression)

Je kürzer die Anamnese, um so eher können harmlose Ursachen angenommen werden, wenn Anamnese, Beschwerdebild und klinischer Befund einigermaßen typisch sind. In der weit überwiegenden Zahl handelt es sich um geläufige Funktionsstörungen des Bewegungsapparates (Muskeln, Sehnen, Bänder, Gelenke), die Bandscheiben und erst recht die Nervenwurzel oder die Kauda sind in der Regel nicht beteiligt. Eine klinische Untersuchung ist immer erforderlich. Es finden sich Einschränkungen bei aktiven und passiven Beweglichkeitstesten, schmerzhafte Muskelpalpationen, Hautverquellungen, Muskelverkürzungen, Muskelinsuffizienzen. (Dies ist eine rasche Ermüdbarkeit von phasischen Muskeln, nicht zu verwechseln mit Lähmungen; sie sind erkennbar durch zunächst auftretendes Zittern unter Belastung und darauffolgender Erschöpfung.) Diese Befunde sind auch von manualmedizinisch weniger erfahrenen Kollegen leicht zu erheben. Der Erfahrene entdeckt auch differenzierte Befunde wie Irritationszonen und Veränderungen des Gelenkspiels. Besonders häufig ist eine muskuläre Dysbalance festzustellen mit Verkürzung der tonischen und Insuffizienz der phasischen Muskeln, die immer wieder zu akuten Erscheinungen führen kann, meist von den Muskeln ausgehend. Die Therapie ist zunächst symptomatisch, bei Beschwerdepersistenz gezielt krankengymnastisch-manualmedizinisch und von hoher Erfolgsquote.

Sind Anamnese und klinischer Befund für eine Bandscheibenerkrankung charakteristisch, wird man ohne apparative Diagnostik diese gewissermaßen als Arbeitshypothese unterstellen können und mit den üblichen symptomatischen Therapien beginnen. In kurzer Zeit wird die erfolgreiche Therapie die Verdachtsdiagnose bestätigen.

Mit diesem Vorgehen wird man der großen Zahl von lästigen, beschwerlichen, aber nicht bedrohlichen Erkrankungsfällen, die einem LWS-Syndrom zugrundeliegen, gerecht. Anamnese und klinische Untersuchungen sind obligat, in ihrem Aufwand aber begrenzt. Die apparative Diagnostik ist entbehrlich. Dieses Procedere ist aber nur unter folgenden Voraussetzungen statthaft:

Sind Anamnese, Beschwerdebild oder Befund atypisch, auffällig, gar spektakulär (Vorerkrankung, Trauma), so muß sofort von einer andersartigen, schwerwiegenden Erkrankung als Ursache für die geklagten Beschwerden ausgegangen werden bis zum Beweis des Gegenteils. Das gleiche gilt für den Fall der Therapieresistenz, langsam chronisch progredienten Verlauf oder bei Auftreten von neuen Krankheitszeichen. Nach unseren Erfahrungen liegt der häufigste Fehler darin, daß in diesen Fällen das therapeutische Schema variiert wird, nicht jedoch erneut in die Differentialdiagnose eingestiegen wird.

Der begrenzte Aufwand bei der Erstuntersuchung unter Annahme einer geläufigen LWS-Störung ist obligat verbunden mit der Überprüfung der Diagnose nach einigen Wochen durch eine Kontrolluntersuchung mit Wiedereinstieg in die Differentialdiagnose!

Zu erwägen sind seltene, für den Patienten aber biographisch relevante spinale Prozesse sowie die wiederum häufigeren, diagnostisch manchmal ausgesprochen schwierigen Krankheiten, die eine Wirbelsäulenerkrankung vortäuschen können (Hüfterkrankungen, schmerzhafte Polyneuropathien). Bei diesen Differentialdiagnosen ist die apparative Diagnostik ausgesprochen hilfreich, wenn sie mit gezielter Fragestellung eingesetzt wird. Ein unkritisches Sammeln von apparativen Befunden ist auch in dieser Situation eher verwirrend.

Immer wieder wird der heftige Schmerz allein als ausreichend für die Indikation zu einer lumbalen Bandscheibenoperation gestellt. Dies ist aus nervenärztlicher Sicht nicht nachvollziehbar.

Einem schmerzgequälten Patienten schnell Linderung zu verschaffen, ist eine wichtige Aufgabe jeden Arztes. Dies ist jedoch bei der lumbalen Bandscheibenerkrankung durch chemische Methoden immer möglich, freilich häufig um den Preis einer Bettlägerigkeit und gegebenenfalls stationär. Natürlich ist es eine andere Frage, wie lange man solch eine Behandlung durchführt. Einmal muß für den Arzt, aber auch besonders für den Patienten klar sein, daß es sich um eine symptomatische Maßnahme handelt. Wird diese Schmerzbehandlung durch keine andere Maßnahme ergänzt, verlassen sich Arzt und Patient auf den spontanen Verlauf und hoffen, daß die – quasi unter eine Käseglocke der Analgesie gestellte – Erkrankung von selbst ausheilt. Dies kann, muß aber nicht so verlaufen. Nach unserer Meinung ist daher auch eine erfolglose analgetische Behandlung alleine kein ausreichender Grund, von Therapieresistenz zu sprechen, sondern rechtfertigt nur die Beschreibung „ungenügender Spontanverlauf". Erst wenn trotz einer gleichzeitig betriebenen, intensiven, konsequenten konservativen Therapie (s. u.) nach Absetzen der Schmerzbehandlung immer noch ein deutliches Beschwerdebild besteht, ist eine Therapieresistenz anzunehmen.

Eine solche konsequente konservative Therapie ist indiziert a) bei radikulärem Syndrom mit oder ohne neurologische Ausfälle, wenn nicht operiert wird, sowie b) präoperativ, wenn nicht eine der seltenen dringlichen Situationen vorliegt, die ein Zuwarten nicht mehr gestattet.

Unter einer konsequenten konservativen Therapie verstehen wir eine rigorose Entlastung und Fixierung der LWS. Dies gelingt am besten in der Stufenbettlagerung. Hierbei ist darauf zu achten, daß die Lordose der LWS ausgeglichen wird, außerdem der Patient wirklich konsequent diese Lagerung einhält. Die Stufenbettlagerung ist harmlos und von hoher Erfolgsquote, scheitert häufig an psychologischen Problemen.

1. Der Patient muß für diese, ihm gelegentlich banal erscheinende Methode gewonnen werden. Dies gelingt um so eher, wenn der Arzt selbst den Patienten informiert und motiviert.
2. Der Patient muß diese Lagerung praktisch den ganzen Tag einnehmen, lediglich Toilettengang und Körperwäsche sind als Unterbrechung gestattet.
3. Selbstverständlich muß diese Lagerung auch nachts eingehalten werden.
4. Kaum ein Patient empfindet die Stufenbettlagerung am Anfang als angenehm, hierüber muß der Patient informiert und hierauf muß er vorbereitet werden. Zusätzliche medikamentöse Maßnahmen sind daher obligat.

5. Das Ende der Stufenbehandlung ist nicht mit dem Nachlassen der Schmerzen gegeben, sondern erst, wenn die Anzeichen der Bandscheibenreizung bzw. des Nervenwurzelkontaktes nachlassen (Lasègue).
6. Kritisch ist die Beendigung der Stufenbettlagerung. Preis für die Ruhigstellung ist eine rasch zunehmende muskuläre Insuffizienz. Der Patient darf daher nach dem Aufstehen sich nur wenig körperlich belasten und muß intensive Maßnahmen der muskulären Rehabilitation betreiben.
7. Während der Stufenbettlagerung sind Tätigkeiten, die mit Anspannung der paravertebralen Muskulatur, häufigem Aufrichten und Torsionen verbunden sind, nicht zweckmäßig (Lesen, Schreiben, Büroarbeiten).

Stufenbettlagerungen, verbunden mit medikamentöser Therapie (Analgetika, Muskelrelaxantien, letztere auch zur psychopharmakologischen Mitbehandlung und Schlafinduktion) führen in der Regel in zwei bis drei Tagen zu wesentlichen Erleichterungen. Ändert sich das klinische Bild über zwei Wochen nicht, sprechen wir von Therapieresistenz, ebenfalls wenn nach drei Wochen das gesamte klinische Bild noch nicht befriedigend ist. In diesen Fällen stellen wir die relative OP-Indikation.

Ein weiterer häufig angeführter Grund für eine OP-Indikation sind in Zukunft zu erwartende Verschlechterungen. Dies wird bei Bandscheibenvorfällen bzw. -sequestern vermutet. Hierbei sei daran erinnert, daß die Bandscheibenerkrankungen mit Vorfällen und Sequestern Menschheits-Erkrankungen sind, seit der Etablierung des aufrechten Ganges. Vor der erst in diesem Jahrhundert möglichen Operation war vielleicht die Ursache der Rückenbeschwerden nicht genau bekannt, in jedem Fall handelt es sich aber nicht um ein progredientes oder auch im Alter rezidivierendes Leiden, vielmehr lassen die Beschwerden gerade im Alter nach. Es ist vielmehr gerade eine ärztliche Befürchtung, induziert durch die eindrucksvollen bildgebenden Verfahren, daß die bandscheibenbedingten Raumforderungen ihrer Natur nach progredient bzw. rezidivierend seien. Diese Annahme ist aber nicht begründet, insbesondere zeigen die Erfolge der intensiven Maßnahmen der Rückenschule bei den Selbständigen, wie stark der Krankheitsverlauf von völlig anderen Faktoren beeinflußt wird.

Wann raten wir zur Operation? Noch am klarsten ist die relative OP-Indikation. Wenn, was selten ist, eine wirklich intensive und konsequente konservative Therapie nach den oben angegebenen Zeiträumen nicht zum Erfolg führt, ist eine operative Intervention erforderlich, die Operation sollte dann auch nicht weiter aufgeschoben werden. Viel schwerer zu beurteilen sind akute Notsituationen. Das erforderliche Zahlenmaterial liegt nicht vor. Damit handelt es sich nicht nur um ein medizinisches, sondern für den Arzt zunehmend auch ein forensisch relevantes Problem. Wir besprechen die Situation mit dem Patienten und klären ihn darüber auf, daß keine einheitliche Meinung unter den Ärzten besteht in Folge unzureichender wissenschaftlicher Erkenntnisse. Gleichzeitig raten wir ihm aber, gerade bei einer akuten schweren Beeinträchtigung des Nervensystems, in die umgehende Entlastung einzuwilligen. Es ist dann unsere Aufgabe, diese Operation so schnell wie möglich zu organisieren. Es handelt sich aber zugegebenermaßen um sehr seltene Ereignisse.

Nicht ganz so dringlich, aber ähnlich problematisch sind leichte bis mittelschwere Lähmungen in Folge Beteiligung des Nervensystems. Auch hier ist die ausführliche Information des Patienten unumgänglich, jedoch raten wir nicht ganz so dringend zur Operation. Wünscht ein Patient die Vorstellung beim Chirurgen, so ist dies auch dann unverzichtbar, wenn man selbst eher zu einer zunächst konservativen Therapie tendiert. Möchte der Patient jedoch zunächst eine konservative Therapie beginnen, so ist dies vom fachlichen Standpunkt durchaus vertretbar, erfordert aber eine sehr gute Compliance des Patienten und ein kurzfristiges Überwachen sowohl der therapeutischen Maßnahmen wie auch des klinischen Befundes, also mindestens zwei- bis dreimal pro Woche. Verschlechtert sich die Lähmung, sollte die konservative Therapie umgehend abgebrochen werden. In aller Regel ist jedoch eine Besserung in kurzer Zeit zu beobachten. Der Patient ist weiter zur Compliance anzuhalten, die Therapie kann fortgesetzt werden.

Schlußfolgerung

Die Indikation zur lumbalen Bandscheibenoperation zu stellen ist ausgesprochen schwierig. Zweifellos trägt im Falle der Operation forensisch der Chirurg die letzte Verantwortung. Dennoch wird er sich bei der Schwierigkeit des Problems des Konsils anderer Mediziner bedienen.

Die derzeitige Situation mit einer sicherlich zu hohen Zahl von lumbalen Bandscheibenoperationen, die jedes Jahr eine beträchtliche Zahl von Patienten mit einem Postdiskektomiesyndrom bedingt, ist nicht zu akzeptieren. Die Folgen für den einzelnen Kranken, aber auch der volkswirtschaftliche Aufwand hierdurch ist viel zu hoch. Solange geeignetes Zahlenmaterial nicht vorliegt, das vergleichend im Einzelfall den Krankheitsverlauf vorherzusagen gestattet, wann bei welcher Anamnese, bei welchem Beschwerdebild, bei welchem klinischen Befund mit welcher Erfolgsquote operativ oder konservativ behandelt werden soll, muß die Indikationsstellung zur lumbalen Bandscheibenoperation nach den vorliegenden Erkenntnissen eingeschätzt werden. Daß es hierbei Meinungsunterschiede geben muß, liegt an dem insuffizienten Wissen. Eine wichtige Zahl ist die vielfach unterschätzte Postdiskektomie-Quote. Selbst wenn man sich in den geschilderten schwer zu beurteilenden Fällen einer Lähmung sowie einer Zweitoperation zur Operation entschließt, verbleibt ein sehr viel größerer Anteil an Operationen, die schlicht voreilig vorgenommen werden. In allen Fällen, in denen der Schmerz die Indikation bestimmt, ist eine konsequente konservative Therapie vor der Operation zu fordern, wie sie beschrieben wurde. Es ist nicht einzusehen, warum *nach* der Operation zur Sicherung des Operationserfolges in vielen Fällen ein großer Aufwand an konservativer Therapie routinemäßig verordnet wird, während *vor* der Operation eine mehrwöchige Polypragmasie bereits zur relativen OP-Indikation „Therapieresistenz" reichen soll. Die konsequente konservative Therapie ist gefahrlos und hat eine hohe Erfolgsquote. Wenn weniger operiert würde, nähme auch die absolute Zahl an Postdiskektomie-Syndromen sofort ab. Immer wieder sei auf die erstaunlichen Krankheitsverläufe der Selbständigen verwiesen, Zahlen, die belegen, welche Bedeutung der Motivation der Kranken bei der Therapie, der Rehabilitation und der Prophylaxe zukommt.

Literatur

Baumhackl E, Oberhummer J, Sunder-Plassman M, Zapotoczky HG, Zaunbauer F (1978) Psychische Störungen bei zervikalen Bandscheibenschäden und Osteochondrosen. Psychiat Clin (Basel) 11: 163–169

Dvořák J, Gauchat MH, Valach L (1988) The outcome of surgery for lumbar disc herniation. I A 4–17 years' follow-up with emphasis on somatic aspects. Spine 13 (12): 1418–1422

Fahlbusch R, v. Poschinger T (1985) Operative Behandlung der lumbalen Bandscheibenerkrankung: Indikationen, Erfolgsaussichten; der operative Bandscheibenkranke als Problempatient. In: Kügelgen B, Hillemacher A (Hrsg) Die lumbale Bandscheibenerkrankung in der ärztlichen Sprechstunde. Springer. Berlin – Heidelberg – New York – Tokyo

Kügelgen B (1991) Das Zeichen nach Lasègue – ein nur scheinbar banales Untersuchungsverfahren. Manuelle Medizin 29: 84–85

Tilscher H (1984) Zitiert nach Grüninger W: Berufliche und soziale Probleme bei der lumbalen Bandscheibenerkrankung. In: Kügelgen B, Hillemacher A (Hrsg) Die lumbale Bandscheibenerkrankung in der ärztlichen Sprechstunde. Springer. Berlin – Heidelberg – New York – Tokyo

Schirmer M (1984) Das Rezidivproblem nach lumbalen Bandscheibenoperationen. In: Hohmann D, Kügelgen B, Liebig K, Schirmer M (Hrsg) Neuroorthopädie 2. Springer. Berlin – Heidelberg – New York – Tokyo

Sachverzeichnis

Springer-Verlag und Umwelt

Als internationaler wissenschaftlicher Verlag sind wir uns unserer besonderen Verpflichtung der Umwelt gegenüber bewußt und beziehen umweltorientierte Grundsätze in Unternehmensentscheidungen mit ein.

Von unseren Geschäftspartnern (Druckereien, Papierfabriken, Verpackungsherstellern usw.) verlangen wir, daß sie sowohl beim Herstellungsprozeß selbst als auch beim Einsatz der zur Verwendung kommenden Materialien ökologische Gesichtspunkte berücksichtigen.

Das für dieses Buch verwendete Papier ist aus chlorfrei bzw. chlorarm hergestelltem Zellstoff gefertigt und im pH-Wert neutral.